Das rothe Kreuz

in Deutschland.

Das rothe Kreuz
in Deutschland.

Handbuch
der freiwilligen Krankenpflege
für
die Kriegs- und vorbereitende Friedensthätigkeit.

Von
Friedrich von Criegern.

Gekrönte Preisschrift.

Leipzig,
Verlag von Veit & Comp.
1883.

Druck von Metzger & Wittig in Leipzig.

Ihrer Majestät

der Kaiserin-Königin

Augusta

in tiefster Ehrfurcht und Dankbarkeit
zugeeignet

vom

Verfasser.

Vorwort.

Motto:
Immer strebe zum Ganzen, und, kannst du selber kein Ganzes
Werden, als dienendes Glied schließ' an ein Ganzes dich an'
Schiller.

Form und Inhalt der gegenwärtigen Arbeit waren von vorn herein bestimmt durch das zur Behandlung gegebene Thema. Dieses Thema stellte als Aufgabe: die Ausarbeitung eines Handbuches für die deutschen Vereine der freiwilligen Krankenpflege, also eines zum Gebrauche in der Praxis bestimmten Compendiums, welches jedoch neben der praktischen auch eine systematische Anleitung geben soll, sowohl für die vorbereitende Thätigkeit der Vereine des rothen Kreuzes im Frieden als insbesondere für deren Wirken im Kriege. Das Thema bestimmte weiter, daß auf Grundlage der Kriegs-Sanitätsordnung vom 10. Januar 1878 und unter Verwerthung der gemachten Erfahrungen für sämmtliche Organe der freiwilligen Krankenpflege (Vereine, Genossenschaften, Delegirte) ein lebendiges Bild ihrer Functionen und Zuständigkeiten, sowie deren Beziehungen sowohl zu einander, als zu den Militärbehörden, dem Kaiserlichen Commissare und sonstigen Staatsbehörden gegeben werden solle.

Dem Verfasser erschien es geboten, sich in jeder Beziehung streng an dieses gegebene Thema zu halten. Er mußte daher absehen von jeder eingehenderen Besprechung der Genfer Convention selbst, deren Bedeutung und deren Mängel. Er mußte absehen von einem Eingehen auf den Zustand der Dinge in den außerdeutschen Staaten und Ländern, sowie von einer Darstellung der Gesammt-Institution der freiwilligen Krankenpflege in ihrer geschichtlichen Entwickelung. Er mußte absehen endlich von jeder Untersuchung über das Wesen und die Stellung der internationalen Hülfe und über die internationale Bedeutung der Vereine vom rothen Kreuze. Auf diese hochwichtigen Punkte zurückzukommen, findet sich vielleicht später eine willkommene Gelegenheit.

Bei der Darstellung des gegenwärtigen Sachstandes in Deutschland unter Zugrundelegung der in Kraft stehenden staatlichen Vorschriften und Verordnungen verglichen mit dem früher geltenden Rechte sowie den gemachten thatsächlichen Erfahrungen war vor allen Dingen Vollständigkeit, Richtigkeit und Objectivität anzustreben. Die eigene Meinung, das subjective Urtheil, die Kritik durften nur insoweit aus der zweiten Linie hervortreten, als es durch die Natur der vorliegenden Aufgabe geboten wurde. Indeß durfte bei einer „systematischen" Darstellung auf die Darlegung und Begründung der subjectiven Auffassung nicht gänzlich verzichtet werden, namentlich nicht an den Stellen, wo es sich um die Verwerthung thatsächlich gemachter Erfahrungen und um die Ausfüllung von Lücken handelte, welche nach der Ansicht des Verfassers in einigen Beziehungen noch vorhanden sind.

Diese Gesichtspunkte hat der Verfasser festgehalten. Ob er damit das Richtige getroffen, muß er der wohlwollenden Beurtheilung der Leser überlassen. Indeß kann er nicht unterlassen, zu betonen, daß er bestrebt gewesen ist, die Dinge allenthalben so zu sehen, wie sie wirklich sind, keine Thatsachen wissentlich zu verschweigen aber auch keine zu Gunsten seiner persönlichen Auffassung besonders hervorzuheben oder in den Hintergrund zu drängen. Selbstverständlich durfte der Verfasser sich nicht scheuen, da, wo er es im Interesse der Sache für geboten erachtete, seine persönliche Ueberzeugung offen und ehrlich auszusprechen. Aber er ist sich bewußt, dabei die Ansichten Anderer sorgfältig erwogen und verwerthet zu haben. Jedenfalls ist er weit davon entfernt, seine Ansichten von vorn herein als die allein richtigen festzuhalten. Und gerade aus diesem Grunde ist er sorgfältig bemüht gewesen, jede persönliche Auffassung, wo eine solche mehr in den Vordergrund tritt, auch lediglich als eine solche erscheinen zu lassen, damit deren Werth durch eingehende kritische Beurtheilung festgestellt werden könne. Nur auf diese Weise wird es möglich sein, zu wirklich feststehenden Resultaten zu gelangen.

Bei der Abfassung eines Handbuches, dessen Hauptzweck in Belehrung, Aufklärung über bestehende Verhältnisse und Anleitung zur praktischen Verwerthung der geltenden Vorschriften sowohl als der gemachten Erfahrungen besteht, mußte auf Vollständigkeit des Inhaltes sowie auf Klarheit und Deutlichkeit der Darstellung ein unbedingt maßgebendes Gewicht gelegt werden.

Bei allem Bestreben, eine möglichst leicht lesbare Arbeit zu liefern, hat daher der Verfasser an manchen Stellen im Interesse der Vollständigkeit und Deutlichkeit auf die an sich vortheilhaftere Leichtigkeit in der Form und namentlich auf prägnantere Kürze verzichten zu sollen geglaubt. Ohne Furcht vor den dadurch nothwendig gewordenen Wiederholungen der maßgebenden Bestimmungen selbst und einiger daran geknüpfter Bemerkungen hat er das Bestreben festgehalten, bei jedem einzelnen Theile der Arbeit das gesammte auf den betreffenden Punkt bezügliche Material in möglichster Vollständigkeit zusammenzustellen. Bei der Mehrzahl der Leser besteht eine schwer überwindliche Abneigung gegen das Nachschlagen. Häufiges Verweisen auf andere Stellen, wo das Erforderliche nachzulesen, minderte daher die Bequemlichkeit für den praktischen Gebrauch eines für einen größeren Leserkreis bestimmten Buches. —

Aus diesen Gründen hat der Verfasser die in literarischer Beziehung unzweifelhaft vorliegenden Bedenken gegen eine wiederholte Besprechung ein und desselben Gegenstandes an verschiedenen Stellen je nach seinen verschiedenen Beziehungen zurücktreten lassen.

Es liegt in der Natur der Sache, daß der mit dem Gegenstande bereits vollkommen Vertraute nur wenig Neues finden wird. Eine Codification des zerstreut vorhandenen Materiales, eine Sammlung der an verschiedenen Orten und zu verschiedenen Zeiten in Wort und Schrift dargelegten Wahrheiten erschien jedoch wohl an der Zeit.

Und die Zahl Derjenigen, welche mit dem vorliegenden Gegenstande wirklich vertraut sind, ist eine überraschend kleine. Selbst in den Kreisen, welche sich praktisch mit freiwilliger Krankenpflege beschäftigen, finden sich bedenkliche Lücken in der Kenntniß der maßgebenden Vorschriften und ebenso bedenkliche Auffassungen in Bezug auf die thatsächlichen Verhältnisse. Es galt daher zur erfolgreichen Bekämpfung dieser nicht wegzuleugnenden Uebelstände eine Arbeit zu schaffen, aus deren Inhalt Jedermann, also auch Derjenige, welcher von der freiwilligen Krankenpflege und deren Bestrebungen bisher Nichts oder in der Hauptsache Falsches gewußt, ein klares Bild über den gegenwärtigen Stand der Dinge, über die Bedeutung, Ziele und Aufgaben dieser Institution und über das bei früheren Gelegenheiten Geleistete zu gewinnen im Stande ist. Aus genügender Kenntniß wird sich eine erhöhte Theilnahme ganz von selbst entwickeln. Vielleicht gelingt es den Bemühungen des Verfassers hierzu Einiges beizutragen.

Die ziemlich umfangreiche Literatur über das rothe Kreuz ist zwar bezüglich ihres Inhaltes möglichst berücksichtigt und benutzt worden. Von Namhaftmachung und Citirung der einzelnen Werke hat der Verfasser dagegen in der Regel abgesehen, um den ohnehin ziemlich umfangreichen Apparat nicht noch zu vermehren.

Daß im zweiten Theile vorzugsweise von den Vereinen des rothen Kreuzes und nur in zweiter Linie von den Genossenschaften die Rede ist, findet seine Begründung in dem unzweifelhaften Wortlaute des gegebenen Themas.

Einiges werthvolle Material, welches dem Verfaffer noch nachträglich während des Druckes zugegangen, ist nach Möglichkeit, meist in Form von Anmerkungen, verwerthet worden.

Die für den Verfasser so überaus ehrenvolle Thatsache, daß die vorliegende Arbeit des von Ihrer Majestät der Kaiserin-Königin gestifteten Preises für würdig erachtet worden ist, läßt ihn hoffen, daß dieselbe auch in weiteren Kreisen einer eingehenden und wohlwollenden Beurtheilung gewürdigt werden möchte. Indeß die Hauptsache bleibt immer die, daß durch dieselbe die Institution des rothen Kreuzes selbst, der die Edelsten und Besten der Nation ihre Kräfte geweiht haben, einige Förderung erfahre.

Dresden, im November 1882.

Der Verfasser.

Inhalt.

Erster Theil.

Das Wirken im Kriege.

Zweiter Theil.

Die Friedensthätigkeit.

Erster Theil.

Die Kriegsthätigkeit.

Erstes Kapitel.

Die amtliche Krankenpflege.

Um über die Aufgaben, deren Lösung der freiwilligen Krankenpflege im Kriege obliegt, zur Klarheit zu gelangen, erscheint es vor allen Dingen geboten, sich ein deutliches Bild von der Hülfe zu machen, welche den im Kriege verwundeten und erkrankten Kriegern von den an erster Stelle dazu Berufenen, den Organen der amtlichen Verwundeten- und Krankenpflege, gebracht werden soll. Die Organisation dieses amtlichen Sanitätsdienstes hat die Kriegs-Sanitätsordnung vom 10. Januar 1878, durch welche gleichzeitig die bisher geltende Instruction über das Sanitätswesen der Armee im Felde vom 29. April 1869 aufgehoben wurde,[1] neu geregelt. Im Königreiche Bayern ist in directem Anschlusse an diese Kr.S.O. unterm 10. Februar 1879 eine Kriegs-Sanitätsordnung für das Königlich Bayerische Heer erlassen worden. Es liegt daher für diejenigen, welche den Kranken und Verwundeten durch ihre Thätigkeit innerhalb der Institute der freiwilligen Krankenpflege Hülfe bringen wollen, vor allen Dingen die Nothwendigkeit vor, sich Kenntniß von den gegenwärtig in Geltung stehenden staatlichen Vorschriften über den amtlichen Sanitätsdienst zu verschaffen. Aus diesem Grunde erscheint es angezeigt, eine Darstellung der für die amtliche Krankenpflege bestehenden

[1] Wo diese in der Folge in abgekürzter Form citirt werden, bedeutet Kr.S.O.: Kriegssanitätsordnung; San.-Instr.: Sanitätsinstruction von 1869, und Bayr. Kr.S.O.: die Kriegs-Sanitätsordnung für das Königl. Bayerische Heer von 1879.

Einrichtungen an der Hand der in der Kr.S.O. enthaltenen Vorschriften an die Spitze zu stellen. Hierbei sollen zugleich einige Aenderungen, welche der San.-Instr. gegenüber von principieller Bedeutung erscheinen, hervorgehoben werden. Selbstverständlich ist hierbei eine Beschränkung auf das Nothwendigste geboten. Die Einrichtungen des amtlichen Sanitätsdienstes im Königreiche Bayern stimmen in materieller Beziehung mit denen der übrigen deutschen Staaten vollkommen überein. Der Inhalt der einzelnen Paragraphen und auch die Reihenfolge derselben in der Kr.S.O. findet sich bis auf wenige Ausnahmen, die an anderer Stelle zu erwähnen sind, in der Bayer. S.O. wieder. — Was von der Kr.S.O. gesagt wird, gilt daher auch für das Königreich Bayern.

Den gesammten Sanitätsdienst auf dem Kriegsschauplatze leitet als Organ der obersten Heeresleitung der Chef des Feldsanitätswesens, eine Charge, welche die Sanitätsinstruction nicht kannte. Bei den mobilen Commandobehörden sind als dessen directe Untergebene angestellt:

1) bei jedem Armeeobercommando ein Armee-Generalarzt,
2) bei jedem Generalcommando ein Corps-Generalarzt, dem ein oder mehrere consultirende Chirurgen beigegeben werden können,
3) bei einer Infanterie- oder Reservedivision ein Divisionsarzt und
4) bei einer Etappen-Inspection ein Etappen-Generalarzt und eine nach der Zahl der Armeecorps, aus denen die Armee besteht, sich bestimmende Anzahl von Feldlazareth-Directoren.

Die erste sachverständige Hülfe erhalten die Verwundeten auf dem Schlachtfelde selbst, und zwar zunächst durch die Truppenärzte auf dem Truppenverbandplatze (§ 29) und die diesen zur Disposition stehenden Lazarethgehülfen. Diese Hülfe wird sich zunächst in ihrer Hauptsache zu concentriren haben auf die Untersuchung über die Art der Verwundung, auf Anlegung des nothwendigsten Verbandes, und auf Ausführung unaufschiebbarer Operationen, wenn vorheriger Transport nach den Sanitätsdetachements oder nach einem Feldlazarethe nicht möglich erscheinen sollte. Es liegt außerdem dem Truppenarzte die Verpflichtung ob, für die Unterbringung dieser Verwundeten in der Nähe des Truppenverbandplatzes so lange zu sorgen, bis entweder das Sanitätsdetachement in Wirksamkeit tritt, oder bis ein directer Transport in das Lazareth hergestellt ist. Den Truppenverbandplätzen stehen Hülfskrankenträger zur Disposition, welche, aus den Truppen selbst entnommen, die Verwundeten nach dem Truppenverbandplatze tragen, sich durch eine rothe Armbinde kennzeichnen, und nicht unter dem Schutze der Genfer Convention stehen.

Unmittelbar hieran schließt sich das Sanitätsdetachement an. Jedes mobile Armeecorps besitzt drei, jede Reservedivision ein Sanitätsdetachement unter militärischem Commando (§ 34).

Das einzelne Detachement besteht außer dem Commandeur (Rittmeister) und den erforderlichen Lieutenants aus Aerzten, Krankenträgern, Feldapothekern, Lazarethgehülfen, Militärkrankenwärtern 2c.; außerdem sind ihm acht Krankentransportwagen und zwei Sanitätswagen, sowie zwei Packwagen zugetheilt. Die Sanitätsdetachements folgen den Truppen unmittelbar in das Gefecht, und treten, sobald Verluste erfolgen, in Wirksamkeit. Damit hört in der Regel die Thätigkeit der Truppenverbandplätze auf, und die Truppenärzte und das ihnen beigegebene Hülfspersonal haben sich je nach Anordnung der vorgesetzten Militärbehörden zur Dienstleistung nach den Sanitätsdetachements zu begeben. Die Aufgabe dieser Sanitätsdetachements beruht in der Hauptsache in der Errichtung eines Hauptverbandplatzes, dem Aufsuchen der Verwundeten durch die Krankenträger unter Befehl des Detachements-Commandeurs, und in dem Transporte derselben nach dem Hauptverbandplatze. Auf dem Hauptverbandplatze werden die Verwundeten gelagert, erquickt, untersucht, verbunden und eventuell auch operirt, falls die Operation unaufschiebbar erscheint. Dort erfolgt auch, um den Ausdruck zu gebrauchen, die Sortirung der Verwundeten in Schwerverwundete (nicht Transportirbare) und in Leichtverwundete (Transportirbare). Es werden die in der Sanitätsordnung vorgeschriebenen

Wundtäfelchen angeheftet, welche die Art der Verletzung angeben, und sich auch darüber aussprechen, welche Hülfe den Verwundeten auf den Verbandplätzen geleistet worden ist, sowie ein Gutachten enthalten über deren Transportfähigkeit. Weiße Täfelchen bringen zum Ausdruck, daß eine sofortige Lazarethbehandlung nothwendig erscheint, rothe Täfelchen bedeuten, daß der Verwundete ohne erhebliche Nachtheile einen weiteren Transport auszuhalten fähig ist. Die Schwerverwundeten werden sofort in die Feldlazarethe geschafft, die Leichtverwundeten nach den sogenannten Sammelplätzen und von dort direct zur weiteren Evacuation nach dem nächsten Etappenorte. Das ist in der Hauptsache die Thätigkeit der amtlichen Sanitätspflege auf dem Schlachtfelde.

Unmittelbar hinter dem Schlachtfelde liegt der Wirkungskreis der Feldlazarethe. Dieselben stehen unter dem Befehle ihres Chefarztes. In ihnen liegt für die Thätigkeit innerhalb der kämpfenden Armee unzweifelhaft der Schwerpunkt.

Die Kr.S.O. enthält in Bezug auf die Feldlazarethe die Bestimmung, daß die während der Schlacht von den Verbandplätzen oder unmittelbar von den Truppen kommenden Verwundeten in möglichster Nähe des Schlachtfeldes in Lazarethpflege genommen werden sollen. Jedes Armeecorps ist im Besitze von zwölf Feldlazarethen für je 200 Verwundete und Kranke. Vorübergehend kann das Personal der Feldlazarethe, ehe diese vollständig etablirt sind, zur Unterstützung des Hauptverbandplatzes herangezogen werden. Die Unterbringung der Verwundeten erfolgt möglichst in Gebäuden, wenn diese nicht ausreichen, in Zelten und in rasch zu errichtenden Baracken. Als Regel ist festzuhalten, daß die Feldlazarethe so rasch wie möglich abzulösen sind von den Kriegslazarethen, damit erstere in die Lage gebracht werden, ihren Truppentheilen und der Armee zu folgen. Nach der Ankunft in den Feldlazarethen werden die Verwundeten zunächst gelagert, verpflegt und so schnell als möglich in ärztliche Behandlung genommen. Diejenigen, welche im Feldlazarethe weder sterben, noch als geheilt wieder zu ihrem Truppentheile entlassen werden können, werden nunmehr durch den umfangreichen Apparat der Evacuation weiter rückwärts in andere, im Bereiche der Etappeninspectionen oder der stellvertretenden General-Commandos in der Heimath liegende Lazarethe transportirt. Diese Zurückführung erfolgt nach vorhergegangenem Einvernehmen mit den Krankentransport-Commissionen. Unter deren Mitwirkung werden die zu Transportirenden in vier Kategorien eingetheilt: in die Leichtkranken, die Schwerkranken, die Leichtverwundeten und die Schwerverwundeten.

Diese Krankentransport-Commissionen sind ebenso, wie die bereits für die Feldlazarethe vorgeschriebene scharfe Sonderung der zu evacuirenden Personen in vier Klassen, durch die Sanitätsordnung neu eingeführt.

Sobald die Lazarethe durch die Krankentransport-Commissionen Mittheilung von der Möglichkeit des Weitertransportes, beziehentlich der einstweiligen Unterbringung der Ueberzuführenden erhalten, veranlassen dieselben den Transport bis zur nächsten Eisenbahnstation. Die hierzu erforderlichen Fahrzeuge sind von den vorgesetzten Behörden, beziehungsweise durch die nächste Etappe zu beschaffen und besteht in Bezug auf deren Ausrüstung auch gegenwärtig keine weitere Vorschrift, als daß sie mit der erforderlichen Strohschüttung versehen sein müssen. Ausnahmsweise können auch die Fahrzeuge der Sanitätsdetachements und der Proviant- und Fuhrparkcolonnen zu dieser Evacuation nach der nächsten Eisenbahnstation benutzt werden.

So gelangt der Verwundete oder Kranke in den im Rücken der Armee befindlichen dritten Rayon, in das Bereich der Etappeninspection. Der Sanitätsdienst steht hier unter der Leitung des Etappengeneralarztes. An dem ersten, d. h. am nächsten der Armee belegenen Etappenorte treffen nun zusammen sowohl diejenigen Leichtverwundeten, welche direct vom Schlachtfelde ohne Berührung der Feldlazarethe zur Evacuation gebracht werden, als auch die aus den Feldlazarethen dahin evacuirten Verwundeten und Kranken. Diese Leichtkranken und Leichtverwundeten werden in den Leichtkranken-Sammelstellen vereinigt und, sobald deren rasche Herstellung zu erwarten steht, in den Etappenlazarethen untergebracht, von wo aus sie nach Eintritt der Genesung leicht wieder zur Armee entlassen werden können. In diese Etappenlazarethe haben auch die Kranken von durchrückenden oder den Etappeninspectionen direct unterstellten Truppentheilen Aufnahme zu finden.

In diesen Sammelstellen wird demgemäß eine nochmalige Sonderung der weiter Transportfähigen von den Nichttransportfähigen vorgenommen. Diejenigen Leichtverwundeten und Leichtkranken, bei denen eine rasche Wiederherstellung nicht erwartet werden darf, werden in Krankenzügen der Heimath zugeführt. Derartige Sammelstellen werden ebenso wie die Erfrischungs- und Verbandstellen von dem betreffenden Etappen-Commandeur überall da errichtet, wo eine Krankentransport-Commission oder eine Section derselben ihren Standort hat.

Als eigentliche Lazaretheinrichtungen finden wir im Rayon der Etappen die stehenden Kriegslazarethe. Diese sind dazu bestimmt, die Ablösung und den Ersatz der Feldlazarethe zu bewirken. Ausnahmsweise können sie auch zur unmittelbaren Aufnahme von Kranken und Verwundeten bestimmt werden. Im Großen und Ganzen sollen sie ganz dieselben Mittel zur Herstellung gewähren, wie die Feldlazarethe.

In den stehenden Kriegslazarethen beginnt die eigentliche Krankenvertheilung, deren Zweck in der Hauptsache darin besteht, die im Felde stehenden Kriegs- und Etappenlazarethe baldmöglichst für neuen Zugang von der Feldarmee und aus den Feldlazarethen wieder frei zu machen, und ein Anhäufen von Kranken und Verwundeten an ein und derselben Stelle möglichst zu vermeiden. Deshalb wird eine fortwährende Ueberführung der Kranken und Verwundeten nach den im Inlande errichteten Reservelazarethen anzustreben sein.

Den auf die Evacuation bezüglichen Einrichtungen ist in der Sanitätsordnung die größte Sorgfalt zugewendet worden, und repräsentiren die Vorschriften der letzteren den Bestimmungen der

Sanitätsinstruction gegenüber einen ganz wesentlichen Fortschritt. Die Sanitätsinstruction kannte nicht die strenge Sonderung der Leichtkranken, Schwerkranken, Leichtverwundeten und Schwerverwundeten; sie gab die Regeln über die Sonderung der verschiedenen Verwundeten und Kranken mehr in der Form von Rathschlägen, und unterschied namentlich bei den Verwundeten nur zwei Klassen: die nicht weit zu Transportirenden und die nach entfernten Lazarethen zu Transportirenden. Die Vertheilung selbst erfolgte unter der Oberaufsicht der Commandantur des Etappenhauptortes durch den betreffenden Stabsarzt, in dessen Händen schließlich die definitive Entscheidung lag. Nicht selten, ja sogar in der Regel enthielt daher ein und derselbe Zug Leicht- und Schwerverwundete, Kranke u. s. w. in bunter Mischung, was selbstverständlich in der Praxis zu nicht unerheblichen Uebelständen führte. Jetzt *kann* dies nicht mehr vorkommen.

Denn für den Transport derjenigen *Schwerverwundeten* und *Schwerkranken*, welche nur *liegend* und in besonderen Lagerungsvorrichtungen transportirt werden müssen, ist eine *neue*, bisher unbekannte Einrichtung getroffen worden in den *Lazarethzügen*, welche eine geschlossene Formation mit einem etatmäßigen, ständigen Personale und Materiale bilden, und im *Inlande* „aus den dazu bereits im Frieden im Voraus vorbereiteten Personenwagen vierter Klasse und sonst dazu geeigneten Wagen zusammengestellt werden“ (§ 139 sub 2). Ueber Personal und Material, Ausstattung und Zusammensetzung dieser Züge enthält die Sanitätsordnung (§ 141 flg. und namentlich Beil. 42) ganz bestimmte und ausführliche Vorschriften.

Sobald aber die vorhandenen Lazarethzüge dem Bedarfe nicht mehr genügen, liegt es den Krankentransport-Commissionen ob, auf Anordnung oder Ermächtigung des Generalinspecteurs des Etappen- und Eisenbahnwesens aus Wagen, welche der Chef des Feldeisenbahnwesens zur Verfügung stellt (gedeckte, nicht mit festen Sitzvorrichtungen versehene Güterwagen und Personenwagen vierter Klasse *ohne* die Vorrichtung fester Ständer im Innern), *Hülfslazareth*-

züge im Wege der Improvisirung unter Zuhülfenahme des zur Disposition stehenden Materials an Ort und Stelle einzurichten (vergl. §§ 161 flg. und die Beilagen 44 und 45).

Nach Bedarf können derartige improvisirte Hülfslazarethzüge, wenn sie mit den Erfordernissen eines Lazarethzuges, wie Küchenwagen u. s. w., versehen sind, in Lazarethzüge umgewandelt, und demgemäß in den Etat einrangirt werden. Wenn das nicht geschieht, werden die Hülfslazarethzüge nach Abgabe der letzten Verwundeten oder Kranken abgerüstet; das Personal kehrt mit dem Ausrüstungs-Materiale in den dazu erforderlichen Wagen ungesäumt zu der Krankentransportcommission, von welcher es abgesandt war, zurück, soweit die Etappeninspection nicht andere Verfügung getroffen hat.

Lazareth- und Hülfslazarethzüge zusammen bilden den Begriff der Sanitätszüge. Leichtverwundete und Leichtkranke sind von dem Transporte auf Sanitätszügen gänzlich ausgeschlossen (§ 130 sub 6).

Diesen Sanitätszügen stehen gegenüber die Krankenzüge, zum Transporte aller derjenigen Verwundeten und Kranken bestimmt, welche sich, wenn auch mit Unterstützung, noch selbst in den Wagen begeben können, und deren Zustand eine längere Fahrt auch in sitzender Stellung gestattet. Sie dienen daher vorzugsweise zum Transporte der Leichtkranken und Leichtverwundeten und nur ausnahmsweise auch für Andere, wenn die Sanitätszüge zum Transporte der Schwerverwundeten und Schwerkranken nicht genügen, also namentlich (§§ 130 und 140) nach großen Schlachten zur Vermeidung plötzlicher Anhäufung von Verwundeten.

Die Krankenzüge werden aus Personenwagen erster, zweiter und dritter Klasse, ausnahmsweise auch der vierten Klasse, und aus Güterwagen zusammengesetzt. Letztere müssen aber mit Subsellien, oder an deren Statt wenigstens mit Strohsäcken oder reichlicher Strohschüttung versehen sein. Die größerer Schonung bedürfenden Kranken und Verwundeten werden in den Wagen erster und zweiter Klasse untergebracht, während die weniger Leidenden in den Wagen dritter Klasse oder in den zuletzt erwähnten Wagen der vierten

Klasse und Gepäckwagen Unterkunft finden. Diese Züge gehen nur dann als geschlossene Züge und gesondert von anderen Transporten, wenn sie die volle Leistung einer Fahrt beanspruchen (§ 172 sub 2). Im Uebrigen sollen für diese Züge, da für Leidende ein längerer Transport in sitzender Stellung, namentlich die Nacht hindurch, zu anstrengend sein würde, Uebernachtungsstationen eingerichtet werden, an denen die Kranken ein Lager, Gelegenheit zum Reinigen und Beköstigung erhalten.

Auch die Krankenzüge werden in den meisten Fällen nach der Natur der Sache von den dazu berufenen Behörden im Falle des Bedarfs zu improvisiren sein (vergl. die §§ 171 flg. und Beilage 46). Das bei den Krankenzügen verwendete Transportmaterial wird nach beendeter Fahrt entweder unmittelbar nach dem Abgangsorte des Zuges zurückgeführt, oder, wenn das nicht ausführbar ist, dem Güterdepôt der betreffenden Sammelstation wieder zugesendet.

Mittelst dieser Züge gelangen die evacuirten Verwundeten und Kranken in die Heimath, d. h. in das Bereich der Besatzungsarmee und des stellvertretenden Generalcommandos. An der Spitze des amtlichen Sanitätsdienstes steht hier der Chef der Medicinalabtheilung im Kriegsministerium, beziehentlich der stellvertretende Generalarzt beim stellvertretenden Generalcommando. Als Sanitätseinrichtung in diesem vierten Rayon sind vor allen Dingen die Reservelazarethe hervorzuheben, welche dazu bestimmt sind, die vom Kriegsschauplatze kommenden Verwundeten und Kranken aufzunehmen. Die bereits im Frieden bestehenden Garnisonlazarethe bestehen zwar auch im Kriege weiter, verwandeln sich aber nach den Bestimmungen der Sanitätsordnung von selbst mit der Mobilisirung in Reservelazarethe, so daß also ihr Name verschwindet. Die Errichtung von Reservelazarethen wird von den stellvertretenden Commandobehörden angeordnet; die Leitung der Verwundetenpflege in denselben liegt dem Chefarzte, beziehungsweise an Orten, wo sich eine Mehrzahl von Lazarethen befindet, besonders zu ernennenden Reservelazareth-Directoren ob.

Der Transport vom Bahnhofe nach den Reservelazarethen

wird durch die letzteren besorgt. Die Reservelazareth-Directoren haben aber zu bestimmen, in welcher Reihenfolge dieser Dienst zu leisten oder ob er einem bestimmten Lazarethe übertragen werden soll. Aus den Reservelazarethen werden die Kranken und Verwundeten entweder geheilt entlassen und zu ihrem Truppentheile zurücktransportirt, oder sie werden als dienstunbrauchbar entlassen, oder endlich sie werden zur weiteren Pflege Vereinslazarethen oder der Privatkrankenpflege übergeben. Letzteres darf aber nur bei solchen Personen geschehen, welche einer besonderen ärztlichen Behandlung zur Zeit und voraussichtlich überhaupt nicht mehr, wohl aber noch einer längeren Pflege und der Erholung bedürfen. Der Staat als solcher hat Reconvalescentenanstalten nicht eingerichtet, sie sind lediglich der freiwilligen Hülfe überlassen.

Zu den Reservelazarethen gehören im weiteren Sinne auch die Festungslazarethe.

In armirten Festungen tritt der betreffende Garnisonsarzt sofort in die Stellung eines Chefs des Sanitätswesens für den Rayon der Festung. Die in der Festung befindlichen Kranken, deren baldige Wiederherstellung nicht zu erwarten ist, werden vor der erfolgten Einschließung und vor dem Eintritte der Verkehrsunterbrechung so rasch als möglich aus derselben entfernt und in außerhalb belegene Civil- oder Reservelazarethe untergebracht. Zu der Krankenpflege in der belagerten Festung sollen, wie die Sanitätsinstruction ausdrücklich hervorhebt, vor allen Dingen die gesammte Civilbevölkerung und namentlich die Civilärzte herangezogen und deren Kräfte dienstbar gemacht werden. Im Uebrigen ist die Einrichtung der sogenannten Festungslazarethe in der Hauptsache dieselbe als die der Reservelazarethe.

Die speciellen, auf die Einrichtung der Reserve- und Festungslazarethe, sowie auf den Dienst bei denselben bezüglichen Bestimmungen der Sanitätsordnung finden sich in den Paragraphen 181 bis 198 und in den Beilagen 47 und 48.

Es erübrigt noch, einen hochwichtigen Factor der amtlichen Krankenpflege hervorzuheben: Das Depôtwesen.

Es kommen hier zunächst die sogenannten Lazarethreservedepôts in Frage, eine Einrichtung, welche bereits unter der Herrschaft der Sanitätsinstruction bestand. Die Regel, daß die Bedürfnisse der für den Sanitätsdienst erforderlichen Gegenstände im Feindeslande durch Requisition oder in einzelnen Fällen durch freien Ankauf zu beschaffen sind, gilt auch jetzt noch (§§ 28 sub 12; 98 sub 3; 109 sub 2 und 113 sub 1).

Allein in den Fällen, wo die Ergänzung der Abgänge auf diesem Wege nicht ausführbar ist, soll sowohl den Truppen als auch den Sanitätsdetachements und den im Felde stehenden Feld-, Kriegs- und Etappenlazarethen der Bedarf durch die Lazarethreservedepôts zugeführt werden. Gleichzeitig sollen dieselben besorgt sein für die Ergänzung des Krankentransportmateriales. Nach der Sanitätsinstruction erhielt jedes mobile Armeecorps ein Lazarethreservedepôt, und wurden dieselben der Generaletappeninspection derjenigen Armee unterstellt, zu welcher die betreffenden Armeecorps gehörten. Gegenwärtig wird mit der Mobilmachung jeder Etappeninspection ein Lazarethreservedepôt überwiesen. Die bayerischen mobilen Sanitätsformationen beziehen ihren Bedarf an Sanitätsmaterial aus den Lazarethreservedepôts der Etappeninspection jener Armee, bei welcher die bayerischen Armeecorps eingetheilt sind (Bayer. Kr.S.O. § 109 sub 4).

Der Hauptfortschritt gegen die bisherige Einrichtung besteht jedoch darin, daß die Lazarethreservedepôts, welche früher, um den Ausdruck zu gebrauchen, immobil waren, also weder Wagen noch Bespannung besaßen, und daher im Bedarfsfalle Pferde und Wagen sich erst im Wege der Requisition beschaffen mußten, nach der neuen Verordnung mobil gemacht worden sind. Es besitzt jedes Lazarethreservedepôt 20 mit Train bespannte Fahrzeuge. Hierdurch ist ein Haupthinderniß, welches einer raschen Nutzbarmachung der Lazarethreservedepôts während des Krieges 1870/71 im Wege stand, beseitigt.

Die regelmäßige, unausgesetzte Füllung der Reservedepôts selbst erfolgt von den Etappenhauptorten aus, entweder mit der Eisenbahn oder mittelst Vorspannfuhrwerkes in den Fällen, wo es nicht möglich ist, daß die bespannten Lazarethreservedepôts zurückgehen bis zu den Eisenbahnendstationen. § 113 der Sanitätsordnung enthält in Bezug auf die Füllung der Lazarethreservedepôts die wichtige Bestimmung, daß diese zu erfolgen hat: von den sogenannten Sammelstationen aus, und zwar aus den daselbst errichteten immobilen Güterdepôts. Diese Güterdepôts, welche die Sanitätsinstruction nicht kannte und welche nach § 122 der Sanitätsordnung in nicht allzu großer Entfernung vom Kriegsschauplatze errichtet werden sollen, beschränken sich nicht auf die Sanitätseinrichtungen allein, sondern sie haben die umfassendere Aufgabe, Kriegsvorräthe aller Art für die Armee und für alle Heereseinrichtungen bereit zu halten. Nur die erste Section dieser Güterstationen ist speziell dazu bestimmt, die für den Sanitätsdienst erforderlichen Gegenstände (Lazaretherfordernisse) aufzunehmen und bereit zu halten, um der Armee, also den Lazarethreservedepôts, nachgeschafft zu werden. Die Verwaltung erfolgt durch 1 Lazarethinspector, 1 Rendanten, 1 Apotheker und 4 Oberlazarethgehülfen.

Zweites Kapitel.

Die freiwillige Krankenpflege.

Allgemeines.

Nachdem nunmehr die Aufgaben, deren Erfüllung dem amtlichen Sanitätsdienste bei der Pflege der Verwundeten und Kranken im Kriege obliegt, wenigstens in ihren Hauptpunkten festgestellt worden sind, wird zunächst die Frage zu beantworten sein: in wie weit erscheint nach den jetzt in Geltung stehenden Verordnungen der Staatsregierung die freiwillige Krankenpflege **berufen, an der Erfüllung dieser Aufgaben mitzuwirken.**

Die Sanitätsinstruction sowohl als die Sanitätsordnung gehen in vollkommener Uebereinstimmung bei der Behandlung der freiwilligen Krankenpflege von dem Grundprincipe aus, daß dieselbe keinen selbständigen Factor neben der staatlichen bilden dürfe, daß ihr eine Mitwirkung überhaupt nur in soweit eingeräumt werden könne, als sie dem staatlichen Organismus eingefügt und von der Staatsbehörde geleitet werde, weil sie andernfalls nicht fördernd, sondern hemmend auf den Betrieb des Krankendienstes einwirken müsse (§ 206 der Kr.S.O. und der Bayer. Kr.S.O., sowie § 63 der San.-Instr.).

Faßt man lediglich den Wortlaut der betreffenden Bestimmungen ins Auge, so macht derselbe keinen ermuthigenden Eindruck. Denn er legt die Auffassung nahe, als werde die freiwillige Krankenpflege bei der Mitwirkung im Verwundetendienste eigentlich mehr geduldet als gewünscht. Thatsächlich liegt die Sache aber doch anders. Schon die Sanitätsinstruction, noch klarer aber die Sanitätsordnung erkennen an, daß die freiwillige Krankenpflege absolut nicht mehr entbehrlich erscheine. Sie legen ihr aber, nachdem die Nothwendigkeit einer staatlichen Regelung ihrer Mitwirkung hervorgetreten, einen anderen Character bei, als dieselbe früher gehabt, wo sie nur ergänzend an gewissen Punkten eintrat. Jetzt bildet die freiwillige Mitwirkung einen integrirenden Theil der gesammten Militär-Sanitätspflege im Kriege. Und demzufolge spricht sich die Kriegs-Sanitätsordnung ausdrücklich und wiederholt dahin aus, daß die freiwillige Krankenpflege lediglich im engsten Anschlusse und in Unterordnung unter die staatlichen Organe nach deren Weisungen mitzuwirken habe, daß das einheitliche Zusammenwirken unter allen Umständen gesichert und gewährt bleiben und jeder Zersplitterung vorgebeugt werden müsse.

Eine bestimmte Definition des Begriffes „freiwillige Krankenpflege" enthält die Sanitätsordnung nicht. Aus § 9 in Verbindung mit den übrigen Bestimmungen über die Thätigkeit der freiwilligen Krankenpflege geht jedoch hervor, daß die Sanitätsordnung darunter versteht: einestheils die Gesammtheit der Hülfeleistungen an Material rc., welche der Militärkrankenpflege durch Privatwohlthätigkeit zu Theil wird, anderntheils und vorzugsweise die Gesammtheit derjenigen Personen, welche nicht Mitglieder des Heeres sind, aber doch mitwirken an der Verwundeten- und Krankenpflege im Kriege, seien es Mitglieder von Vereinen und Genossenschaften oder auch Privatpersonen.

Die Sanitätsordnung faßt diese Gesammtheit von Personen als eine Einheit auf, welche dem amtlichen Sanitätsdienste gegenüber allein repräsentirt wird durch den „Kaiserlichen Commissar und Militärinspecteur der freiwilligen Krankenpflege." Dieser bildet die leitende Spitze der ganzen freiwilligen Krankenpflege und ist durch Kaiserliche Verordnung mit der Befugniß ausgestattet, die Geschäftsleitung durch von ihm zu ernennende Delegirte ausüben zu lassen. Für Bayern nimmt innerhalb des Königreiches das Landes-Comité diese Stellung ein. (Vergl. drittes Kapitel.)

Die Kriegssanitätsordnung stellt nun die Formen und Bedingungen fest, unter denen der Staat für die Armee in Kriegszeiten eine Unterstützung seiten der freiwilligen Hülfe annehmen will und kann. Sie bestellt einen Mandatar des Kaisers als ein Organ der Heeresleitung, mit dem letztere es allein zu thun hat, und der kein Organ der freiwilligen Hülfe selbst ist. Dagegen überläßt sie deren innere Organisation den für die freiwillige Hülfe bestehenden Genossenschaften und Vereinen selbst. Keinem Zweige der freiwilligen Hülfe ist durch das Gesetz eine solche Stellung eingeräumt worden, daß es den übrigen Zweigen im eignen Interesse und im Interesse der Sache unbedingt geboten erscheinen müßte, sich demselben unterzuordnen.

Aus diesem Gesichtspunkte erscheint es erklärlich, daß der Vereinsorganisation selbst und der Vereinsleitung in der Kriegssanitätsordnung nicht ausdrücklich oder doch nur in ganz seltenen Fällen Erwähnung gethan wird. Einmal in § 207, 4, wonach der Vorsitzende des Central-Comités der deutschen Vereine vom rothen Kreuze von selbst und ohne Weiteres als Mitglied der Centralstelle des Kaiserlichen Commissars gilt und an dieser Stelle vor allen Dingen der Bearbeitung der Depôts- und Rechnungssachen vorstehen soll. Dann in § 208 sub 5, wo die Vereine, welche sich schon im Frieden den Zwecken der Krankenpflege gewidmet haben, neben den Genossenschaften genannt, und beiden das Recht beigelegt wird, dem Kaiserlichen Commissare Vorschläge zu machen zur Ernennung von Delegirten.

Auch an einigen anderen Stellen, z. B. in den §§ 215 flg. und 219, wird von „den Vereinen" oder „dem Vereine" und zwar sowohl allein als in Verbindung mit den „Genossenschaften" gesprochen. (Ueber die Organisation der freiwilligen Hülfe vergl. Theil II, zweites Kapitel.)

Die bayer. Kriegssanitätsordnung erwähnt die Vereinsorganisation ebenfalls in den §§ 9 sub 2, Alinea 2 und 207 sub 1, 2. Alinea, in der Bestimmung, daß die Leitung der freiwilligen Krankenpflege im Königreiche Bayern dem bayerischen Landescomité für freiwillige Hülfsthätigkeit im Kriege obliege; ferner in § 207 sub 4, 2. Alinea in der Vorschrift, daß das bayerische Landescomité für Vermittelung der Beziehungen zum Kaiserlichen Commissare sowohl bei diesem als auch bei dessen Büreau in Berlin durch je einen Delegirten zu vertreten sei, und im § 208 sub 5 in der Bestimmung, daß die auf Ernennung von Delegirten bezüglichen Vorschläge der bayerischen Vereine &c. zunächst an das bayerische Landescomité zu richten und von diesem dann nach vorhergängiger eigener Beschlußfassung dem Kaiserlichen Commissar zu unterbreiten seien. (Vergl. I. Theil drittes Kapitel und II. Theil zweites Kapitel.)

Von der freiwilligen Krankenpflege handeln in der Kriegssanitätsordnung der VI. Abschnitt (§§ 205 bis 277) und außerdem noch in den anderen Abschnitten folgende Paragraphen: 9, 49 sub 3, 63 sub 3, 101 sub 9 und 16, 104 sub 3 Alinea 2, 113 sub 4, 128 sub 5 Alinea 2 und 6, 130 sub 1, 148 sub 3, 160 sub 1, 2 und 3, 173 sub 1, 181 sub 10, 193 sub 1 und 196 sub 5. — Die Bayerische Kriegssanitätsordnung stimmt hierin mit der preußischen überein.

In der Sanitätsinstruction dagegen handelten von der freiwilligen Krankenpflege im I. Abschnitte (Organisation des Sanitätswesens der Armee im Felde) die 10. Abtheilung in den Paragraphen 62—81, und außerdem die Paragraphen 35, 43 Alinea 5 und 6, 61, 95, 139, 140, 153 und 169.

Vor allen Dingen soll nun festgestellt werden:

„welche Mitwirkung ist der freiwilligen Krankenpflege „bei der Hülfeleistung für die Verwundeten und Kranken „der Armee im Kriege durch die Kriegssanitätsordnung „eingeräumt und vorbehalten,“

oder:

„in welchen Fällen und an welchen Orten wird die frei„willige Krankenpflege überhaupt in die Lage kommen,

„mitzuarbeiten an der Erfüllung der Aufgaben des amt-„lichen Sanitätsdienstes?"

Denn es ist wiederholt zu betonen, daß die freiwillige Krankenpflege kein selbstständiger Factor neben der staatlichen sein darf, daß ihr überhaupt nur eine Mitwirkung eingeräumt wird, und daß daher die Fälle, in denen derselben eine gewisse Selbstständigkeit vorbehalten bleibt, sich als Ausnahmen darstellen.

I. Ausnahmsweise Verwendung der freiwilligen Krankenpflege bei der Feldarmee.

Bei der Feldarmee selbst soll die freiwillige Hülfe in der Regel nicht zur Verwendung kommen. § 209 erklärt: „daß die freiwillige Krankenpflege im Rücken der Feldarmee, d. h. im Bereiche der Etappeninspectionen, sowie der heimathlichen, stellvertretenden Commandobehörden das geeignete Feld für ihre Thätigkeit finden werde."

So ist denn deren Mitwirkung in der ersten Staffel, auf dem Truppenverbandplatze sowohl als bei der von den Truppenärzten und den Hülfskrankenträgern zu leistenden Hülfe gänzlich ausgeschlossen. Eine ausnahmsweise Mitwirkung ist ihr aber zugestanden:

1) in der zweiten Staffel, bei den Sanitätsdetachements, und zwar insofern, als in § 209 sub 4 den Armeeobercommandos das Recht eingeräumt wird, der freiwilligen Krankenpflege ausnahmsweise den Anschluß einer für die Verwundeten bestimmten Transportcolonne an die Armee im Bereiche der fechtenden Truppen zu gestatten. Diese Transportcolonne wird dann einem Sanitätsdetachement angeschlossen, und dem Commandeur desselben auch auf Märschen, in Cantonnements u. s. w. unterstellt. Sie darf sich von demselben nicht ohne vorgängige Genehmigung der betreffenden Commandobehörde trennen. Das Personal der Colonne ist vor seiner Entsendung damit bekannt zu machen, daß es bei Zuwiderhandlungen gegen die Befehle des Commandeurs und gegen die

militärischen Bestimmungen überhaupt nach der Disciplinarstrafordnung für das Heer Strafe, beziehentlich seine unverzügliche Entfernung zu gewärtigen habe. Da hiernach dieses Personal — die Trägercolonne — in die Sanitätsdetachements eingefügt wird und absolut unter militärisches Commando tritt, so verliert es mit dem Moment der Einfügung den Charakter der Freiwilligkeit. Es tritt vollständig in den Armeeverband und bildet daher auf die Dauer seiner Verwendung einen Theil des amtlichen Sanitätsdienstes.

Ueber die Verwendung dieser Transportcolonnen bei den Sanitätsdetachements enthält § 209 keine besondere Bestimmung. Es erhellt aber aus den Bestimmungen in §§ 35 sub 3 und 36 sub 3, daß deren Personal als Krankenträger zu verwenden sein wird. Demselben wird daher obliegen:

a. unter dem Befehle des Detachements-Commandeurs die Verwundeten aufzusuchen und nach dem Verbandplatze zu transportiren, und

b. Transporte Verwundeter und Kranker nach den Feldlazarethen ꝛc. zu begleiten.

In Zeiten der Ruhe kann es eventuell auch zum Krankendienste in die Lazarethe commandirt werden.

Außerdem werden in dem über die Sanitätsdetachements handelnden Abschnitte der Sanitätsordnung noch die Gaben der freiwilligen Krankenpflege erwähnt (§ 49 sub 3), rücksichtlich derselben aber lediglich auf die Vorschriften in den §§ 212 und 213 verwiesen. Diese Paragraphen enthalten die allgemeine Regel. Da nun freiwillige Gaben für die Sanitätsdetachements nicht besonders erwähnt werden, so folgt daraus, daß auch bezüglich dieser lediglich die Regel zu gelten hat. Es wird im Uebrigen auf diesen Punkt bei der Besprechung des Depôtswesens zurückzukommen sein.

2) Auch in der dritten Staffel, also bei den Feldlazarethen, bleibt die Mitwirkung der freiwilligen Krankenpflege beim Sanitätsdienste auf ganz bestimmte Ausnahmefälle beschränkt. Der § 209 sub 1 b enthält die Bestimmung, daß die freiwillige Krankenpflege

die Bereitstellung von ausgebildeten Krankenpflegern und Pflegerinnen für die Feldlazarethe übernehmen dürfe, jedoch nur für den Fall, wenn diese Feldlazarethe längere Zeit etablirt bleiben — also mehr den Charakter stehender Kriegslazarethe angenommen haben —, und wenn die Heranziehung seitens der Commandobehörden für erforderlich erachtet wird. Die Zuweisung an die Feldlazarethe erfolgt durch die Etappeninspectionen (§ 211 sub 1). Der Chefarzt weist jeder der ihm zur Disposition gestellten Personen einen bestimmten Wirkungskreis zu (§ 211 sub 3), und ist dieses Personal der freiwilligen Krankenpflege demselben vollständig unterstellt. Es tritt unter die Militär-Gerichtsbarkeit und die Disciplinarordnung. Der Chefarzt ist berechtigt zur selbstständigen Entlassung, sobald er die Ueberzeugung gewinnt, daß es zur Verwendung nicht mehr geeignet erscheint.

Eine weitere Ausnahme von der Regel ist in der Bestimmung § 209 sub 5 enthalten, wo den Vereinen die Errichtung einzelner Vereinslazarethe auf dem Kriegsschauplatze nachgelassen wird. Hierzu wird jedoch als nothwendige Bedingung vorausgesetzt:

1) das Vorhandensein eines dringenden Bedürfnisses,
2) eine Ermächtigung durch den Generalinspector des Etappen- und Eisenbahnwesens und
3) der Vorbehalt des Widerrufs.

In Bezug auf die Gaben der freiwilligen Krankenpflege befindet sich in § 63 sub 3 ganz dieselbe Bestimmung, wie bei den Sanitätsdetachements, nur mit folgendem Zusatze:

„Ueber die empfangenen oder entnommenen freiwilligen Gaben ist von jedem Feldlazarethe ein allgemeiner Nachweis mit kurzer Angabe von Ort, Tag und Gegenstand des Empfanges und der Angaben des Verbleibes zu führen und bei den Dienstacten aufzubewahren."

Die Frage: ob und welche Delegirte des Kaiserlichen Commissars im Bereiche der Feldarmee beschäftigt sein werden, wird in dem nächstfolgenden Kapitel erläutert werden.

3) Darüber, ob die freiwillige Krankenpflege beim Transporte der Verwundeten und Kranken aus den Feldlazarethen nach den Eisenbahnen mitzuwirken haben wird, schweigt sich die Sanitätsordnung allerdings aus. Aus der Bestimmung in § 45: daß in Zeiten der Ruhe die Sanitätsdetachements zu Transporten aus den Feldlazarethen herangezogen werden können, in Verbindung mit der oben erwähnten Bestimmung, daß Transportcolonnen der freiwilligen Krankenpflege ausnahmsweise den Sanitätsdetachements eingefügt werden dürfen, ergiebt sich jedoch, daß eine solche ausnahmsweise Verwendung auch hier ins Auge gefaßt wird.

II. Die regelmäßige Mitwirkung der freiwilligen Krankenpflege.

A. Im Herrschaftsgebiete der Etappeninspection.

Der an der Spitze des gesammten Sanitätsdienstes in diesem Bereiche stehende Etappen-Generalarzt hat mit Hülfe des Delegirten bei der Etappeninspection die Thätigkeit der freiwilligen Krankenpflege in diesem Rayon zu leiten, und namentlich auch die geeignete Verwendung des freiwilligen Personals herbeizuführen (§ 101. 9 und 16, § 208. 1, § 30 der Etappeninstruction).

1) Die Thätigkeit bei den Leichtkranken-Sammelstellen und den Erquickungs- und Verbandsstationen.

Zum Dienste soll hier das Personal der freiwilligen Krankenpflege herangezogen werden. Allein, abgesehen von der Gestellung von Personal, kann geeigneten Falls auf Veranlassung der Krankentransport-Commission und im Einvernehmen mit dem Militär-Eisenbahndirector, beziehentlich der Linien-Commandantur die Erfrischungsstation sogleich oder später, statt von dem staatlichen Personale, von der freiwilligen Krankenpflege übernommen und durch Delegirte des Kaiserlichen Commissars geleitet werden (§ 210 sub 3). — Für innerhalb der bayerischen Corpsbezirke liegende Bahnhöfe bedarf es außerdem der Zustimmung des Bayer. stellv. Generalcommandos (Bayer. Kr.S.O. § 210 sub 3, zweite Alinea).

2) In den Etappenlazarethen soll (also nicht mehr „kann“) das Pflegepersonal aus der freiwilligen Krankenpflege entnommen werden (§ 104 sub 3 Alinea 2). Es wird also die Mitwirkung des freiwilligen Personals in diesen Lazarethen als die Regel angenommen.

3) Bezüglich der stehenden Kriegslazarethe finden die Vorschriften über die Feldlazarethe analoge Anwendung (vergl. oben sub I, 2). Es wird hiernach nur ausnahmsweise auf die Mitwirkung der freiwilligen Krankenpflege gerechnet. Die Sanitätsordnung erwähnt aber hier, und auch an mehreren anderen Orten, einer Mitwirkung der Civilärzte. Sie versteht darunter nicht die Civilärzte, welche sich der freiwilligen Hülfe zur Disposition gestellt haben, sondern solche, welche vertragsmäßig sich den betreffenden Kriegsministerien oder verwandten Behörden zur Verfügung gestellt haben, und von dem Momente ihrer Einstellung an als zum amtlichen Sanitätsdienste und zum ärztlichen Corps gehörig zu betrachten sind.

Weitere Bestimmungen über die Mitwirkung der freiwilligen Krankenpflege in den stehenden Kriegslazarethen findet man in der Sanitätsordnung nicht. Es ist aber auch hier zu betonen, daß das freiwillige Personal, welches eventuell zur Dienstleistung in den Kriegslazarethen gelangt, direct unter dem Chefarzte steht, also einrangirt wird in das amtliche Personal.

4) Die Evacuation aus dem Bereiche der Etappen-Inspection nach den Reservelazarethen:

a. Allgemeines.

Bei der Evacuation erweitert sich das Thätigkeitsfeld der freiwilligen Krankenpflege sehr erheblich. Der Schwerpunkt dieser Thätigkeit liegt in der Gestellung des Begleitpersonales, einer Aufgabe, deren Tragweite nicht zu unterschätzen ist. Verbietet doch die Sanitätsordnung für einzelne Fälle gradezu die Verwendung des etatsmäßigen Personales der Krankentransport-Commissionen als Begleitpersonal (§ 128, Pkt. 7, vergl. weiter unten sub d).

Von der Etappeninspection beziehentlich dem Etappengeneralarzte wird daher ein aus vollständig geeigneten Individuen bestehendes und zulängliches Begleitpersonal aus der freiwilligen Krankenpflege den einzelnen Transportcommissionen zugetheilt und dann von diesen nach Bedürfniß verwendet (§ 128 sub 5 und 6, § 210 sub 1). Während seiner Verwendung auf dem Transporte ist dieses Personal gleich dem staatlichen in disciplinarischer Beziehung dem leitenden Arzte unterstellt, der den Einzelnen ihren bestimmten Wirkungskreis zuweist, und dessen Anordnungen in Bezug auf die Wartung und Pflege der Kranken und Verwundeten in allen Fällen unbedingt auszuführen sind. Der Chefarzt ist demgemäß in Fällen fortgesetzten Ungehorsams, oder wenn ihm überhaupt nach seinem Urtheile einzelne der ihm zugewiesenen Personen für den betreffenden Dienst nicht mehr geeignet erscheinen, zu deren sofortigen und selbstständigen Entlassung berechtigt (§§ 210 sub 1, 211 sub 1, 2 und 3, Alinea 1).

Die Verwendung selbst erfolgt:

b. bei den Lazarethzügen,
c. bei den Hülfslazarethzügen,
d. bei den Krankenzügen und
e. bei den Uebernachtungs-, Verbands- und Erquickungsstationen.

b. Verwendung bei den Lazarethzügen.

Bei diesen soll in der Regel das Begleitpersonal aus der Zahl der verfügbaren Lazarethgehülfen- und Militärkrankenwärter, oder des unter Benutzung der staatlichen Annahmestellen vertragsmäßig engagirten Personals (§ 197) entnommen und nur in den Fällen, wenn dieses nicht ausreicht, von geeigneten Anerbietungen seitens der freiwilligen Krankenpflege Gebrauch gemacht werden. Die Mitwirkung der freiwilligen Krankenpflege würde daher auch hier eine nur ausnahmsweise und verhältnißmäßig seltene sein, wenn nicht derselben ausdrücklich gestattet würde auf Antrag des Kaiserlichen Commissars Lazarethzüge aus eigenen Mitteln zu errichten, und unter eigener Verwaltung und Leitung in den Dienst zu stellen. Darüber, ob ein Bedürfniß zur Aufstellung solcher Züge vorliegt und ob dieselben für Armeezwecke zugelassen werden sollen, liegt die Entscheidung in der Hand des General-Inspecteurs des Etappen- und Eisenbahnwesens. An diesen wird daher eintretenden Falles der Kaiserliche Commissar seine Anträge zu richten haben (§ 160 sub 1). In Bayern und für bayerische Vereine bedarf es der Genehmigung des Kriegsministeriums (Bayr. Kr.S.O. § 160 sub 1 und § 209 sub 2, Alinea 2).

Auf den Fahr- und Dienstbetrieb eines solchen Zuges finden im Allgemeinen die in den §§ 141 bis 159 der Sanitätsordnung für die staatlichen Lazarethzüge gegebenen Bestimmungen entsprechende Anwendung. Wem die Leitung eines solchen Zuges zustehen wird, darüber enthält die Sanitätsordnung keine speciellen Bestimmungen.[1] Dagegen ist ausdrücklich angeordnet, daß dieser Leiter des Zuges alle Anordnung für den inneren Dienst des Zuges zu treffen hat, sowie daß er für genaue Ausführung der durch die staatlichen Organe ihm gegebenen Anweisungen in Bezug auf Beförderung und Ablieferung der Kranken der Krankentransportcommission, beziehentlich der betreffenden vorgesetzten Etappeninspection verantwortlich ist (§ 160 sub 2, Alinea 1, und sub 3).

Etwaige Fälle von Unbotmäßigkeit seiten eines Kranken u. s. w. hat der Leiter der nächsten Bahnhofscommandantur, welche nach Befinden Abhülfe schafft, zu melden (§ 160 sub 2, Alinea 2). Eine eigentliche Disciplinargewalt über die im Zuge befindlichen Kranken steht daher dem Leiter eines Lazarethzuges der freiwilligen Krankenpflege nicht zu.

[1] Verfasser glaubt aus den Bestimmungen in § 208 sub 1 und 2 mit ziemlicher Sicherheit folgern zu dürfen, daß mit dieser Leitung ein vom Kaiserlichen Commissar ernannter, vom Hauptdelegirten bei der betreffenden Etappen-Inspection zu bestimmender Delegirter beauftragt werden wird. Mit völliger Bestimmtheit läßt sich aber darauf nicht rechnen, und muß daher diese Frage zur Zeit noch als eine offene angesehen werden.

Wie also auf der einen Seite das Bedürfniß zur Errichtung derartiger Züge von der Militärbehörde ausdrücklich anerkannt werden muß, so müssen auch die Züge selbst den für die staatlichen Lazarethzüge festgesetzten Erfordernissen vollständig entsprechen. Ueber den Umfang und die Einrichtung dieser Züge und des durch sie zu bewirkenden Transportes enthält die Sanitätsordnung ganz bestimmte und detaillirte Vorschriften (§§ 144, 145, 147, 149 flg., 152 flg., 158, und Beilage 41, 42 und 43 der Kr.S.O.), aus denen hervorgeht, daß die gestellten Ansprüche sehr hohe sind. Es wird darauf an einer späteren Stelle zurückzukommen sein. Hier möge der Hinweis genügen, daß der Zug aus 41 Wagen (=82 Achsen) zu bestehen hat, worunter sich befinden: 30 Krankenwagen, 1 Arztwagen, 2 Küchenwagen, 2 Wagen für Lazarethgehülfen, 1 Magazinwagen, 2 Speisevorrathwagen, 1 Verwaltungs- und Apothekenwagen, 1 Gepäckwagen und 1 Feuerungsmaterialienwagen (§ 144). Das Personal hat, abgesehen vom Zugsbetriebspersonale, zu bestehen aus: 1 Chefarzte, Assistenzärzten, 1 Rendanten, Oberlazarethgehülfen, Lazarethgehülfen und Krankenwärtern (§ 142, vergl. die betr. Bestimmungen im Kriegsverpflegungsetat).

c. Verwendung bei den Hülfslazarethzügen.

Bei den Hülfslazarethzügen (Zügen, welche zum Transport von Schwerverwundeten, d. h. liegend zu Transportirenden benutzt und von den militärischen Behörden im Falle des Bedarfes improvisirt werden), enthält die Sanitätsordnung im § 165 sub 3 die Bestimmung, daß sofern das staatlicherseits überwiesene Pflege- und Begleitpersonal nicht ausreicht, der Bedarf aus dem Personale der freiwilligen Krankenpflege entnommen werden soll (§ 165 sub 3 und § 210).

Dagegen fehlt jede Bestimmung über die Ueberlassung der Einrichtung und Einstellung solcher Züge an die freiwillige Krankenpflege. Wenn es daher an sich und nach dem Wortlaute des § 164 zweifelhaft erscheinen könnte, ob die freiwillige Krankenpflege berechtigt sein solle, Hülfslazarethzüge zu errichten und in den

Dienst zu stellen, so enthält doch § 170 eine Bestimmung, aus welcher diese Berechtigung nothwendig gefolgert werden muß. Denn es wird daselbst ausgesprochen, daß, wenn solche Hülfslazarethzüge einmal vollständig organisirt sind, sie dann als wirkliche Lazarethzüge in den Etat eingestellt werden können. Wenn also die freiwillige Krankenpflege berechtigt ist, wirkliche Lazarethzüge einzustellen, so wird auch wohl kein prinzipielles Hinderniß dagegen vorliegen, Hülfslazarethzüge nach Ausbruch des Krieges im Wege der Improvisation auszurüsten und, sobald sie den in der Kriegssanitätsordnung enthaltenen Voraussetzungen voll entsprechen, der amtlichen Sanitätsleitung zur Einstellung in den Etat des amtlichen Transportmateriales und zur eventuellen Verwendung anzubieten. Im Falle des wirklich vorhandenen Bedarfes wird voraussichtlich solchen Anträgen gern Folge geleistet werden, da kein Grund vorliegt, derartige Züge anders zu behandeln als etatsmäßige Lazarethzüge. Hiernach erscheint die Annahme gerechtfertigt, daß die bezüglich der Lazarethzüge bestehenden Vorschriften auf die Hülfslazarethzüge analoge Anwendung finden sollen.

d. Verwendung bei den Krankenzügen.

Was die Krankenzüge anlangt, so bestimmt § 173 sub 1 der Kriegssanitätsordnung präceptiv, daß das Pflege- und Begleitpersonal von der der Transportcommission zur Disposition gestellten freiwilligen Begleitcolonne zu stellen sei. Ein besonderes ärztliches Personal wird in der Regel diesen Zügen nicht beigegeben, es wird daher der freiwilligen Krankenpflege eventuell auch frei stehen, in dieser Richtung Fürsorge unter Inanspruchnahme der Vermittelung der Krankentransport-Commission zu treffen.

Merkwürdiger Weise enthält die Sanitätsordnung keine Bestimmung darüber, wer bei den Krankenzügen das Zug-Commando führen soll. Der § 174 sagt in Absatz 1 allerdings, daß jedem geschlossenen Krankenzuge zwei Feldgendarmen zur Aufrechterhaltung der polizeilichen Ordnung und ein militärisches Begleitcommando unter einem Unteroffiziere als Commandoführer in der Weise mitzugeben sei, daß jedem Krankenwagen ein Soldat als aufsichtsführende Person zugetheilt werden könne. Eine Bestimmung jedoch darüber, wer die Leitung des Krankenzuges selbst zu übernehmen habe, findet sich nirgends. Der dritte Absatz des § 174 erwähnt allerdings gewisse Functionen des Transportführers; wer aber dieser Transportführer sein solle, das wird nicht gesagt. Es kann wohl kaum in der Absicht liegen, dem Unteroffiziere, welcher das Begleitcommando befehligt, oder den Feldgendarmen die Leitung der Krankenzüge selbst zu übertragen. Vielmehr liegt die Annahme nahe, daß es im einzelnen Falle einer speciellen Bestimmung der betreffenden anordnenden Militärbehörde überlassen bleiben solle, wem das Commando eines solchen Zuges zu übertragen sei. Da den Krankenzügen Militärärzte nicht mitgegeben werden, so erscheint es gar nicht unwahrscheinlich, daß die Zugführung eintretenden Falles einem Delegirten der freiwilligen Krankenpflege übertragen werde.

e) Uebernachtungs-, Verbands- und Erquickungsstationen.

In Bezug auf diese ist unter 1 bereits das Erforderliche gesagt und hier lediglich die Bemerkung hinzuzufügen, daß die Bestimmung der Orte, an denen Uebernachtungsstellen zu errichten, durch die Militärbehörde zu erfolgen hat.

B. Im Herrschaftsgebiete der stellvertretenden Generalcommandos bei der Besatzungsarmee.

In diesem heimathlichen Bezirke findet die freiwillige Krankenpflege ein Thätigkeitsfeld:

1) in den Reservelazarethen,
2) in den Festungslazarethen,
3) in den Vereinslazarethen,
4) in den Reconvalescentenstationen und
5) in den Privatpflegestellen.

Darüber, ob sich die freiwillige Krankenpflege bei dem Transporte der Verwundeten und Kranken vom Bahnhofe nach den aufnehmenden Reservelazarethen zu betheiligen habe, enthält die Kriegssanitätsordnung keine besonderen Vorschriften. In der Regel wird es nicht der Fall sein; doch erscheint eine solche Mitwirkung nicht absolut ausgeschlossen. Jedenfalls kann sie nur auf Anordnung des die Abholung und Ueberführung leitenden Reservelazarethdirectors oder des mit diesem Dienstzweige beauftragten Chefarztes eintreten, dem dann auch die Bestimmung des Umfanges und der Art und Weise dieser Mitwirkung überlassen bleiben müßte.

1) Die freiwillige Krankenpflege in den Reservelazarethen.

Für diese hat die freiwillige Krankenpflege ausgebildete Krankenpfleger und Krankenpflegerinnen bereit zu stellen (§ 209 sub 1 b.). Die Thätigkeit der Vereine in den Reservelazarethen ist in ihrem ganzen Umfange dem Lazarethvorstande unterstellt, dessen Anordnungen maßgebend sind (§ 214 sub 1). Auch für diesen Dienst sind nur vollständig ausgebildete und zuverlässige Krankenpfleger und Krankenpflegerinnen zuzulassen (§ 214 sub 2), und werden dieselben bei ihrer Verwendung in das amtliche Personal vollständig eingeordnet.

Für eine in gewisser Beziehung selbstständige Wirksamkeit ist aber insofern eine Möglichkeit eröffnet, als in § 209 sub 1 d. eine weitgehende Bestimmung dahin getroffen wird, daß die Uebernahme einzelner Zweige der Lazarethverwaltung seitens der freiwilligen Krankenpflege erfolgen kann. Aber auch in diesem Falle, so z. B. wenn die freiwillige Krankenpflege die Beköstigung und die Wäsche selbstständig übernimmt, bleibt deren Thätigkeit dem Lazarethvorstande in der oben dargelegten Weise unbedingt unterstellt.

Hierbei ist nachgelassen, daß eventuell für diese Leistungen der freiwilligen Krankenpflege aus den Staatskassen eine entsprechende Geldentschädigung gewährt werden darf.

Eine specielle Bestimmung darüber, welche Zweige in den Reservelazarethen vorzugsweise von der freiwilligen Krankenpflege zu übernehmen sein werden, findet sich in der Sanitätsordnung nicht. Nur der § 216 erwähnt als solche Zweige beispielsweise Wäschereinigung und Beköstigung. Diese Erwähnung faßt insofern eine nähere Definition in sich, als sie das an anderen Stellen gebrauchte Wort „Zweige der Lazarethverwaltung" vertauscht mit dem bezeichnenderen Ausdrucke: „einzelne Zweige der Wirthschaft." Zieht man dazu noch in Betracht, daß in den Punkten 1 und 2 lediglich „von der Verwaltung des Haushaltes" und „von den ökonomischen Angelegenheiten der Vereinslazarethe" die Rede ist, so erscheint die Annahme begründet, daß die Kriegssanitätsordnung an eine selbstständige Uebernahme der eigentlichen Kranken- und Verwundetenpflege seitens der freiwilligen Krankenpflege in den Reservelazarethen nicht gedacht hat. Will sich die freiwillige Krankenpflege der Pflege der Verwundeten selbstständig widmen, so wird ihr nichts weiter übrig bleiben, als zu der in § 215 gestatteten Errichtung von

2) Vereinslazarethen

zu schreiten.

Solche Vereinslazarethe müssen mindestens 20 Betten enthalten. Die Verwundeten und Kranken, welche in den Vereinslazarethen verpflegt werden sollen, werden nach dem Ermessen des betreffenden Chefarztes oder der Lazarethcommission aus den staatlichen Reservelazarethen dahin überwiesen. Aufnahme anderer Kranker und Verwundeter ist nicht gestattet. Ausgeschlossen von der Aufnahme sind weiter solche Kranke, welche an einer ansteckenden Krankheit leiden innerhalb der ansteckungsfähigen Stadien; ebenso solche Kranke, deren Leiden voraussichtlich zur Dienstunbrauchbarkeit führen wird, die aber einer Lazarethbehandlung noch bedürftig erscheinen, endlich solche, deren Krankheitsangaben von zweifelhafter Glaubwürdigkeit sind (der Simulation Verdächtige). Diese Lazarethe sind der Aufsicht des Kaiserlichen Commissars und seiner Delegirten (in Bayern des Landescomités und seiner Organe), der des Chefarztes, beziehungsweise des dirigirenden Arztes des am Orte vorhandenen oder nächstbelegenen Reservelazareths, des Reservelazareth-Directors und des stellvertretenden Generalarztes unterworfen.

Für die Handhabung der Disciplin unter den Kranken und die sonstigen staatlichen Interessen sorgt entweder der Chefarzt eines Reservelazarethes oder eine besondere für die Vereinslazarethe gebildete Lazareth-Commission, welche zu bestehen hat aus dem Chefarzte des Vereinslazarethes und einem dazu besonders zu ernennenden Offiziere.

Aerztliche Behandlung, Beköstigung, Arzneiverpflegung, die gesammte innere Verwaltung liegt den Vereinen ob, die hierfür mit der competenten Behörde die Gewährung einer Geldvergütung vereinbaren können (§§ 215 flg. und § 193).

Eine Mitwirkung der obgenannten staatlichen Organe tritt nur in soweit ein, als sanitätliche Rücksichten in Betracht kommen.

Endlich können die Vereine auch Anstalten für die Aufnahme von Genesenden (§ 209 sub 1 d. und 221) sogenannte

3) Reconvalescentenstationen

gründen oder mit den Vereinslazarethen verbinden. Für diese gilt dann analog das unter 2) Ausgeführte. Beschränkt auf Annahme von Reconvalescenten sind

4) die Privatpflegestätten,

an welche nach der Vorschrift in § 193 sub 1 nur solche Kranke abgegeben werden dürfen, welche einer besonderen ärztlichen Behandlung zur Zeit und voraussichtlich überhaupt nicht mehr, dagegen noch einer längeren Pflege und Erholung bedürfen. Diese freiwilligen Pflegestätten gehören nur im weiteren Sinne zur freiwilligen Krankenpflege. Allein die Vereine sind dabei doch insofern direct interessirt, als die Anerbietungen zur Errichtung von Pflegestätten nur von solchen Personen acceptirt werden dürfen, die durch eine Bescheinigung des Vorstandes eines vom Staate anerkannten Pflegevereins nachweisen, daß sie vollständige Gewähr für die ordnungsmäßige Pflege des oder der Aufzunehmenden bieten (§ 221 sub 2).

Ausgeschlossen von der Aufnahme sind auch hier Reconvalescenten von ansteckenden Krankheiten, sobald noch eine Ansteckungsmöglichkeit vorliegt, solche Reconvalescenten, die voraussichtlich dienstunbrauchbar werden, und solche, bei denen der Verdacht der Simulation vorliegt (§ 193 Alinea 2).

5) Die Festungslazarethe.

In Bezug auf diese bemerkt § 209 sub 3:

„Ein geeignetes Feld ihrer Thätigkeit würde die freiwillige Krankenpflege auch in belagerten Festungen finden.“

Ueber die Art und den Umfang dieser Thätigkeit fehlen aber weitere Vorschriften. Dieselbe wird sich auf die Gestellung von Pflegepersonal in den Festungslazarethen, auf Uebernahme einzelner Verwaltungszweige in denselben und auf Errichtung von Vereinslazarethen in den belagerten Festungen erstrecken. Die für die Reserve- und Vereinslazarethe geltenden Bestimmungen werden analoge Anwendung zu finden haben, in vielen Fällen freilich unter wesentlichen, durch die unwiderstehliche Macht der Thatsachen bedingten Modificationen. Aus der Bestimmung, daß zu dem Dienste in den Festungslazarethen die Kräfte der Einwohner möglichst heranzuziehen seien, in Verbindung mit dem oben mitgetheilten Punkt 3 des § 209 darf gefolgert werden, daß in belagerten Festungen an eine möglichst ausgedehnte und weitgehende Heranziehung der freiwilligen Hülfe gedacht wird.

In dem bisher Ausgeführten hat es sich um die persönlichen Leistungen der freiwilligen Krankenpflege gehandelt. Zu diesen müssen als nothwendige Ergänzung treten die sachlichen Leistungen, wie sie sich äußern in der Sammlung und Vertheilung der von der Nation gespendeten freiwilligen Gaben. Demgemäß gehen wir nunmehr über:

III. Zu den Depôts der freiwilligen Krankenpflege.

§ 209 sub 1 c. bestimmt in dieser Beziehung: „Die Thätigkeit der freiwilligen Krankenpflege besteht in der Sammlung und Zuführung der freiwilligen Gaben für die Krankenpflege.“ —

Diese Gaben werden theils in Lazarethbedürfnissen, theils in Erquickungsgegenständen bestehen, und zwar im Allgemeinen aus solchen Gegenständen, welche die Militärverwaltung in der Regel nicht selbst liefert (§ 213 sub 1 und 2). Noch schärfer drückt dies § 113 sub 4 aus, welcher bestimmt, daß der freiwilligen Krankenpflege ausschließlich die Lieferung derjenigen Gegenstände anheim zu geben ist, welche der Staat bestimmungsmäßig nicht zu liefern hat und auch ausnahmsweise nicht zu liefern beabsichtigt (vergl. § 30 der Etappeninstruction).

1) Von Sammlung dieser Gaben handelt zunächst der § 224, 2, wo es heißt: „An die Genossenschaften und Vereine wird das Ersuchen gerichtet werden, ihre Gaben an Lazarethbedürfnissen der von dem Kaiserlichen Commissare (in Bayern: von dem bayerischen Landescomité) zu bezeichnenden Stelle zuzuweisen.“

Nähere Bestimmungen, namentlich auch über die Weiterführung und Vertheilung enthalten die §§ 212 und 213.

In Punkt 1 § 212 heißt es:

„Es ist wünschenswerth, daß alle freiwillige Gaben für die Krankenpflege wie für das Heer überhaupt zunächst bezirks- und provinzweise gesammelt werden, am zweckmäßigsten wohl durch die Vereine, deren Sendungen sich die einzelnen Personen anzuschließen hätten.“

Die Bestimmung geht weiter dahin, daß der Kaiserliche Commissar resp. die Landes- und Provinzialdelegirten (in Bayern für jeden Corpsbezirk der dem stellvertretenden Generalcommando zugetheilte Delegirte) im Einvernehmen mit dem betreffenden stellvertretenden Generalcommando einen Ort in jedem Lande bez. jeder Provinz, oder in jedem größeren Bezirke, und eine Annahmestelle an demselben bezeichnen, an welche die Gaben der freiwilligen Krankenpflege hinzuliefern sind. Als dieser Ort soll in der Regel der Etappen-Anfangsort oder ein demselben nahe gelegener Ort ausgewählt werden, und als Annahmestelle daselbst ein Lazareth der Militärverwaltung. Von da werden die an den Sammelstellen zusammengebrachten Mittel nach den sogenannten Sammelstationen des Corpsbezirks geschickt, also an die staatlichen Güterdepôts. Dort kann auf Antrag des Kaiserlichen Commissars bei dem Chef des Feldsanitätswesens einem Delegirten der freiwilligen Krankenpflege vom Vorstande des Güterdepôts die Verwaltung und die von den staatlichen Organen unabhängige Rechnungsablegung über die freiwilligen Gaben bei der Centralstelle übertragen werden. Eine präceptive Vorschrift über die Ernennung solcher Delegirten existirt nicht; es wird die Entscheidung der Frage lediglich dem Ermessen der staatlichen Behörden überlassen. Dagegen wird der Kaiserliche Commissar im Falle der Aufstellung von Delegirten bei den Güterdepôts jener Sammelstationen, welche mit den bayerischen Corpsbezirken in Verbindung stehen, denselben auch je einen Delegirten des bayerischen Landescomités behufs Verwaltung und Rechnungslegung gegenüber dem letzteren zutheilen. Erfolgt diese Uebernahme der selbstständigen Verwaltung und Rechnungsablegung über die aus dem Königreiche Bayern eintreffenden freiwilligen Gaben seitens des Delegirten nicht, so ist demselben verstattet, von der Verwendung der Gaben Kenntniß zu nehmen.

Die Gaben der freiwilligen Krankenpflege, welche in den Sammelstellen und in den Güterdepôts zusammengebracht worden sind, werden von den übrigen Lazarethgegenständen getrennt verwaltet, in besondere Züge verladen (§ 212 sub 6), und auf Anordnung des Chefs des Sanitätswesens dahin geführt werden, wo ein Bedarf sich geltend macht. In der Regel werden diese Züge nach dem Etappenhauptorte dirigirt werden, da von dort aus die Füllung der Lazareth-Reservedepôts zu erfolgen hat. Solche Züge können dann je nach Bedarf und dem Ermessen der staatlichen Behörden durch geeignete Mitglieder der freiwilligen Krankenpflege begleitet werden.

2) Ueber die Frage: ob und inwieweit bei der bereits erwähnten Füllung der Lazarethreservedepôts eine Mitwirkung der freiwilligen Krankenpflege statt zu finden haben werde, enthält die Kriegssanitätsordnung bestimmte und directe Vorschriften nicht, wohl aber indirecte, aus denen mit ziemlicher Sicherheit zu einer bejahenden Antwort zu gelangen sein wird.

Wenn man in Betracht zieht, daß die Füllung dieser Lazarethreservedepôts aus den in möglichster Nähe des Kriegsschauplatzes errichteten Güterdepôts erfolgen soll (§ 122), damit in Verbindung bringt, daß den Chefärzten der Feld-, stehenden Kriegs- und Etappenlazarethe zur Pflicht gemacht wird, den Ersatz für etatsmäßige Erfordernisse aus dem Lazarethreservedepôt oder einem anderen staatlichen Depôt zu entnehmen, diejenigen Gegenstände aber, welche der Staat bestimmungsmäßig nicht zu liefern beabsichtigt (§ 113 sub 4), von der freiwilligen Krankenpflege zu beziehen, und endlich erwägt, daß der § 213 sub 5 ausdrücklich von Delegirten bei den Lazarethreservedepôts spricht, so muß bei dem Erlasse der Kaiserlichen Verordnung nothwendig auch an die Möglichkeit gedacht worden sein, einestheils, daß Depôts von Gaben der freiwilligen Krankenpflege in der nächsten Nähe des Kriegsschauplatzes etablirt, anderntheils, daß derartige Gaben auch den Lazarethreservedepôts einverleibt werden können. Es ist dabei daran zu erinnern, daß die Versorgung der auf dem Kriegsschauplatze befindlichen Lazarethe mit ihren Bedürfnissen durch die mobilen Lazarethreservedepôts zu erfolgen hat. Wird die Beförderung der Gaben der freiwilligen Krankenpflege durch die Lazarethreservedepôts ausgeschlossen, so muß dann nothwendig das freiwillige Material in selbstständigen Transporten vorgeschafft werden. Und in der That scheint die Kriegssanitätsordnung an die Möglichkeit und Wahrscheinlichkeit solcher selbstständiger Materialtransporte der freiwilligen Krankenpflege nach dem Kriegsschauplatze, also an sogenannte mobile Depôts, gedacht zu haben. Aus der Bestimmung in § 209 sub 4, auf welche zur Begründung dieser Ansicht u. A. auf dem Frankfurter II. Vereinstage Bezug genommen worden ist, würde das nicht zu folgern sein. Denn die dort erwähnten Transportcolonnen sind nicht Materialcolonnen sondern Krankenträgercolonnen, wie oben sub I. 1 bereits nachgewiesen worden ist. Allein § 209 Nr. 1 sub c. spricht von Sammlung und Zuführung der freiwilligen Gaben. Daraus geht zur Evidenz hervor, daß die Ablieferung der Sachen an die Sammelstationen nicht in allen Fällen den definitiven Abschluß der Thätigkeit der freiwilligen Krankenpflege bilden solle, sondern, daß von Anfang an eine ausnahmsweise Mitwirkung derselben beim Weitertransporte zur Armee gedacht worden ist.

Unter allen Verhältnissen steht soviel fest, daß die Bestimmungen der Kriegssanitätsordnung über diesen Punkt nicht ganz klar und vollständig sind, daß daher auch authentische Interpretationen, ergänzende Bestimmungen und Ausführungsverordnungen nicht entbehrt werden können. Vieles wird bei der Ausführung in der Hand des Kaiserlichen Commissars liegen, namentlich in der Verständigung desselben mit den Commandobehörden im Felde und den stellvertretenden Commandobehörden in der Heimath. Vieles wird sich in der Praxis ganz von selbst regeln, namentlich dadurch, daß an die Leiter der militärischen und ärztlichen Dinge die zwingende Gewalt der Nothwendigkeit herantritt. In der Noth wird Alles zur Hülfe herbeigerufen werden, was helfen kann, und es wird dies ohne Schädigung geschehen können, da auch in diesen Fällen die Oberleitung immer in den Händen der staatlichen oder wenigstens der vom Staate eingesetzten Organe verbleibt.

Allein es handelt sich an dieser Stelle nicht um Kritik der erlassenen Verordnung, sondern lediglich um die Beantwortung der Frage: welche Stellung ist der freiwilligen Krankenpflege in ihr und durch sie gegeben?

Und in Bezug hierauf ist noch auf einen nicht zu unterschätzenden Punkt hinzuweisen. Die Bestimmungen der Sanitätsordnung über die Concentrirung der Gaben in den Güter- und Sammelstationen beziehen sich lediglich und allein auf jene Gaben, welche nach dem Kriegsschauplatze und über die Etappenstationen hinaus weiter fortgeschafft werden sollen. Dagegen ist es den Vereinen an keiner Stelle untersagt,

3) Vereinsdepôts

zu gründen. Vielmehr scheint die Gründung solcher Vereinsdepôts nach den Bestimmungen der Sanitätsordnung selbst als nothwendig oder wenigstens wahrscheinlich vorausgesetzt zu werden. Dies folgt schon daraus, daß den Vereinen vorbehalten geblieben ist, Lazarethzüge aus eigenen Mitteln auszurüsten, daß es ihnen gestattet ist, einzelne Verwaltungszweige der Reservelazarethe auf eigene Kosten zu übernehmen und endlich auch Vereinslazarethe einzurichten und zu unterhalten. Sollen und wollen die Vereine in diesen Richtungen eine selbstständige Thätigkeit entwickeln, so müssen ihnen auch nothwendiger Weise die erforderlichen Mittel dazu zur Disposition stehen, sie bedürfen der Vorräthe und diese müssen sie in selbstständigen Depôts sammeln, über deren Bestände sie sich vollkommen freie Verfügung vorbehalten. Möglicher aber nicht wahrscheinlicher Weise kann die im § 227, 2, vorbehaltne staatliche Vergünstigung der Frachtfreiheit bei denjenigen Sachen nicht zugestanden werden, welche aus den Vereinssammelstellen und den Depôts der Provinzial-Comités nach den Vereins-Hauptdepôts geschafft werden. Allein dem hochwichtigen Principe gegenüber tritt dieser Finanzpunkt doch immerhin in den Hintergrund.

In den meisten Fällen wird daher für die Vereine eine Doppelbildung von Depôts ins Auge zu fassen sein, einmal die Mitwirkung bei der Füllung der staatlichen Depôts, das andre Mal die Errichtung von Vereinsdepôts im strengen Sinne des Wortes, und zwar letzterer namentlich an allen den Punkten, wo eine selbstständige Thätigkeits-Entfaltung der Vereine und der freiwilligen Krankenpflege überhaupt eintreten soll, namentlich also soweit die Errichtung von Vereinslazarethen, die Ausrüstung von Sanitätszügen und die Uebernahme einzelner Verwaltungszweige in den Reservelazarethen in Frage kommt.

IV. Die Nachrichtenvermittlung.

§ 209 Punkt 1 c. bezeichnet endlich als zur Thätigkeit der freiwilligen Krankenpflege gehörig: Die Vermittlung von Nachrichten über die in den Lazarethen befindlichen Verwundeten und Kranken an die Angehörigen derselben.

In Bezug hierauf bestimmt § 223 sub 1 im Allgemeinen, daß den in den Lazarethen thätigen Mitgliedern der freiwilligen Krankenpflege die Verpflichtung obliegen solle, dahin zu wirken, daß die Verwundeten und Kranken ihren Angehörigen möglichst selbst schriftliche Nachrichten geben, oder, sofern die Kranken hierzu außer Stande sind, beziehentlich ärztliche Bedenken dem Selbstschreiben entgegenstehen, die schriftliche Benachrichtigung der Angehörigen selbst zu übernehmen.

Außerdem soll zu dem Zwecke der Auskunftsertheilung über den Aufenthalt der Verwundeten und Kranken des deutschen Heeres sowohl als der verbündeten und feindlichen Truppen an die Angehörigen in Berlin ein Centralnachweisungsbüreau errichtet werden, zu dessen Errichtung sich die freiwillige Krankenpflege erboten hat. Dieses Anerbieten wird in § 223 sub 2 formell acceptirt. Räumlichkeiten und Material erhält es vom Königlich Preußischen Kriegsministerium. Zu gleichem Zwecke haben sich die Organe der bayerischen freiwilligen Krankenpflege erboten, ein Nachweisebüreau in München zu errichten (Bayer. K.S.O. § 223 sub 2 Alinea 2).

Das Material für die Auskunftsertheilung selbst besteht in den fünftägigen Zugangs- und fünftägigen Abgangsmeldungen der Lazarethe, welche dort von den Rendanten aufzunehmen und an das Königlich Preußische, in Bayern an das Königlich Bayerische Kriegsministerium einzureichen sind. Ein Duplicat der Bayerischen Meldungen geht gleichzeitig und direct an das Königlich Preußische Kriegsministerium. Das Kriegsministerium läßt diese Meldungen sodann an das Central-Nachweisungsbüreau gelangen (§ 93 der Kr.S.O. und Alinea 2 des § 93 der Bayer. Kr.S.O.).

Von den Reservelazarethen sind diese Zugangs- und Abgangsmeldungen an den stellvertretenden Generalarzt zu richten (§ 195 sub 2). Diese Meldungen der Reservelazarethe schließen auch die aus den Vereinslazarethen in sich, da die in § 195 bezeichneten Rapporte und die Krankenblätter (Beil. 7 der Kr.S.O.) der Vereinslazarethe an diejenigen Reservelazarethe einzureichen sind, an welche sie vom stellvertretenden Generalarzte gewiesen werden (§ 219 sub 4). Die Rapporte über die in Privatpflege befindlichen Kranken gehen durch die mit der Controle der Leute beauftragten Commandobehörden an die stellvertretenden General-Commandos. Formulare zu diesen Meldungen befinden sich in den Beilagen 22 und 23 der Sanitätsordnung.

Außerdem erhält das Central-Nachweisungsbüreau sogenannte Zählkarten (Beil. 49 der Kr.S.O.), auf welche Vor- und Familienname, Charge, Truppentheil mit genauer Bezeichnung nach der staatlichen beziehentlich provinzialen Benennung, die Krankheit oder Verwundung nach Tag, Ort, Art, Körperstelle, Waffe, und die nothwendig gewordenen Operationen, der Tag des Zuganges: Woher?, der Standort des meldenden Lazarethes, die Nummer des Hauptkrankenbuches, Tag und Ort des Abganges: Wohin?, und eventuell bei Verstorbenen die Todesursache einzutragen sind. Diese ausgefüllten Karten gewähren die Unterlagen auf Grund derer den Angehörigen der Verwundeten und Kranken die erforderliche Auskunft gegeben wird. Die Karten selbst werden im Büreau aufbewahrt und bilden einen Theil des Materiales, welches nach Abschluß der Thätigkeit an das betreffende Kriegsministerium abzuliefern ist (§ 223 sub 7). Die einzelnen Abschnitte der Zugangs- und Abgangsmeldungen aber, soweit sie Kranke und Verwundete des deutschen Heeres betreffen, sendet das Büreau an die betreffenden Ersatz-Truppentheile, damit durch diese die mobilen Truppentheile über den Verbleib ihrer Verwundeten und Kranken in Kenntniß bleiben. Soweit sich dieselben aber auf Kranke und Verwundete der verbündeten und feindlichen Truppen beziehen, verbleiben sie in einstweiliger Verwahrung des Centralnachweisungsbüreaus. Eine anderweite Verwerthung und Benutzung dieses dienstlichen Materials durch das Centralnachweisungs-Büreau ist unter allen Umständen unstatthaft.

Drittes Kapitel.

Die Leitung der freiwilligen Krankenpflege.

I. Die militärischen und militärärztlichen Vorgesetzten.

Der in § 9 ausgesprochene Grundsatz, daß die freiwillige Krankenpflege im engsten Anschlusse an die staatlichen Organe nach deren Weisung zu wirken habe, ist in den Specialbestimmungen der Kriegssanitätsordnung ganz strikt durchgeführt. Ueberall erscheint sie den staatlichen Sanitätseinrichtungen ein- und untergeordnet. Denn auch dort, wo der freiwilligen Krankenpflege eine selbstständigere Stellung eingeräumt wird, wie z. B. bei den Vereinslazarethen, freiwilligen Sanitätszügen u. s. w., bleibt den staatlichen Behörden die oberste Leitung vorbehalten. Selbst die leitenden Spitzen der freiwilligen Krankenpflege, der Kaiserliche Commissar und Militärinspecteur auf dem Kriegsschauplatze und der stellvertretende Kaiserliche Commissar im Bereiche der Besatzungsarmee haben ihre militärisch-staatlichen Vorgesetzten, ersterer neben dem Obercommando des Heeres den Chef des Feld-Sanitätswesens, letzterer das stellvertretende Generalcommando und den demselben beigegebenen stellvertretenden Generalarzt. In Bayern, wo die Leitung der freiwilligen Krankenpflege dem bayer. Landescomité (vergl. II. Theil, zweites Kapitel sub III. und IV. 2) obliegt, untersteht dasselbe dem Königlichen Kriegsministerium beziehentlich dem Chef der Medicinalabtheilung und dessen Stellvertreter.

Die Aufgabe der betreffenden Commandobehörden und der leitenden Sanitätsinstanzen soll in der Wahrung und Sicherung des erforderlichen und einheitlichen Zusammenwirkens, des rechtzeitigen Ineinandergreifens der verschiedenen Organe und Einrichtungen beruhen. Namentlich sollen sie unter allen Umständen jeder Zersplitterung vorbeugen. Im Uebrigen sind die von der Kriegssanitätsordnung gegebenen Bestimmungen über Disciplin, Listenführung, Verpflegung u. s. w. eintretenden Falls auch für sämmtliche Organe und Einrichtungen der freiwilligen Hülfe maßgebend.

Die staatlichen Vorgesetzten der freiwilligen Krankenpflege sind überaus zahlreich. Bei der Armee auf dem Kriegsschauplatze: das Obercommando der betreffenden Armee (z. B. § 209 sub 4) und der betreffende Armee-Generalarzt, die Corpscommandanten und Corps-Generalärzte, jedes selbstständige Militärcommando, der Commandeur des Sanitätsdetachements (Rittmeister) und soweit freiwilliges Wärterpersonal in Frage kommt, der erste Stabsarzt desselben, die Chefärzte in den Feld- und stehenden Kriegslazarethen, und überhanpt alle in selbstständiger Function stehenden Militärärzte. — Weiter: Der General-Inspecteur des Etappen- und Eisenbahnwesens, der Etappen-Generalarzt, die Etappeninspectionen, die Krankentransportcommissionen, der Militäreisenbahndirector, die Linien-Commandanturen, die Feldlazarethdirectoren, die den Militäreisenbahndirectionen und Linien-Commandanturen beigegebenen Stabsärzte, die Etappen-Commandeure, der Chefarzt auf den Lazarethzügen, der leitende Arzt auf den Hülfslazarethzügen, der Zugführer eines Krankenzuges, sobald derselbe eine Militärperson sein sollte, der Commandeur (Premierlieutenant) des Lazareth-Reservedepôts.

In der Heimath: Das Königlich Preußische Kriegsministerium, das Königlich Bayerische Kriegsministerium und die Kriegsministerien in den übrigen deutschen Staaten; der Chef des Militär-Medicinalwesens bez. ein Generalarzt als dessen Vertreter für die Leitung des Militär-Medicinalwesens bei der Besatzungsarmee (in Bayern: der Chef der Medicinalabtheilung im Kriegsministerium bez. dessen

Vertreter); der stellvertretende Generalcommandeur und der demselben beigegebene stellvertretende Generalarzt, der Garnisonsarzt in Festungen, die Reservelazarethdirectoren, die Chefärzte beziehentlich Lazarethvorstände in den Reservelazarethen, bei letzteren, wenn nicht ein Militärarzt Chefarzt ist, die einzusetzenden Lazarethcommissionen, die militärischen Commissionsmitglieder bei den Vereinslazarethen; der Vorstand der Güterdepôts und namentlich der I. Section derselben (Lazareth-Inspector), die Garnisons-Commandanten und in einzelnen Fällen sogar commandirte Unteroffiziere und militärische Wachen.

Der Einfluß dieser militärischen und militärärztlichen Vorgesetzten ist theils ein unmittelbarer, in den Fällen, wo das Personal der freiwilligen Hülfe den staatlichen Formationen wirklich eingeordnet wird, theils ein mehr mittelbarer, indem die betreffenden Befehle und Anordnungen zunächst an die unmittelbar leitenden Organe der freiwilligen Krankenpflege ertheilt werden. (Vergl. sub III.)

II. Der Kaiserliche Commissar und Militärinspecteur der freiwilligen Krankenpflege, sowie das bayerische Landescomité für freiwillige Hülfsthätigkeit im Kriege. Der Vorsitzende des deutschen Centralcomités.

Während des Krieges 1870/71 erstreckte sich die Competenz des Königlichen Commissars lediglich auf das Gebiet des Norddeutschen Bundes und auf das norddeutsche Bundesheer (Cabinetsordre vom 20. Juli 1870). Die Großherzogthümer Baden und Hessen hatten sich freiwillig angeschlossen, dagegen besaß das Königreich Württemberg einen eigenen Königlichen Commissar und Militärinspecteur. Für Bayern dagegen war ein eigener Königlicher Commissar und Militärinspecteur nicht ernannt. Vielmehr hatte das Kriegsministerium mittelst Entschließung vom 5. März 1870 den bayerischen Landeshülfsverein als das für Bayern allein berechtigte Organ der freiwilligen Krankenpflege anerkannt und bestimmt, „daß alle gleichen Zwecken gewidmeten Vereine sich, um mit der im Felde stehenden Arme in Beziehung treten zu können, dem genannten Landeshülfsvereine anzuschließen oder ihre Thätigkeit durch denselben vermitteln zu lassen verpflichtet seien. Die centrale Leitung der freiwilligen Hülfe des Landes lag daher dem Centralcomité des Landesvereines ob. Obgleich daher die Thätigkeit auf dem Kriegsschauplatze dem Königlich Preußischen Commissare und Militärinspecteur weder durch Statut noch durch Uebereinkommen unterstellt war, so erachtete es das bayerische Centralcomité „doch als in der Natur der Sache gelegen, daß die vom Königlich Preußischen Commissare und Militärinspecteur getroffenen Anordnungen ebenso wie jene der Centralstelle der freiwilligen Krankenpflege für Frankreich durchweg auch für die Kriegsthätigkeit des bayerischen Vereines verbindende Normen bilden sollten.“[1]

Gegenwärtig hat sich der Königliche Commissar verwandelt in einen Kaiserlichen Commissar, dessen Competenz sich auf Gesammt-Deutschland einschließlich des Königreiches Bayern erstreckt. Seine Stellung selbst ist in der Hauptsache dieselbe geblieben wie unter der Herrschaft der Sanitätsinstruction. In einigen Punkten freilich sind nicht unwesentliche Veränderungen eingetreten. Im Königreiche Bayern ist der Umfang der Competenz des Kaiserlichen Commissars namentlich in Bezug auf die inländische Thätigkeit der freiwilligen Hülfe eine andere, als in den übrigen deutschen Staaten. (Vergl. unten die Bemerkung ad 3, 4 und 5.)

Nach wie vor bleibt also der Kaiserliche Commissar:

1) die leitende Spitze der freiwilligen Krankenpflege (§ 207 sub 1 und § 9 sub 2 der Kr.S.O. und der Bayer. Kr.S.O., § 64 Alinea 1 der San.-Instr.), die sich
2) dauernd mit den bezüglichen Kriegsministerien (vergl. nächsten Absatz sub 2) in Verbindung zu erhalten hat, um für ihre Thätigkeit die leitenden Gesichtspunkte zu erfahren (§ 207 sub 1 und § 65 sub 4).

---

[1] Vergl. Bericht über die freiwillige Hülfsthätigkeit im Königreiche Bayern in den Jahren 1870—1871, I. Abschn. S. 6 und III. Abschn. S. 127.

3) Es bleibt in allen deutschen Staaten mit Ausnahme von Bayern seine Aufgabe, von allen zur Unterstützung des Heeres oder einzelner Theile desselben sich bildenden Vereinen, über ihre Absichten und Statuten sich Kenntniß zu verschaffen, und denselben anzugeben, worauf sich ihre Thätigkeit besonders zu richten haben wird, beziehentlich nach welchen Orten und an welche ihrer Depôts u. s. w. die für die Krankenpflege bestimmten Gaben zu senden sind, damit sie ihre Bestimmung erreichen (§ 207 sub 2 a und d der Kr.S.O.; § 65 sub 1 und 3 der San.-Instr.).

Der Kaiserliche Commissar oder der Landes- beziehentlich Provinzialdelegirte im Einvernehmen mit dem stellvertretenden Generalcommando (in Bayern das Landescomité oder der dem stellvertretenden Generalcommando zugetheilte, bez. der am Etappenanfangsorte aufgestellte Delegirte) bezeichnen für jedes Land, jede Provinz beziehentlich jeden größeren Bezirk einen Ort und an demselben eine Abnahmestelle,[1] wohin die Sachen zu schicken sind. (§ 212 sub 2 und 224 sub 2 der Kr.S.O.).

4) Nicht minder liegt ihm ob, die Thätigkeit der Vereine und einzelner Opferwilliger möglichst zu concentriren, und jeder dem Interesse der gemeinschaftlichen Sache schädlichen Zersplitterung vorzubeugen, und

5) die Wünsche Einzelner über ihre Thätigkeit entgegen zu nehmen.

6) Er stellt das zur Unterstützung des staatlichen Personales für Krankentransportzwecke gestellte freiwillige Personal im Einverständnisse mit dem Chef des Feldsanitätswesens der betreffenden Etappeninspection zur Verfügung.

Zu 2, 3, 4, 5 und 6. — Im Königreiche Bayern tritt in Bezug auf diese Theile der Thätigkeit an Stelle des

[1] Diese Abnahmestellen sind nicht zu verwechseln mit den in § 212 sub 1 erwähnten Sammelstellen für die Provinzen, Kreise und Bezirke, an denen die Gaben zunächst durch die Vereine gesammelt werden sollen.

Kaiserlichen Commissars das bayerische Landescomité, an welches einerseits sämmtliche die bayerische Vereinsthätigkeit betreffenden Requisitionen des Kaiserlichen Commissars sowie der Organe desselben ergehen, und durch welches andererseits alle Beziehungen bayerischer Vereine ꝛc. zum Kaiserlichen Commissar und dessen Organe vermittelt werden (Bayr. Kr.S.O. § 207 sub 1 Alinea 2). Alle in Bayern zur Uebernahme von Krankenpflegediensten bereiten Genossenschaften, Vereine und Personen haben ihre Anerbietungen nicht wie in den anderen deutschen Staaten an den Kaiserlichen Commissar oder an dessen Delegirte, sondern an das bayerische Landescomité zu richten und dessen Einberufungsschreiben zu gewärtigen, sowie dessen weiteren Bestimmungen hinsichtlich ihrer Verwendung bei den Lazarethen Folge zu leisten (§ 224 sub 1). — Speciell zu 4. ist zu bemerken, daß das bayerische Landescomité angewiesen ist, die Thätigkeit der Vereine ꝛc. „auf allgemeiner territorialer Grundlage" möglichst zu concentriren.

7) Der Kaiserliche Commissar läßt von Zeit zu Zeit ein Verzeichniß derjenigen Lazarethbedürfnisse und Erquickungsgegenstände veröffentlichen, deren Beschaffung durch die freiwillige Krankenpflege und die Privatwohlthätigkeit besonders erwünscht erscheint (§ 213 sub 1). Bezüglich Bayerns hat er das Landescomité zum Erlaß dieses Verzeichnisses zu veranlassen (Bayr. Kr.S.O. § 213 sub 1).

8) Er stellt die von den Mitgliedern der freiwilligen Krankenpflege für die Dauer ihrer Dienstleistungen zu tragende gestempelte weiße Binde mit dem rothen Kreuze aus, nebst der zum Tragen derselben berechtigenden Ausweiskarte.

9) Endlich bildet auch jetzt noch das in Berlin zu etablirende Büreau des Kaiserlichen Commissars den Centralpunkt, von welchem aus die einheitliche Leitung der Vereine zu erfolgen hat.

Die durch die Kriegssanitätsordnung eingeführten **Neuerungen** sind folgende:

1) In Folge der Umwandlung des Königlichen Commissars in einen Kaiserlichen Commissar ist an Stelle der Bestimmung in § 66, Abs. 1, welche von der einheitlichen Leitung der Vereine in den sämmtlichen Provinzen des Staates, d. h. des Königreiches Preußen sprach, die Vorschrift getreten: daß vom Büreau des Kaiserlichen Commissars aus die einheitliche Leitung der Vereine in den sämmtlichen deutschen Staaten, beziehentlich in den Provinzen derselben gehandhabt werden solle (§ 207 sub 3).

2) Der Kaiserliche Commissar hat sich nicht nur dauernd mit den Kriegsministerien in Verbindung zu erhalten, sondern auch mit dem Chef des Feldsanitätswesens, der als die im großen Hauptquartiere befindliche Centralstelle für die Leitung des gesammten Sanitätsdienstes auf dem Kriegsschauplatze auch die vorgesetzte Instanz des Kaiserlichen Commissars bildet.

3) Die in § 65 sub 2 der San.-Instr. enthaltene Bestimmung, daß der Königliche Commissar auch die **Gaben** der Einzelnen entgegen zu nehmen habe, ist weggefallen. (Vergl. § 207 sub 2 b. der Kr.S.O.)

4) Die Vorschrift, daß der Kaiserliche Commissar den Vereinen anzugeben habe, nach welchen Depôts die Gaben zu senden seien, ist in § 207 sub 2 d. beschränkt worden auf die heimathlichen Depôts und Annahmestellen (vergl. oben sub 3 und die Ausführungen über das Depôtwesen im zweiten und vierten Kapitel).

5) Nach § 212 sub 4 hat der Kaiserliche Commissar die Zutheilung eines Delegirten zu den Güterdepôts bei dem Chef des Feldsanitätswesens zu beantragen.

6) Der jedesmalige Vorsitzende des Centralcomités der deutschen Vereine vom rothen Kreuze gilt von selbst als Mitglied der Centralstelle des Kaiserlichen Commissars,

und steht an dieser Stelle der Bearbeitung der bezüglichen Depôt- und Rechnungssachen vor.

In der San.-Instr. war das Centralcomité nicht erwähnt. Wohl aber sprach sich ein Allerhöchster Erlaß vom 12. Mai 1870 dahin aus: daß von dem Centralcomité bei eintretendem Kriege eine umfassende Wirksamkeit auf dem Gebiete der freiwilligen Krankenpflege wohl erwartet werden dürfe, und daß es daher vom Königlichen Commissare als ein bereites Organ zu benutzen sein werde. Demzufolge wurde auch in der Verfügung des Königlich Preußischen Kriegsministeriums vom 22. Juli 1870 bestimmt: daß sich der Königliche Commissar des Centralcomités als bereiten Organes zu bedienen habe. Wenngleich daher der bisher geltende Grundsatz: daß nicht einer der verschiedenen Vereine und Genossenschaften die Leitung übernehmen solle, in der Kriegssanitätsordnung aufrecht erhalten worden ist und hiernach diese Leitung für alle diese Vereinigungen einem selbstständigen, staatlichen Organe übertragen bleibt, so ist doch die Stellung des Centralcomités diesem staatlichen Organe gegenüber durch die neue Verordnung eine wesentlich andere geworden, als sie bisher war. Ueber die Tragweite dieser Veränderung wird im nächsten Kapitel die Rede sein.

Neu ist ferner die Bestimmung, daß für die Vermittelung der Beziehungen zum Kaiserlichen Commissar das bayerische Landescomité für freiwillige Hülfsthätigkeit im Kriege sowohl beim Kaiserlichen Commissare als auch bei dessen Büreau in Berlin durch je einen Delegirten vertreten sein wird.

7) Bisher war das Amt eines Königlichen Commissares nur ein auf Kriegsdauer bestehendes, gegenwärtig bleibt der Kaiserliche Commissar auch während des Friedens in Function, wenn auch in erheblich beschränkterer Weise.

8) Die Kr.S.O. enthält die ausdrückliche Bestimmung, daß der Kaiserliche Commissar seinen Aufenthalt am geeignetsten im

unmittelbaren Anschluß an den General-Inspecteur des Etappen- und Eisenbahnwesens beziehentlich an den Chef des Feldsanitätswesens zu nehmen habe. Für die Leitung der Geschäfte in Deutschland und als Vorsitzender des Büreaus in Berlin wird daher ein stellvertretender Kaiserlicher Commissar zu ernennen sein. Thatsächlich war dies auch im Kriege 1870/71 der Fall, wo der stellvertretende Königliche Commissar und die ihm zur Seite stehende Commission in der Zeit vom 23. Juli 1870 bis Mitte April 1871 in Berlin thätig waren. Eine ausdrückliche Bestimmung hierüber enthielt aber die San.-Instr. nicht.

Zu Folge Allerhöchster Bestimmung waren im Jahre 1870 alle Staatsbehörden angewiesen, dem Königlichen Commissar in ihren Ressorts die zur Ausübung seiner Thätigkeit erforderliche Auskunft zu geben, und bereitwillig diejenige Hülfe und Unterstützung zu gewähren, welche nach den bestehenden Vorschriften zulässig sei. Eine Aenderung in diesen Verhältnissen ist durch die Kriegssanitätsordnung nicht eingetreten, vielmehr ist diese Bestimmung in § 227 sub 6 übergegangen. Die Bayer. Kr.S.O. dehnt an derselben Stelle diese Vorschrift aus auf das bayerische Landescomité und die freiwillige Krankenpflege überhaupt.

III. Die leitenden Organe der freiwilligen Krankenpflege.

Zur Vermittelung des Verkehrs mit den Militär- und Staatsbehörden und zur Leitung der freiwilligen Krankenpflege bedient sich der Kaiserliche Commissar seiner Delegirten.

Er ernennt dieselben kraft der ihm hierzu vom Kaiser ertheilten Vollmacht und wählt sie

> „vorzugsweise aus solchen Genossenschaften und Vereinen, die schon im Frieden den Zwecken der Krankenpflege sich gewidmet haben“ (§ 208 sub 4).

Diese Verbände (die Genossenschaften der Johanniter- und Maltheserritter und des bayerischen Hausritterordens vom heiligen Georg, die Landesvereine zur Pflege im Felde verwundeter und erkrankter Krieger und die deutschen Frauenpflegevereine vom rothen Kreuze) sind berechtigt:

„dem Kaiserlichen Commissare Personen in Vorschlag zu bringen, welche sie für die Uebernahme der Function von Delegirten für geeignet halten".

Für das Königreich Bayern gelten nach § 208 sub 5 der Bayer. Kr.S.O. wesentlich abweichende Bestimmungen, indem

a. das bayerische Landescomité den Bedarf an eigenen Delegirten im Bereiche der heimathlichen stellvertretenden Commandobehörden deckt, diese Delegirten daher nicht vom Kaiserlichen Commissare ernannt werden;[1]

b. das bayerische Landescomité dem Kaiserlichen Commissare diejenigen Personen, welche es für die Uebernahme der Function von Delegirten außerhalb des Bereiches der heimatlichen stellvertretenden Commandobehörden für geeignet hält, in Vorschlag bringt, und

c. die bayerischen Vereine u. s. w. ihre Vorschläge nicht an den Kaiserlichen Commissar sondern an das bayerische Landescomité zu richten haben.

Diese Bestimmungen der Kriegssanitätsordnung enthalten ganz wesentliche Fortschritte gegen die Sannitätsinstruction, welche ein solches Vorschlagsrecht überhaupt nicht kannte und außerdem vorschrieb, daß die Delegirten vorzugsweise aus der Zahl der Johanniter- und Maltheserritter zu bestellen seien.

Freilich sind die über die Delegirten in der Kriegssanitätsordnung enthaltenen Bestimmungen ziemlich kurz. Die Hauptsache wird in der Ausführung und demgemäß in der Hand des Kaiserlichen Commissars nach vorhergängigem Einvernehmen mit den betreffenden Militärbehörden liegen. Eine Ausführungsverordnung

[1] Von der durch das bayerische Landescomité zu bewirkenden Ernennung je eines Delegirten beim Kaiserlichen Commissare, und bei dessen Büreau in Berlin ist bereits oben unter II. Nr. 6 die Rede gewesen.

zu den betreffenden Bestimmungen der Kriegssanitätsordnung ist vom Kaiserlichen Commissar noch nicht erlassen worden. Auch hat, wie dessen Stellvertreter auf dem II. Vereinstage zu Frankfurt hervorhob, eine Vereinbarung zwischen dem Kriegsministerium und dem Kaiserlichen Commissare bisher noch nicht stattgefunden. Derselbe fügte erläutend hinzu, „daß die künftige Organisation eine wesentlich andere wie früher sein werde, indem durch die neue Sanitätsordnung der freiwilligen Krankenpflege eine Thätigkeit nur im Rücken der Armee zugewiesen sei, und die Thätigkeit der einzelnen Delegirten sich wesentlich auf diejenige bei den Etappen- und General-Etappen-Commandanturen zu beschränken haben werde. Ob Armee-Delegirte bestehen würden, darüber könne daher zur Zeit noch keine Auskunft ertheilt werden; unzweifelhaft werde aber der Kaiserliche Commissar in dieser Beziehung rechtzeitig Bestimmungen einholen."

Bis zu dem Zeitpunkte, wo nach Einholung dieser Bestimmungen der Kaiserliche Commissar selbst Entscheidung getroffen haben wird, ist man daher bei Beantwortung der tief in alle Verhältnisse einschneidenden Frage: wie viele und welche Delegirte werden bei der freiwilligen Krankenpflege als leitende Organe des Kaiserlichen Commissars in Thätigkeit treten, und welche Functionen und Zuständigkeiten werden denselben übertragen werden,

A. auf die Bestimmungen der Sanitätsordnung selbst und, soweit diese nicht ausreichend erscheinen,

B. auf Voraussetzungen und Schlüsse angewiesen.

Derartige Conjecturen werden aber nur dann einige Berechtigung haben und Nutzen bringen können, wenn man ihnen die bisher gemachten Erfahrungen zu Grunde legt. Zunächst also

A. wird festzustellen sein, welche Delegirten in der Kriegssanitätsordnung selbst aufgeführt und genannt werden. Es sind dies folgende:

1) Delegirte bei der General-Etappeninspection (§§ 101 sub 9 und 16, 208 sub 1). An letzter Stelle ist von Delegirten, also einer Mehrzahl die Rede. Bei der Etappen-Inspection

jener Armee, in welche die bayerischen Armeecorps eingetheilt sind, muß sich unter diesen Delegirten mindestens einer nach Vorschlag des bayerischen Landescomités befinden (Bayer. Kr.S.O. § 208 sub 1 Alinea 2).

2) Delegirte bei den Feld-Sanitätsformationen (§ 208 sub 2).

3) Delegirte für die einzelnen Staaten und Provinzen (Landes- und Provinzialdelegirte (§ 208 sub 6).

Da im Königreiche Bayern das Landescomité die gesammte freiwillige Thätigkeit im Inlande leitet und die Delegirten für das Inland ernennt, so ist anzunehmen, daß ein Landesdelegirter für Bayern nicht ernannt wird, sondern daß das Landescomité bez. dessen Vorsitzender gleichzeitig die in anderen Staaten den Landesdelegirten übertragenen Functionen erfüllt.[1] Dagegen werden vom Landescomité für jeden Corpsbezirk zwei Delegirte aufgestellt, von welchen sich der Eine am Sitze des stellvertretenden Generalcommandos, der Andere am Etappenanfangsorte des betr. Armeecorps aufhält (Bayer. Kr.S.O. § 208 sub 6 Alinea 2).

4) Delegirte für die Verband- und Erfrischungsstationen auf den Bahnhöfen (§ 210 sub 3). Für Stationen, welche innerhalb der bayerischen Corpsbezirke liegen, ernennt die betr. Delegirten das Landescomité (Bayer. S.O. § 210 sub 3 Alinea 2).

5) Delegirte bei der I. Section der staatlichen Güterdepôts an den Sammelstationen (§ 212 sub 4). Den Güterdepôts jener Sammelstationen, welche mit den bayerischen Corpsbezirken in Beziehung stehen, wird vom Kaiserlichen Commissare auch je ein Delegirter des bayerischen Landescomités behufs Verwaltung und Rechnungslegung diesem gegenüber zugetheilt (Bayer. S.O. § 212 sub 4 Alinea 2).

6) eventuell Delegirte bei den Lazareth-Reservedepôts und Feldlazarethen.

---

[1] Zur Erläuterung: Die dem bayerischen Landescomité durch die bayerische Kriegssanitätsordnung zugewiesene Stellung macht die Ernennung eines Landesdelegirten nicht nur unnöthig sondern unmöglich.

Was die Functionen und Zuständigkeiten dieser Delegirten anlangt, so bestimmt die Kriegssanitätsordnung:

ad 1 und 2. Der Etappendelegirte wird dem Etappen-Generalarzte Hülfe zu leisten haben

a. bei der Bestimmung über die geeignete Verwendung des Personales der freiwilligen Krankenpflege,

b. bei der Leitung der Thätigkeit der freiwilligen Krankenpflege und

c. bei der Zutheilung eigener Delegirter an die Feld-sanitäts-Formationen.

Die Zuständigkeit der Delegirten den Militärbehörden gegenüber wird daher in der Hauptsache eine berathende sein, eine entscheidende dagegen lediglich dem Personale der freiwilligen Krankenpflege gegenüber insofern bleiben, als den Delegirten unzweifelhaft die Auswahl unter den zur Disposition stehenden Personen in Bezug auf deren Verwendung zusteht.

ad 3. Durch die Landes- resp. Provinzialdelegirten soll im Auftrage des Kaiserlichen Commissars die einheitliche Leitung der Vereine in sämmtlichen deutschen Staaten beziehentlich in den Provinzen derselben gehandhabt werden (§ 207 sub 3). Gleichzeitig wird es als wünschenswerth bezeichnet, daß dieselben ihren Sitz an demjenigen Orte nehmen, welcher von dem stellvertretenden Generalcommando als Etappenanfangsort des betreffenden Armeecorps bezeichnet wird (§ 208 sub 6). Der Landes- oder Provinzialdelegirte bezeichnet eventuell im Einvernehmen mit dem stellvertretenden Generalcommando für jedes Land oder jede Provinz einen Ort, wohin die gesammelten Sachen zu schicken sind, und an diesem Orte eine Abnahmestelle. In Bayern geschieht letzteres durch den für jeden Corpsbezirk dem stellvertretenden General-Commando zugetheilten Delegirten im Einvernehmen mit diesem.

ad 4. Den Delegirten für die Verband- und Erfrischungsstationen auf den Bahnhöfen ist in den Fällen, wo deren Errichtung 2c. von der freiwilligen Krankenpflege übernommen worden, die Leitung des gesammten Dienstes übertragen, dagegen ad 5. kann (nicht soll) dem der I. Section der Güterdepôts zugetheilten Delegirten die Verwaltung und die von den staatlichen Organen unabhängige Rechnungslegung über die Gaben bei der (rect. an die) Centralstelle der freiwilligen Krankenpflege übertragen werden. Zugleich wird es dessen Aufgabe sein, die Centralstelle in Berlin eventuell auch die Centralstelle des betreffenden Landesvereines über den stattfindenden Abgang aus den Beständen des Depôts auf dem Laufenden zu erhalten. Hier ist die Zuständigkeit des Delegirten, sobald er ernannt und ihm die betreffende Function vom Vorstande des Güterdepôts übertragen worden, eine klar und bestimmt abgegrenzte, wenn auch keine sehr weitgehende. Ein Dispositionsrecht in Bezug auf die Verwendung der Gaben ist ihm nicht eingeräumt. Ob die Zuständigkeit der bayerischen Delegirten hier eine größere sein wird, erscheint zweifelhaft. Es ist dies möglich, weil es in § 212 sub 4 Alinea 2 der Bayer. Kr.S.O. heißt: der Kaiserliche Commissar wird (nicht kann) einen Delegirten zutheilen behufs Verwaltung und Rechnungslegung gegenüber dem Landescomité. Diesen Zweifel muß die Zukunft lösen.

ad 6. Den den Güterdepôts, Lazareth-Reservedepôts, Feldlazarethen u. s. w. zugetheilten Delegirten wird die Gelegenheit gegeben werden, von der Verwendung der Gaben Kenntniß zu nehmen (§ 213 sub 5).[1]

Außerdem giebt es noch eine Anzahl von Fällen, in denen der sachliche Inhalt der betreffenden Bestimmungen in der Kriegssanitätsordnung zu der Annahme berechtigt, daß an den betreffenden Stellen Delegirte des Kaiserlichen Commissars zu bestellen sein und in Thätigkeit treten werden:

1) Bei den von der freiwilligen Krankenpflege aus eigenen Mitteln gestellten und unter ihrer Leitung verbleibenden Sanitätszügen.[2]

---

[1] Dieser Wirkungskreis ist allerdings ein so beschränkter, die Zuständigkeit eine so geringe, daß die Annahme nahe liegt, die gewählte Fassung drücke die Intentionen, welche man beim Erlasse dieser Bestimmung wirklich im Auge gehabt hat, nicht vollkommen klar und richtig aus.

[2] Vergl. das oben im zweiten Kapitel sub II. A. b. und c. Gesagte.

2) Bei der Leitung des freiwilligen Sanitätsdienstes in den belagerten Festungen.
3) Bei den eventuell auf dem Kriegsschauplatze zu errichtenden selbstständigen Lazarethen (§ 209 sub 5) der freiwilligen Krankenpflege.
4) Bei den Vereinslazarethen (§ 215) zur Leitung der öconomischen Angelegenheiten incl. der ärztlichen Behandlung und Arzneipflege (Mitglied der Lazarethcommission würde dieser Delegirte allerdings nicht sein, § 215 sub 3).
5) Bei den Reservelazarethen, namentlich dann, wenn die Vereine einzelne Zweige der Wirthschaft übernehmen.
6) Die Fassung des § 208 sub 2 berechtigt zu der Annahme, daß den Etappendelegirten ein Stab von Subdelegirten zur geeigneten Verwendung beigegeben werden solle.[1]
7) In § 212 sub 6 ist bestimmt, daß die von den Sammelstationen mit Lieferungen der freiwilligen Krankenpflege vorzuführenden Züge durch geeignete Mitglieder der freiwilligen Krankenpflege begleitet werden können.

Auch die Tragweite dieser Bestimmung ist aus dem Wortlaute nicht zu erkennen. Namentlich ersieht man nicht, ob diese Mitglieder oder eines derselben die Stellung als Delegirte oder nur die eines der staatlichen Zugsleitung untergebenen Begleit- und Arbeitspersonals einnehmen sollen. Und für den Fall, daß man sich für die erstere Alternative entscheiden sollte, fehlt offenbar jede Andeutung über die Function und Zuständigkeit dieser Delegirten. Es läßt sich auch nicht leugnen, daß sich hier kein rechter Raum für eine eigentliche Delegirtenthätigkeit finden würde, und daß daher Vieles für die Ansicht spricht, daß lediglich die Verwendung

[1] Mit absoluter Klarheit geht dies aus dem Wortlaute der Bestimmung freilich nicht hervor, allein der ganze Zusammenhang läßt eine andere Auslegung kaum zu. Eine authentische Interpretation erscheint daher auch hier wünschenswerth.

von Personal aus den Beständen der freiwilligen Begleit- und Transportcolonnen in's Auge gefaßt worden.

Daß in den unter 1 bis 5 aufgeführten Fällen die Zutheilung von Delegirten nach den Bestimmungen der Kriegssanitätsordnung **nothwendig** erscheint, geht aus dem darin streng durchgeführten **Principe** hervor, daß ein **directer Verkehr der Vereine und Genossenschaften mit den Militär- und Staatsbehörden** in der Regel **ausgeschlossen**, ein solcher vielmehr lediglich durch den Kaiserlichen Commissar und seine Delegirten, in Bayern durch das Landescomité zu vermitteln ist.[1]

[1] Der Verfasser ist sich wohl bewußt, daß er in Bezug auf diese Auffassung auf lebhaften Widerspruch stoßen wird. Er verwahrt sich dabei zunächst gegen **eine** Unterstellung, die ihm schon oft entgegengetreten, nämlich die: daß sein Bestreben dahin gehe, so viele Delegirtenkategorien, als nur irgend möglich creiren zu wollen. Auch er ist persönlich der Ueberzeugung, daß bei der Vereinsthätigkeit in der Heimath, d. h. im Rayon der stellvertretenden Commandobehörden, eine Nothwendigkeit der strikten Durchführung des Delegirtenprincipes bis zur äußersten Consequenz **an sich** durch die Natur der Sache nicht geboten wird. Allein es handelt sich im vorliegenden Falle nicht um die bei dem Erlasse einer Verordnung ins Auge zu fassenden praktischen Gesichtspunkte, sondern lediglich um die **Auslegung** und **Anwendung** einer **bereits erlassenen** Verordnung. Und daß der Ausschluß eines directen Verkehres der Vereine und Genossenschaften mit den Staats- und Militärbehörden den Grundgedanken der Kriegssanitätsordnung in Bezug auf die freiwillige Krankenpflege bildet, kann wohl kaum bestritten werden. Indeß will Verfasser nicht unterlassen, die Ansicht eines hervorragenden Vertreters der gegentheiligen Auffassung an dieser Stelle zu verlautbaren. Derselbe geht davon aus, daß für die **Thätigkeit im Inlande** die Tendenz zu verfolgen sei, so **wenige** Delegirtenkategorien, als nur irgend möglich, zu creiren. Er fährt fort: „Wenn jeder ökonomische Leiter eines Vereinslazarethes, jeder, der in einem Reservelazarethe einen Wirthschaftszweig führt u. s. w., zum Delegirten gemacht werden soll, wird alles eigentliche Vereinsleben unterbunden. In solchen Fällen **muß** es sich um **Vereins**leistungen handeln, nicht um **Individual**leistungen. Nur für letztere, nicht für erstere paßt die Delegirteneigenschaft. — Auf Grund der während des Krieges 1870/71 gemachten Erfahrung ist allerdings zu constatiren, daß die Delegirten bei den Reserve- und Vereinslazarethen nicht in der Lage gewesen sind, eine besonders umfangreiche und segensvolle Thätigkeit zu entwickeln, und daß in der Mehrzahl der Fälle ein directer Verkehr mit den Vereinen und deren Leitung sich als unvermeidlich herausstellte.

Dagegen ist die weitere Frage: ob für die Begleitcolonnen der freiwilligen Krankenpflege in den Sanitätsdetachements, für die staatlichen Sanitäts- und Krankenzüge u. s. w. besondere Delegirte zu bestellen sein werden, mit annähernder Bestimmtheit um deswillen zu verneinen, weil dieses Personal dem amtlichen Personale vollkommen eingeordnet werden soll, mithin für Delegirte ein geeignetes Thätigkeitsfeld nicht vorliegen würde.

Jedenfalls geht aber aus dem bisher Ausgeführten soviel mit Evidenz hervor, daß die über die Delegirten in der Sanitätsordnung enthaltenen Vorschriften ein klares, lebendiges Bild über deren Functionen und Zuständigkeiten nicht geben, und daß es daher geboten erscheint den Versuch zu machen, auf einem anderen Wege das Fehlende zu ergänzen. Zu diesem Zwecke wenden wir uns

III. zu der Thätigkeit, den Functionen und der Zuständigkeit der Delegirten des Königlichen Commissars und Militärinspecteurs während des Feldzuges 1870/71.[1]

Es sind damals 1952 Delegirte vom Königlichen Commissar ernannt worden und in Thätigkeit getreten, von diesen waren 624

[1] Ein historischer Rückblick auf die Verhältnisse, wie sich dieselben thatsächlich während des Krieges 1870/71 gestaltet hatten, erscheint dem Verfasser um deswillen besonders angezeigt, weil es auf diese Weise möglich werden wird, die damals gemachten Erfahrungen praktisch zu verwerthen. Man gewinnt dadurch bestimmte Unterlagen zu einigermaßen berechtigten Schlußfolgerungen für die zukünftige Gestaltung der Dinge, und zwar um so mehr, als die Thatsache, daß in der Person des Kaiserlichen Commissars und Militärinspecteurs ein Wechsel nicht eingetreten ist, die Vermuthung nahe legt, derselbe werde in den Fällen, in denen die Sanitätsordnung eine Abänderung der damals als maßgebend anerkannten Grundsätze nicht vorschreibt, meist auf diese Erfahrungen sowie auf den Inhalt der damals erlassenen Instructionen zurückgreifen, und von gleichen oder wenigstens ähnlichen Grundsätzen ausgehen. Uebrigens verdient noch ein Moment Berücksichtigung. Ueber die verfassungsmäßige Stellung, welche die Delegirten damals einzunehmen hatten, über ihre Functionen und Zuständigkeiten herrscht vielfach, selbst innerhalb der Kreise der für die freiwillige Krankenpflege thätigen Personen, eine so befremdende Unkenntniß, daß etwas mehr Licht in dieser Beziehung dringend erwünscht erscheint. Die Vorschriften der Kriegssanitätsordnung werden erst durch eine Kenntniß der historischen Vorgänge und Entwickelung voll verständlich.

auf dem Kriegsschauplatze und im Bereiche der General-Etappeninspection, dagegen 1328 in der Heimath thätig. Die bayerischen und württembergischen Delegirten sind in letzterer Zahl nicht mit inbegriffen.[1]

Auch damals hatten diese Organe des Kaiserlichen Commissars ein zweifaches Thätigkeitsfeld, das eine auf dem Kriegsschauplatze im engsten Anschlusse an die Armee und den Evacuationsdienst, das zweite im Inlande.

1) Die Delegirten bei dem Heere selbst.

a. Armeedelegirte: je einer bei jeder der drei selbstständigen Armeen und der Maasarmee im Hauptquartiere des Armee-Obercommandanten.

b. Corpsdelegirte: je einer bei jedem Armeecorps im Hauptquartiere der Corpscommandanten.

Im württembergischen Corps gab es außerdem noch besondere Divisionsdelegirte.

Die Thätigkeit dieser Delegirten war in der Hauptsache eine theils erörternde, theils requirirende. Sie sollten sich in engster Verbindung mit den im Rücken der Armee befindlichen Generaletappendelegirten halten, und theils an diese, theils aber auch direct an die Landes- und Provinzialdelegirten ihre Requisitionen richten, nachdem sie im Einvernehmen mit den Organen der Militärverwaltung die Bedürfnisse festgestellt, welche für die Verwundeten und Kranken der Armee hervorgetreten waren, und deren Befriedigung der freiwilligen Krankenpflege oblag.

2) Im Rücken der Armee bei dem General-Etappeninspecteure.

a. Der Haupt- oder General-Etappendelegirte, welcher im engsten Anschlusse an das officielle Organ den gesammten

[1] Die Zahlen sind den Angaben im Berichte des Kaiserlichen Commissars und Militärinspecteurs entnommen.

Dienst der freiwilligen Krankenpflege in diesem Rayon leitete. Die Commandantur des Etappenhauptortes und die Evacuationscommission waren ausdrücklich angewiesen, sich mit den Hauptetappendelegirten, resp. dessen Stellvertreter und den speciell ernannten Subdelegirten in stetem Einvernehmen zu halten. Dem Hauptetappendelegirten stand ein zahlreiches Personal zur Verfügung, das er beim Vorgehen der General-Etappeninspection an den nothwendig erscheinenden Orten als Subdelegirte zurücklassen konnte. Sobald sich die General-Etappeninspection vom Etappenhauptorte entfernte, übernahm

b. ein ständiger Stellvertreter (Hauptetappenorts-Delegirter) die Leitung der Geschäfte am Etappenhauptorte. Diesem stand ebenfalls ein Corps von Subdelegirten zur Disposition. Der Hauptdelegirte hatte zu bestimmen, welche Geschäfte von seinem Stellvertreter übernommen werden sollten.

Dem Hauptetappendelegirten lag in der Hauptsache die Lösung folgender Aufgaben ob:

aa. die Vertheilung von gestempelten Armbinden und von Legitimationsscheinen über die Berechtigung zum Tragen dieses Neutralitätszeichens;

bb. nach größeren Actionen und in Fällen, in denen die Militärsanitätscorps außer Stande waren, sich der Verwundeten auf dem Schlachtfelde anzunehmen, mit den unmittelbar zu ihrer Verfügung stehenden Kräften oder unter Heranziehung von Hülfscorps aus der Umgegend, dafür Sorge zu tragen, daß die auf dem Schlachtfelde liegenden Verwundeten die erste Hülfe erhielten und unter Dach, beziehungsweise in die Lazarethe gebracht wurden;

cc. die Heranziehung des Begleitpersonals für die Evacuationstransporte aus den Feldlazarethen und stehenden Kriegslazarethen (die Aufsicht über das Personal beziehentlich die abzusendenden Colonnen führten Subdelegirte);

dd. die Requisition der Krankenpfleger und vorzugsweise

der Krankenpflegerinnen für die Feld- und stehenden Kriegslazarethe aus den rückwärts liegenden Sammelpunkten (diese Pfleger- und Pflegerinnen-Colonnen waren nicht selten eigenen Delegirten unterstellt);

ee. die Heranziehung des erforderlichen Materiales für die Feldlazarethe aus den Vereinsdepôts;

ff. die Bestellung besonderer Lazarethdelegirter für die einzelnen Feld- und Kriegslazarethe;

gg. mit den sub ff. genannten Delegirten behufs Feststellung der hervortretenden Bedürfnisse in fortgesetzter Verbindung zu bleiben, und

hh. Verband- und Erfrischungsstationen auf den dem Kriegsschauplatze zunächst liegenden Bahnhöfen, welche von den Verwundeten und Kranken passirt wurden, einzurichten, soweit dies nicht direct von den Landes- und Provinzialdelegirten veranlaßt wurde.

Außerdem war der Leitung des General-Etappeninspections-Delegirten, solange dieser sich noch am Etappenhauptorte befand, das am Etappenhauptorte etablirte Hauptdepôt unterstellt. Nach dessen Entfernung ging diese Leitung an den Hauptetappenorts-Delegirten über.

c. Die Transport- oder Begleitdelegirten hatten die Aufsicht über das Begleitpersonal bei den Verwundeten- und Krankentransporten zu führen und für Wartung und Labung der Verwundeten und Kranken während des Transportes zu sorgen (§ 69 San.-Instr.).

d. Die Lazarethdelegirten in den einzelnen Feld- und Kriegslazarethen, welche dort als Organe der freiwilligen Krankenpflege zu functioniren und namentlich wegen Verwendung der Gaben mit den Chefärzten in Verbindung zu treten, endlich auch Nachrichten über die in dem Lazareth befindlichen Kranken und Verwundeten an das Nachweisungsbüreau zu geben hatten.

e. Die leitenden Subdelegirten an den verschiedenen Etappenorten (Etappendelegirte, Evacuations-Stationsdelegirte) und an den Erfrischungs-, Verband- und Uebernachtungsstationen.

f. Depôtdelegirte: zunächst ein Delegirter für das Hauptdepôt, dem ganz besonders die Aufgabe zugewiesen war, den Bedarf für die zu seiner Armee gehörigen Lazarethe und Verwundeten-Transporte aus dem Hauptdepôt zu befriedigen, und so zu disponiren, daß letzteres beständig mit allen erforderlichen Materialien ausgerüstet blieb, zugleich auch unter Zuhülfenahme des Hauptetappen-Commandeurs für die rasche Beförderung der Completirungs-Transporte auf der Etappenstraße Sorge zu tragen.

Hierher gehören auch die controlirenden Delegirten des Centralcomités für diese Depôts, welche jedoch ihre Function als Delegirte nicht als Mitglieder oder Beauftragte des Centralcomités, sondern lediglich im Namen und Auftrage des Königlichen Commissars ausübten.

Dem seien noch einige Einzelheiten namentlich in Bezug auf die Wahl und Function der Delegirten hinzugefügt. Von den oben erwähnten 624 auf dem Kriegsschauplatze thätigen Delegirten waren 177 Johanniterritter, 54 Maltheserritter (theils aus Deutz, theils von der schlesischen Genossenschaft) und 8 Georgsritter, in Summa 239 Ritter, woraus erhellt, daß allerdings auch damals schon eine große Zahl Nichtritter als Delegirte verwendet wurde. 363 von diesen Delegirten sind in dem Berichte des Königlichen Commissars namentlich aufgeführt und zwar: 165 Johanniterritter, 66 Maltheserritter und Malthesercommissare, 8 Georgsritter und 124 Nichtritter. Unter den letzteren befinden sich 5 bayerische Delegirte (welche entsendet von dem bayerischen Landesvereine als Corpsdelegirte, Hauptdelegirte für die Evacuation und die Lazarethe und als Etappendelegirte functionirten), ein Corpsdelegirter für die badischen Truppen, der zeitweise auch als stellvertretender Armeedelegirter für die III. Armee Verwendung fand, und 5 Mitglieder der Centralcommission für Frankreich, d. h. der mobilen Centralstelle des Königlichen Commissars (1 Landrath a. D., 1 Regierungsassessor, 1 Privatmann, 1 Rittergutsbesitzer und 1 Regierungsreferendar). Von den übrigen 113 nicht aus den Rittergenossenschaften entnommenen Delegirten bekleideten allerdings nur 41 selbstständige Stellungen, 19 wurden als Depôtverwalter verwendet, die übrigen 53 functionirten als Subdelegirte, Colonnenführer, Büreauchefs u. s. w.

Aber auch von den 41 selbstständigen Stellungen waren nur 9 einigermaßen hervorragend (1 Oberst a. D. als Delegirter bei der Evacuationscommission, 1 Delegirter der Malthesercentralstelle in Deutz, vorübergehend vor Paris, 1 Staatsrath als stellvertretender General-Etappendelegirter in Versailles, 1 Begleiter von Transporten des Centralcomités, 1 Mitglied des Centralcomités als Revisor der Depôts, ein stellvertretender General-Etappendelegirter bei der Maasarmee, 1 stellvertretender Hauptetappendelegirter, 1 Führer einer Evacuationscolonne mit Lazarethzug für Schwerverwundete und 1 Delegirter für die III. Armee). Die übrigen 32 wurden als Evacuations- und Lazarethdelegirte verwendet. Einzelne dieser Herren wurden nicht zu Delegirten ernannt, sondern nachträglich als solche anerkannt, nachdem sie die betreffende Thätigkeit bereits begonnen hatten. Dem Stande nach waren unter den verwendeten Nichtrittern: 11 Offiziere a. D., 30 höhere Staatsbeamte, 39 Großgrundbesitzer und Rittergutsbesitzer, 4 Kammerherren, 2 Rechtsanwälte, 4 Kaufleute und Fabrikanten, 6 Gelehrte, 4 Privatleute, 24 jüngere Leute verschiedener Berufsgattungen, z. B. Studenten, Polytechniker, Oeconomiescholaren 2c.

Unter den 48 Personen, welche als Armee- und Generaletappendelegirte, sowie als Colonnenführer (Johanniter- und Malthesercolonnen) functionirten, waren 45 Johanniter- und Maltheserritter und nur 3 Nichtritter (1 Generaletappendelegirter bei der III. Armee, 1 Colonnenführer bei der Armeeabtheilung des Großherzogs von Mecklenburg und 1 Armeedelegirter — Badenser —). Ganz ähnlich steht die Sache bei den Armeecorpsetappen- und Corpsdelegirten. Auch hier waren unter 37 Personen 29 Johanniter und Maltheser sowie 3 Georgsritter und nur 5 Nichtritter.

Man ersieht hieraus, daß das Delegirtenpersonal bei der Armee, namentlich was die wichtigeren Posten anlangt, den Ritterorden entnommen war, und daß die Zahl der Ritter wächst, je mehr es sich um Posten in unmittelbarer Verbindung mit der Armee handelt. Dies erkennt der Bericht des Königlichen Commissars auch ausdrücklich an, indem er als bewegenden Grund dazu angiebt, einmal, daß beide Orden auch im Frieden eine vollkommene Organisation besitzen, das andre Mal, daß bei den Mitgliedern dieser Orden eine genauere Kenntniß der militärischen Verhältnisse und Organisation in den meisten Fällen vorauszusetzen sei. Letzterer Grund erscheint namentlich um deswillen beachtenswerth, weil die Organisation der freiwilligen Hülfe auf dem Kriegsschauplatze vor allen Dingen von den militärischen Einrichtungen und Dispositionen abhängig bleibt.

Es muß jedoch hierbei ausdrücklich betont werden, daß die zu Delegirten ernannten Ordensritter nicht als solche, sondern lediglich als Beauftragte des amtlichen Organes, d. h. des Königlichen Commissars, functionirten. In der Praxis ist die Vorschrift nicht immer strict befolgt worden; man las und hörte nicht selten von Delegirten der Johanniter, von Johanniterdepôts u. s. w. Das waren irrthümliche, weder in den erlassenen Vorschriften noch in den thatsächlichen Verhältnissen begründete Auffassungen. Leider hat aber das Vorhandensein dieses Irrthums hier und da zu Mißhelligkeiten geführt und Mißstimmungen verursacht, welche nicht selten viel zu weit gingen, und auch abgesehen von der nicht zu billigenden Form, zu ganz unberechtigten Angriffen Anlaß gaben. Man vergaß dabei, daß die Genossenschaften das historische Recht für sich hatten, daß sie schon lange unter dem Banner der freiwilligen Krankenpflege gedient, bevor es deutsche Hülfsvereine gab, und daß daher die nicht selten verlangte Unterordnung der Genossenschaften unter die jüngere Vereinsbildung weder der historischen Gerechtigkeit entsprochen hätte noch durchführbar gewesen wäre. Freilich kann das historische Alter allein nicht maßgebend sein; vor allen Dingen ist auf die Leistungsfähigkeit durchschlagendes Gewicht zu legen. Und darum erscheint die in der Kriegssanitätsordnung ausgesprochene und durchgeführte Coordination der Genossenschaften und Vereine als eine glückliche sachentsprechende Lösung der Frage. Gleiche Leistung, gleiche Rechte.

3) Die Delegirten in der Heimath, im Bereiche der stellvertretenden Generalcommandos und der Besatzungsarmee.

An der Spitze aller Delegirten in der Heimath standen die:

a. Landes- und Provinzialdelegirten (Landesdelegirte, insofern es sich um außerpreußische Staaten handelte, Provinzialdelegirte, soweit Preußen in Frage kam, da für diesen Staat ein Landesdelegirter nicht ernannt worden war. Bekanntmachung des Königlichen Commissars vom 8. Juli 1870). Diese Delegirten besaßen in Folge vorher eingetretener Verständigung zugleich die Eigenschaft von Delegirten des Deutschen Centralcomités (Schreiben des Centralcomités vom 27. Juli 1870, sowie Bekanntmachung des Königlich Preußischen Kriegsministeriums vom 22. Juli 1870). Ihnen standen in einzelnen Ländern und Provinzen stellvertretende Landes- und Provinzialdelegirte zur Seite, während für die Bezirke (Regierungsbezirke 2c.)

b. Bezirksdeligirte fungirten.

c. Sublazarethdelegirte für die Reserve- und Vereinslazarethe (die Bestellung von Delegirten für jedes Reservelazareth, in welchem die freiwillige Krankenpflege überhaupt in Thätigkeit trat, war ausdrücklich angeordnet);

d. Subdelegirte für die Erfrischungs- und Verbandsstationen,

e. Subdelegirte für die Reservedepôts, sowie die Vereinsdepôts an den Etappenorten und den Stationsorten der Reservelazarethe.

Zu a. die Zuständigkeit der Landes- und Provinzialdelegirten war eine sehr umfassende (Verordnung des Königlich

Preußischen Kriegministeriums vom 22. Juli, — und Verordnung vom 26. Juli, sowie Instruktion I des Königlichen Commissars vom 28. Juli 1870).

Es lag denselben ob:

aa. die oberste einheitliche Leitung, Concentrirung und Belebung der Thätigkeit aller Vereine und Privatpersonen für die freiwillige Krankenpflege in dem betreffenden Lande, beziehentlich der betreffenden Provinz;

bb. der Verkehr mit den Commando- und Staatsbehörden, den betreffenden Kriegsministerien, stellvertretenden Generalkommandos, der Landes- beziehentlich der Provinzialintendantur, und dem stellvertretenden Corpsgeneralarzte;

cc. die Ernennung der Delegirten innerhalb ihres Rayons, beziehentlich nach vorhergängigem Einvernehmen mit dem Königlichen Commissar und der Centralstelle. (Die Bezirksdelegirten wurden vom Königlichen Commissar auf Vorschlag der Landes- und Provinzialdelegirten ernannt.)

Die Bekanntmachung des Königlich Preußischen Kriegsministeriums vom 22. Juli 1870 wies in dieser Beziehung die Landes- und Provinzialdelegirten an, sich bald mit den nöthigen Organen, eventuell aus der Mitte der bestehenden Landes- und Provinzialvereine, umgeben zu wollen. Die Johanniter, Malthefer und andere Herren, welche sich beim Königlichen Commissare gemeldet und von diesem zur Verwendung bei den in dem betreffenden Lande oder der betreffenden Provinz zu errichtenden Reserve- und Vereinslazarethen bestimmt worden waren, wurden dem betreffenden Landes- oder Provinzialdelegirten zur Disposition gestellt (Verfügung des Königlichen Commissars vom 29. Juli 1870). Was die Ernennung dieser Delegirten aus den Kreisen der Vereinsmitglieder anlangt, so waren die Landes- und Provinzialdelegirten angewiesen worden, ihre Wahl vorzugsweise auf Personen zu richten: „die in Anbetracht ihrer Confession, ihres Ranges, ihrer amtlichen und privaten Stellung genügenden Einfluß besitzen", also namentlich auf die ersten Beamten des Bezirks oder Ortes, die angesehensten Privaten u. s. w. Eine Vereinigung der Stellung eines Delegirten bei einem staatlichen Reservelazarethe und der des Leiters eines Vereinslazarethes war ausdrücklich als unstatthaft bezeichnet.

Weiter lag den Landes- und Provinzial-Delegirten ob:

dd. die Evidenthaltung des vorhandenen Bestandes an Personal, Geld und Material im Lande und in der Provinz, und desjenigen, was den in ihrem Lande bez. ihrer Provinz belegenen Lazarethen und Depôts abging;

ee. die Errichtung von Verband- und Erfrischungsstationen;

ff. die Fürsorge für rechtzeitige Ergänzung der Vereinsdepôts an den Etappenorten und den Stationsorten der Reservelazarethe ihres Bezirkes;

gg. die Regelung der Thätigkeit der freiwilligen Krankenpflege in den Reservelazarethen;

hh. die Vermittelung zwischen Staat und freiwilliger Krankenpflege bei Errichtung von Reserve- und Vereinslazarethen;

ii. ununterbrochenes Einvernehmen mit dem betreffenden Hauptdelegirten bei der Generaletappeninspection, beziehungsweise mit deren Stellvertretern am Hauptetappenorte zur Feststellung der Bedürfnisse der operirenden Armee;

kk. die Vertheilung von gestempelten Armbinden, sowie der Legitimationsscheine und Freifahrtkarten, die in der Regel auf eine bestimmte Zeitdauer und einen bestimmten Auftrag beschränkt werden sollten;

ll. die Listenführung über die sich zur Dienstleistung als Krankenträger, Krankenwärter, Pfleger, Nothhelfer 2c. anmeldenden Personen; Prüfung derselben; Abweisung der Unfähigen; bei den für fähig erachteten: Einsendung der Zeugnisse an den Königlichen Commissar;

mm. die Erledigung der vom Königlichen Commissare ertheilten Aufträge, gestellten Anfragen und erlassenen Requisitionen.

nn. Alle Requisitionen der Feld- und Etappendelegirten mußten an die betreffenden Landes- und Provinzialdelegirten gerichtet werden, und erst durch diese gelangten dann die Anweisungen an die Reservedepôts u. s. w.

oo. Als gleichzeitige Delegirte des Centralcomités waren die Landes- uud Provinzialdelegirten durch Schreiben vom 27. Juli ermächtigt worden, im Namen des Centralcomités die Thätigkeit und Kräfte der Vereine und Vereinsorgane in allen ihren Verzweigungen in jeder durch die Umstände angezeigten Art in Anspruch zu nehmen.

Zu b. Das Thätigkeitsfeld der Bezirksdelegirten war, abgesehen von der räumlichen Beschränkung, in der Hauptsache dasselbe, wie das der Landes- und Provinzialdelegirten, nur daß sie als die Beauftragten der letzteren fungirten. Die betreffenden Anzeigen und Berichte hatten die Bezirksdelegirten an den ihnen vorgesetzten Landes- oder Provinzialdelegirten zu erstatten. Nur die Punkte cc, ii, nn fielen für die Bezirksdelegirten weg, und der Punkt mm insofern, als sie nicht die vom Königlichen Commissare, sondern die ihnen vom Landes- oder Provinzialdelegirten ertheilten Aufträge ꝛc. zu erledigen hatten.

Zu c. Die Delegirten in den Reservelazarethen hatten namentlich den Geschäftsverkehr mit dem Lazarethvorstande zu vermitteln, durch Vernehmung mit demselben und den Aerzten die von der freiwilligen Krankenpflege zu erfüllenden Bedürfnisse festzustellen und für die Herbeischaffung der betreffenden Gegenstände aus den Vereinsdepôts zu sorgen. Wenn sich bei dem Reservelazarethe ein besonderes Depôt befand, so stand dasselbe unter Oberleitung des Delegirten. Gleichzeitig hatten diese Delegirten das in den Lazarethen beschäftigte freiwillige Personal zu beaufsichtigen.

In den Vereinslazarethen lag dem Delegirten die ganze Leitung mit Ausnahme der Handhabung der Disciplin unter den Kranken sowie der Wahrnehmung der übrigen rein staatlichen Interessen ob. In ärztlich-technischer und medicinal-polizeilicher Beziehung trat die Staatscontrole ergänzend hinzu.

Zu d. Den Delegirten für die Verband- und Erfrischungsstationen (Verordnung des Königlichen Commissars vom 11. August

1870) lag ebenfalls die gesammte Leitung der dort zur Verwendung kommenden freiwilligen Thätigkeit in personeller und materieller Hinsicht ob, namentlich auch die Fürsorge für die Anwesenheit eines Arztes, mehrerer Heilgehülfen, des nothwendigen Verbandmateriales und der Labungsmittel.

Zu e. Die Delegirten bei den Vereinsreservedepôts hatten unter directer Oberaufsicht der Landes- und Provinzial-Delegirten das Depôt zu verwalten, die an dasselbe ergehenden Requisitionen nach Anordnung des Landes- oder Provinzial-Delegirten zu erledigen und wegen rechtzeitiger Ergänzung der Abgänge Bericht an denselben zu erstatten.

In Bezug auf das Königreich Bayern ist zu bemerken, daß dort solche Delegirte für die Heimath überhaupt nicht existirten.

Von den 1328 in der Heimath (immer mit Ausnahme von Bayern und Württemberg) thätigen Delegirten wurden verwendet:

426 in den Reservelazarethen,
488 in Vereins- und Privatlazarethen,
220 bei den Verband- und Erfrischungsstationen, außerdem
130 Johanniter für alle drei Kategorien und
64 Herren aus Berlin für Reserve-, Vereins- nnd Privatlazarethe.

Sa. 1328

Im Inlande war demgemäß die Zahl der verwendeten Johanniterritter eine verhältnißmäßig geringe.

Vergleicht man nun

C. diese Thatsachen aus den Jahren 1870/71 mit den Bestimmungen der jetzigen Verordnung, so gelangt man nothwendig zu dem Resultate, daß, wenn nicht die Thätigkeit der freiwilligen Krankenpflege sehr erheblich eingeschränkt werden soll, dann die in der Kriegssanitätsordnung enthaltenen Bestimmungen im Wege der Verordnung und Instruction noch ganz wesentliche Ergänzun-

5*

gen und Erweiterungen zu erfahren haben werden. Letzteres darf mit ziemlicher Sicherheit vorausgesetzt werden.

Die Zahl der während des deutsch-französischen Krieges thatsächlich ernannten Delegirten war allerdings nicht eben knapp bemessen, und diese könnte ohne jeden Schaden für die Sache, namentlich im Inlande, wesentlich vermindert werden. An dieser Stelle kann es sich jedoch nur darum handeln, aus einer Vergleichung der jetzt geltenden Vorschriften mit den früheren thatsächlichen Verhältnissen sich ein möglichst klares Bild darüber zu machen, welche Delegirtenstellungen nach den Bestimmungen der Sanitätsordnung voraussichtlich wegfallen und welche voraussichtlich bestehen bleiben werden. Hierbei werden gleichzeitig die voraussichtlich eintretenden Aenderungen in der Zuständigkeit kurz mit in Erwägung zu ziehen sein.

Ueber die Armee- und Corpsdelegirten fehlt jede Bestimmung. Ein formelles Hinderniß, sie eintretenden Falles wieder in Function treten zu lassen, liegt nach dem Inhalte der Verordnung nicht vor. Sie haben sich im letzten Feldzuge als außerordentlich nützlich erwiesen. Und da ihre Thätigkeit eine in der Hauptsache aufklärende und requirirende war, und sie überhaupt immer im Einvernehmen mit der Militärverwaltung vorzugehen hatten, so würden sie bei der Entscheidung der Fragen, ob der freiwilligen Krankenpflege ausnahmsweise der Anschluß einer für die Verwundeten bestimmten Transportcolonne an die Armee im Bereiche der fechtenden Truppen zu gestatten, ob die Zutheilung eigener Delegirter an die Feldsanitätsformationen nothwendig und wünschenswerth erscheine (§ 208 sub 2), und ob für die Errichtung einzelner Lazarethe auf dem Kriegsschauplatze seiten der freiwilligen Krankenpflege ein mehr oder weniger dringendes Bedürfniß vorliege (§ 209 sub 5), ein werthvolles Urtheil abzugeben in der Lage sein. Die Anwesenheit von Delegirten bei der Armee selbst wird für alle Fälle einer ausnahmsweisen Verwendung der freiwilligen Hülfe viel zur Beseitigung und Minderung der in Bezug auf die Herbeischaffung und Einordnung derselben in den amtlichen Organismus nothwendig erwachsenden Schwierigkeiten beizutragen vermögen. Und da erfahrungsgemäß aus der Anwesenheit dieser Delegirten in den Hauptquartieren ein Uebelstand nicht erwachsen, und daher auch nicht anzunehmen ist, daß dies in Zukunft der Fall sein werde, so würde der Wegfall der Armee- und Corpsdelegirten im Interesse der Sache lebhaft zu beklagen sein.

Die Ernennung von Generaletappendelegirten ist in der Sanitätsordnung selbst vorgesehen, und ist das Erforderliche schon oben gesagt. Die Zuständigkeit wird allerdings eine etwas beschränktere werden, namentlich fallen die Punkte bb, ee, ff (wenigstens als regelmäßige Function) und ii durch die veränderte Organisation nothwendig weg. Vielleicht wird auch hier im Wege der Instruction eintretenden Falles Manches zu reguliren sein. Trotzdem kann es keinem Zweifel unterliegen, daß der Posten eines Generaletappendelegirten auch in Zukunft der allerwichtigste und einflußreichste unter allen denen bleiben wird, welche den Organen der freiwilligen Krankenpflege außerhalb der Grenzen des Vaterlandes eingeräumt sind. Von der Wahl der dazu bestimmten Person, von deren Sach- und Geschäftskenntniß, Energie und Fähigkeit, mit den militärischen Autoritäten zu verkehren und zu verhandeln, wird in der Hauptsache das Wohl und Wehe der freiwilligen Krankenpflege innerhalb dieses Rayons abhängen.

Voraussichtlich wird auch fernerhin, wenn der Kaiserliche Commissar sich dem Chef des Feldsanitätswesens anschließt, und der Generaletappendelegirte dem Generalinspecteur des Etappen- und Eisenbahnwesens folgt, die Bestellung eines ständigen Stellvertreters (Hauptetappenortsdelegirten) nothwendig erscheinen.

Die Stellung von Transport- oder Begleitungsdelegirten bei den Sanitätszügen, soweit letztere nicht von der freiwilligen Krankenpflege selbst gestellt werden, wird in der Regel um deswillen wegfallen müssen, weil, wie bereits oben bemerkt, das freiwillige Begleitpersonal dem amtlichen Personale vollkommen eingeordnet und dem leitenden Militärarzte direct unterstellt werden soll. Es würde sich daher kein geeigneter Wirkungskreis für einen selbstständigen Delegirten finden.

Delegirte in den Feld- und Kriegslazarethen können nur noch ausnahmsweise vorkommen.

Delegirte an den einzelnen Etappenorten, an den Erfrischungs-, Verband- und Uebernachtungsstationen werden mit zum Theil veränderter Wirksamkeit wieder ernannt werden. Dagegen fallen die Depôtdelegirten im Bereiche der Etappeninspectionen weg, da nach den Bestimmungen der Sanitätsordnung Depôts der freiwilligen Krankenpflege an dieser Stelle in der Regel nicht errichtet werden sollen.[1]

Ueber die eventuelle Stellung der Delegirten bei den Lazarethreservedepôts läßt sich ein klares Bild nicht gewinnen.

Landes- und Provinzialdelegirte sollen wieder bestellt werden. Es folgt daraus von selbst auch die Wiederernennung von Bezirksdelegirten.

Auch der Umfang der Thätigkeit und die Zuständigkeit dieser Delegirten wird in der Hauptsache dieselbe bleiben. Nur fallen die Punkte ff, ü und nn theilweise durch die veränderte Organisation weg.

Delegirte für die Reservelazarethe sind zwar nicht mehr vorgeschrieben, allein es ist bereits oben nachgewiesen, daß in den meisten Fällen solche Delegirte in Function treten werden, allerdings mit wesentlich beschränkter Competenz.

Die Ernennung von Delegirten für etwa zu errichtende Vereinslazarethe und Reconvalescentenstationen erscheint aus den bereits dargelegten Gründen wahrscheinlich.

Den Delegirten für die Verband- und Erfrischungsstationen im Inlande wird in der Hauptsache das bisherige Thätigkeitsfeld verbleiben. Dagegen fallen die Delegirten bei den Vereinsreservedepôts weg. An deren Stelle treten die Delegirten bei den staatlichen Güterdepôts Section I mit gänzlich veränderter Zuständigkeit.

Mehr läßt sich gegenwärtig in Bezug auf die Delegirten des

---

[1] Vergl. hierüber noch das im zweiten Kapitel unter III., Seite 26 (Vereinsdepôts) Ausgeführte.

Kaiserlichen Commissars und deren künftige Stellung nicht feststellen. Das Weitere wird abzuwarten sein. Jedenfalls wird der Kaiserliche Commissar bei seinen Vernehmungen hierüber mit den competenten Staatsbehörden die bisher gemachten Erfahrungen möglichst verwerthen. Die Hauptsache wird eintretenden Falls immer die Auswahl geeigneter Personen sein. Die rechten Personen müssen auf den rechten Platz gestellt werden, Personen, die Liebe zum Vaterland haben, von Pflichtgefühl und Begeisterung für die Sache selbst durchdrungen sind, Personen, welche fühlen, daß sie zwar nur ein Glied einer großen Kette bilden, daß aber die Leistungsfähigkeit der ganzen Kette von der Tüchtigkeit der einzelnen Glieder abhängt, Personen, welche sich ihre Stellung erforderlichen Falls auch selbst machen können.

Auf einen Punkt ist vor allen Dingen noch aufmerksam zu machen: es sollte das Augenmerk in der Hauptsache nur auf solche Personen gerichtet werden, die sich schon im Frieden um die freiwillige Krankenpflege thatsächlich gekümmert haben, und die daher sowohl mit den militärischen Dingen als auch mit der Organisation und den Aufgaben der freiwilligen Krankenpflege vertraut sind. Solche Personen finden sich nicht allein unter den Genossenschaften sondern auch unter den Mitgliedern der Vereine, ja in einzelnen Fällen sogar außerhalb dieser Verbände.

Die Ernennung weiblicher Delegirten, welche von einer Seite dringend befürwortet wird, dürfte sich kaum empfehlen. Selbstverständlich soll und kann nicht geleugnet werden, daß die Anwesenheit energischer und sachverständiger Frauen auf dem Kriegsschauplatze zur Beaufsichtigung der daselbst thätigen Pflegerinnen und zur Beseitigung so mancher anderen Uebelstände von größtem Nutzen sein würde. Allein dazu bedarf es gewiß nicht einer Bestallung als Delegirte des Kaiserlichen Commissars im Sinne der Kriegssanitätsordnung. Dadurch würde eine Nebenorganisation geschaffen werden, die nur schädigend und verwirrend wirken könnte. Der betreffende Antragsteller hat dabei den Ausdruck „Delegirte“ selbst wohl in einem weiteren Sinne gebraucht.

Viertes Kapitel.

Die Kriegssanitätsordnung in ihrem Verhältnisse zur Sanitätsinstruction und zu den Erfahrungen im Kriege 1870/71.

Um über den Einfluß, welchen die Kriegssanitätsordnung auf die Thätigkeit der freiwilligen Krankenpflege im Kriege voraussichtlich gewinnen wird, eine möglichst klare Anschauung zu gewinnen, genügt nicht die Kenntnißnahme von den in ihr enthaltenen positiven Bestimmungen an sich, sondern es muß, wie dies im vorhergehenden Kapitel in Bezug auf den Kaiserlichen Commissar und seine Delegirten bereits geschehen ist, das Verhältniß festgestellt werden, in welchem die Bestimmungen der Kriegssanitätsordnung zu den entsprechenden in der Sanitätsinstruction vom 29. April 1869 enthaltenen stehen. Namentlich wird es von Interesse sein, zu untersuchen, ob die der freiwilligen Hülfe durch die neue Verordnung eingeräumte Stellung dem früheren Zustande der Dinge gegenüber einen Fortschritt oder Rückschritt repräsentirt.

Ueber die materiellen und formellen Verschiedenheiten der beiden Verordnungen selbst giebt die Beilage I. Auskunft, in welcher den auf die freiwillige Krankenpflege bezüglichen Bestimmungen der Kriegssanitätsordnung die denselben Gegenstand behandelnden Paragraphen der Sanitätsinstruction im Wortlaute gegenübergestellt sind. Es genügt daher, auf diese Beilage hier Bezug zu nehmen.

Ein Vergleich der beiderseitigen Bestimmungen läßt erkennen, daß zwar in vielen Beziehungen die frühere Instruction dem Sinne nach in Geltung geblieben ist, daß aber neben zahlreichen Fassungsänderungen auch Aenderungen in materieller Beziehung von großer Tragweite und in sehr wesentlichen Punkten eingetreten sind.

Im Allgemeinen ist diesen Veränderungen gegenüber zu constatiren, daß durch sie für die gesammte Sanitätspflege und dadurch auch für die freiwillige Krankenpflege ein erheblicher Fortschritt erreicht worden ist.

In sachlicher Beziehung haben bei der Abfassung der Kriegssanitätsordnung alle in Folge des deutsch-französischen Krieges entstandenen Neuformationen, alle im Felde gemachten Erfahrungen, alle die Fortschritte, welche inzwischen auf wissenschaftlichem Gebiete, namentlich in Bezug auf die Wundbehandlung und den Verwundetentransport, erreicht worden sind, eingehende Berücksichtigung gefunden. Eine besonders segensreiche Neuerung, welche zwar die freiwillige Krankenpflege direct nicht berührt, aber doch auch hier nicht völlig mit Stillschweigen übergangen werden darf, liegt in der Ausdehnung der Fürsorge auf den „Gesundheitsdienst" bei der Armee im Felde (vergl. Anhang zur Kr.S.O. S. 197 folg.).

In formeller Beziehung ist, wie ein Einblick in die Beilage I. leicht ergeben wird, die Anordnung des Stoffes eine übersichtlichere, die Fassung der einzelnen Bestimmungen vielfach eine verständlichere und präcisere geworden.

Was aber speziell die die freiwillige Krankenpflege betreffenden Vorschriften anlangt, so wird das schon in der Sanitätsinstruction enthaltene Grundprincip, daß die freiwillige Krankenpflege keinen selbstständigen Factor neben der amtlichen bilden dürfe, sondern daß sie in allen Fällen und unter allen Verhältnissen der amtlichen einzufügen und unterzuordnen sei, auch von den Staatsbehörden geleitet werden müsse, in der Kriegssanitätsordnung zu noch schärferem Ausdrucke und zu consequenterer Durchführung gebracht.

Die bayerische Kriegssanitätsordnung scheint von diesem Principe allerdings insofern abzuweichen, als sie die Leitung der freiwilligen Krankenpflege im Königreiche Bayern nicht sowohl einem vom Staate ernannten Beamten, sondern einem aus der Vereinsorganisation selbst hervorgegangenen selbstständigen Organe: dem bayerischen Landescomité für die freiwillige Hülfsthätigkeit im Kriege überträgt. Aber auch dieses Landescomité handelt bei dieser Thätigkeit lediglich im Namen und im Auftrage der Staatsgewalt.[1]

Im Speziellen wird vor allen Dingen festzustellen sein:

I. welche Stellung dem Centralcomité der deutschen Vereine vom rothen Kreuze durch die Kriegssanitätsordnung gegeben worden ist.

Dem, was hierüber im dritten Kapitel bereits gesagt werden mußte, ist noch Folgendes hinzuzufügen:

Daß die an der Spitze der Vereine stehenden Organe sich nothwendig der Leitung der Staatsbehörden unterwerfen müssen, und daß diese Leitung das unantastbare Rechtsgebiet des Kaiserlichen Commissars und seiner Organe bilde, ist vom Centralcomité und allen verbündeten deutschen Vereinen vom rothen Kreuze stets ohne Rückhalt und mit voller Ueberzeugung anerkannt worden. Niemals, und dies mag gegentheiligen Auffassungen gegenüber ganz besonders betont werden, ist das Centralcomité als ein Gegner der Institution des Kaiserlichen Commissars und seiner Delegirten aufgetreten. Seine Bestrebungen haben von jeher sich darauf beschränkt, den Vereinen innerhalb der gegebenen Verfassung diejenige Stellung zu erringen und zu sichern, welche denselben seiner Ueberzeugung nach rechtlich zukam, gleichzeitig aber unentbehrlich für deren gedeihliche Wirksamkeit erschien. Dies geht mit

[1] Zur Erläuterung sei darauf hingewiesen, daß die Verschiedenheit hauptsächlich in der Form liegt. An die Stelle der einen Person, des Kaiserlichen Commissars und Militärinspecteurs, tritt für den Dienst im Inneren des Königreiches Bayern ein Collegium, und zwar ein Collegium, welches aus Wahlen hervorgegangen ist. — Die Wahl der Spitze untersteht aber der Königlichen Genehmigung. Von einem Hervorgehen aus der Vereinsorganisation läßt sich insofern reden, als die Vereine (Landeshülfsverein und Frauenverein) die eine Vertragsseite bilden, während freilich der Königliche Hausritterorden vom heiligen Georg als dritter Factor hinzutritt.

unwiderleglicher Klarheit bereits aus dem Rundschreiben des Centralcomités vom 21. Mai 1870 hervor.

Aeußerungen, welche im Sinne einer principiellen Gegnerschaft gegen die vom Staate gegebene Organisation hätten aufgefaßt werden können, waren nicht Aeußerungen des Centralcomités, sondern gingen lediglich von einzelnen Personen aus, konnten und durften daher nur als der Ausdruck der persönlichen Ueberzeugung aufgefaßt werden.

Allerdings entstanden unmittelbar nach dem Erlasse der Kriegssanitätsordnung Zweifel darüber, ob die Bestimmungen in § 207 sub 4:

> „daß der jedesmalige Vorsitzende des Centralcomités von selbst als Mitglied der Centralstelle des Kaiserlichen Commissars zu gelten habe, und an dieser Stelle der Bearbeitung der bezüglichen Depôt- und Rechnungssachen vorstehen solle,"

sowie die weiteren Bestimmungen in § 208 sub 4 und 5:

> „daß die Delegirten des Kaiserlichen Commissars von demselben vorzugsweise aus solchen Genossenschaften und Vereinen gewählt werden sollen, die schon im Frieden den Zwecken der Krankenpflege sich gewidmet haben,"

und

> „daß diese Verbände berechtigt sein sollen, dem Kaiserlichen Commissare Personen in Vorschlag zu bringen, welche sie für die Uebernahme der Functionen von Delegirten für geeignet halten,"

völlig genügen könnten, um den verbündeten Vereinen die mit dem vorgeschriebenen Organismus wohl vereinbare innere Selbstständigkeit zu gewährleisten.

Es erschien nämlich die Befürchtung nicht unbegründet, als ob die Kriegssanitätsordnung die Stellung des Centralcomités, wie dieselbe in der von allen betheiligten Regierungen ausdrücklich anerkannten Convention der deutschen Landesvereine vom 20. April 1869 (vergl. Beilage II.) begründet erschien, unbeachtet gelassen habe. Diese Nichtbeachtung konnte kaum in Einklang gebracht werden mit der

Anerkennung, welche dem Centralcomité durch den Allerhöchsten Erlaß Sr. Majestät des Kaisers und Königs vom 14. Mai 1871 gezollt worden war. Denn in diesem Erlasse war ausdrücklich anerkannt worden:

„daß das deutsche Centralcomité, welches die deutsche Einheit auf dem Gebiete der Humanität bereits vollzogen habe, als die politische Einheit unseres Vaterlandes sich noch im Kreise der Wünsche bewegte, sich beim Beginne der Feindseligkeiten zu einem festorganisirten Körper gestaltet habe, in welchem die Landesvereine sämmtlicher Staaten vertreten seien."

Das Centralcomité ging bei der Beurtheilung dieser Angelegenheit von der Ueberzeugung aus, daß das Verhältniß der staatlichen Beamten und Behörden zu den Vereinen in einer Weise geregelt werden müsse, welche der Organisation der letzteren, in der ihre wesentliche Kraft beruhe, gebührend berücksichtige, vor Allem aber auch die freie Selbstbestimmung der Vereine über die ihnen anvertrauten Mittel innerhalb des ihnen vom Kaiserlichen Commissare angewiesenen Arbeitsfeldes anerkenne, ohne welche die Quelle der Opferwilligkeit, aus welcher die Mittel der freiwilligen Krankenpflege fließen, nothwendiger Weise versiechen müsse.

In letzterer Beziehung gaben namentlich der mit dem § 66 der Sanitätsinstruction übereinstimmende dritte Punkt des § 207:

„daß das Bureau des Kaiserlichen Commissars, welches in Berlin etablirt werde, den Centralpunkt bilden, und die einheitliche Leitung der Vereine in den sämmtlichen deutschen Staaten bez. in den Provinzen derselben handhaben solle",

und die Bestimmung in § 112 sub 4:

„daß dem bei den Güterdepôts eventuell zu bestellenden Delegirten die Verwaltung und Rechnungslegung über die freiwilligen Gaben bei dieser Centralstelle übertragen werden solle,"

zu ernsten Bedenken Veranlassung. Diese Bedenken gründeten sich namentlich auf die Ueberzeugung, daß der Kaiserliche Commissar unmöglich berechtigt sein könne, einseitig und ohne Zustimmung des Central=Comités **unmittelbar** über dessen Mittel zu verfügen, und daß es nicht der rechtlichen Sachlage entspreche, wenn über diejenigen Gaben und Mittel, welche von den Vereinen in den Güterdepôts der freiwilligen Krankenpflege zur Verfügung gestellt worden seien, **nur** der Centralstelle und nicht auch dem Centralcomité Rechnung abgelegt werden solle.

Hiermit verband sich ein Gefühl des Bedauerns darüber, daß der Wunsch: es möchte die Verwaltung der auf dem Kriegsschauplatze vom Central=Comité etablirten und aus seinen Mitteln gespeisten Depôts, selbstverständlich unter der Oberleitung des Kaiserlichen Commissars und nach dessen maßgebender Anweisung, durch **Vereins=Delegirte** stattfinden, kein Gehör gefunden habe. —

Diese von allen deutschen Landesvereinen getheilten Zweifel und Bedenken gaben Veranlassung zur Zusammenberufung einer Conferenz von Delegirten sämmtlicher deutscher Landesvereine, welche am 5. und 6. October 1878 in Berlin tagte. Die in Folge der Beschlüsse dieser Conferenz gethanen, vom Kaiserlichen Commissare lebhaft unterstützten Schritte führten zu commissarischen Verhandlungen und in deren Folge zu allseitig zufriedenstellenden Resultaten. Diese Resultate sind in einem Protokolle verlautbart, welches durch Verfügung des Königlich Preußischen Kriegsministeriums vom 27. November 1878 ausdrücklich genehmigt worden ist.

In diesem **Protokolle** wurde

1. **constatirt**, daß die vom Centralcomité ausgesprochene Voraussetzung

   „daß das Centralcomité auch in Zukunft als dasjenige Organ gelten solle, mit welchem die staatlichen Organe zu verhandeln, an welches dieselben daher ihre Requisitionen oder Verfügungen zu richten haben,"

   ferner

   „daß auch die leitenden Organe der im deutschen Central=Comité vertretenen Landesvereine in dieser Stellung anerkannt bleiben sollten, die ihnen durch ihre landesherrlich genehmigten Statuten rücksichtlich der inneren Leitung ihrer

Vereine gegeben sei, und hiernach alle die Vereinsthätigkeit eines Landesvereines speciell betreffenden Requisitionen des Kaiserlichen Commissars und seiner Organe lediglich an die Vorstände der betreffenden Landesvereine zu richten seien", lediglich die Bedeutung haben solle, daß der Kaiserliche Commissar

a. davon absehe, mit den im Centralcomité vertretenen (preußischen) Vereinen direct zu verhandeln, beziehungsweise an dieselben seine Requisitionen und Verfügungen zu richten, sich vielmehr in den bezüglichen Angelegenheiten mit dem Centralcomité in Verbindung setzen werde, wie dies bereits in der Königlichen Cabinetsordre vom 12. Mai 1870, welche auch neben der Kriegssanitätsordnung in Kraft bleibe, anerkannt worden sei, und

b. bei dem Verkehre mit den nichtpreußischen im Centralcomité vertretenen Landesvereinen deren leitenden Organe in Gemäßheit ihrer landesherrlich bestätigten Statuten anerkenne, und demgemäß die solche Landesvereine speciell betreffenden Requisitionen an deren Vorstände und nicht an Einzelvereine richten wolle.

Ueber durch außerordentliche Umstände bedingte ausnahmsweise Abweichungen von diesen Grundsätzen wird der Kaiserliche Commissar dem Centralcomité gleichzeitig Nachricht zugehen lassen.

Dagegen wird ausdrücklich hervorgehoben:

daß sich die Bestimmunungen unter a und b nicht auf den Verkehr mit den aus diesen Vereinen hervorgegangenen, dem Kaiserlichen Commissare direct unterstehenden Delegirten beziehen,

und

daß der Kaiserliche Commissar in seinem Verkehre mit denjenigen Vereinen, die sich nicht freiwillig dem Centralcomité und dessen Organisationen angeschlossen haben, irgend welcher Beschränkung **nicht** unterliegen solle.

2. Die zweite der auf der Delegirtenconferenz angenommenen Resolutionen hatte ausgesprochen:

daß die aus der Allerhöchsten Cabinetsordre vom 23. Mai 1873 hervorgegangene Bestimmung in § 207 Nr. 4 der Kriegssanitätsordnung dahin verstanden werden müsse:

„daß der jedesmalige Vorsitzende des Centralcomités, indem er von selbst als Mitglied der Centralstelle des Kaiserlichen Commissars gelte, an dieser Stelle „als Vertreter der Vereine" der Bearbeitung der bezüglichen Depôt- und Rechnungsarbeiten vorstehen werde."

Das Protokoll trat in der Hauptsache dieser Auffassung bei, jedoch mit dem Bemerken, daß die Bestimmung in § 207 Nr. 4 lediglich bezwecke, der Vereinsorganisation Gelegenheit zu geben, sich die Ueberzeugung zu verschaffen, daß die Verwendung der Vereinsmittel entsprechend den Vereinsstatuten und dem Gedanken der freiwilligen Hülfe erfolge. Dagegen wurde ausdrücklich hervorgehoben, daß die allgemeine Befugniß des Kaiserlichen Commissars, die Depôt-Organisation zu dirigiren und im Einzelnen positive Anordnungen zu treffen, in keiner Weise aufgehoben oder beschränkt werden solle.

Diesen Abmachungen entsprechend soll der Vorsitzende des Centralcomités als Mitglied der Centralstelle vor allen Dingen

sein Urtheil über die Leistungsfähigkeit der verbündeten Vereine abgeben,

und sich, ohne irgend welche Einmischung in die Details

darüber vergewissern, daß die Verwendung der vom Centralcomité herrührenden Vereinsmittel zu dem durch die Organisation und die Statuten gegebenen Zwecke erfolge.

Auch

soll die entsprechende Controle und Rechnungsablegung über die stattgehabte Verwendung der Vereinsmittel von ihm ausgeübt werden, beziehungsweise durch seine Hände gehen.

Endlich gab

3. die dritte Resolution der Ueberzengung Ausdruck:

„daß durch die Bestimmung in § 208 Nr. 5 namentlich auch bezweckt sei, dem Centralcomité und den betreffenden Landesvereinen das Vorschlagsrecht für diejenigen Delegirten zu bewilligen, welche auf dem Kriegsschauplatze bei den Güterdepôts die Verwaltung der wesentlich von diesen Vereinskörpern gelieferten freiwilligen Gaben nach § 212 Nr. 4 übertragen werden könne.“

Das Recht des Centralcomités und der verbündeten Vereine, auch für die in § 212 Nr. 4 näher bezeichneten Stellen geeignete Persönlichkeiten in Vorschlag zu bringen, wurde ausdrücklich anerkannt.

Durch diese authentische Interpretation der betreffenden Bestimmungen in der Kriegssanitätsordnung, welche in einer der Auffassung des Centralcomités entsprechenden Weise erfolgte, und dabei zugleich deren Tragweite präcisirte, konnten die aufgetauchten Zweifel und Bedenken als beseitigt angesehen werden. Dieses war auch der vom Centralcomité und den verbündeten Vereinen eingenommene Standpunkt. Man hatte sich in der Ueberzeugung befestigt, daß das Centralcomité und die Vereine auch unter der neuen Verordnung in der Lage sein würden, Ersprießliches und Tüchtiges zu leisten.

Durch die Kriegssanitätsordnung werden aber

II. noch weitere Verbesserungen für die freiwillige Krankenpflege und deren Stellung

geboten.

Durch die schärfere und strenger durchgeführte Organisation der freiwilligen Hülfe ist willkommene Gelegenheit gegeben, alle jene unnützen, ja sogar unreinen Elemente aus der freiwilligen Krankenpflege zu entfernen, welche dort, wo sie bisher auf dem

Schauplatze erschienen sind, nicht günstig gewirkt haben, und denen zum großen Theile die Schuld beizumessen ist für die bedauerliche Thatsache, daß über die Leistungen der freiwilligen Krankenpflege auch sehr wenig günstige, ja geradezu absprechende Urtheile gefällt worden sind.

Von vielen Seiten wird der Vorwurf erhoben, daß sich während des Krieges 1870/71 ein wenig angenehmer und ersprießlicher Dilettantismus bei der freiwilligen Hülfe breit gemacht habe. Dieser Dilettantismus wurde vertreten durch die Masse der nicht eingeordneten freiwilligen Pfleger und Helfer, welche 1870 theils mit, theils ohne Legitimation auf den Kriegsschauplatz eilten, und ohne zu wissen, wo, ob und wie sie helfen sollten, in ihrem dunklen patriotischen Drange unablässig vorwärts strebten. Und wenn auch zugegeben werden mag, daß die Mehrzahl vom besten Willen beseelt war: das Auftreten dieser außerhalb der Organisation stehenden Männer und Frauen hat der Sache sehr geschadet, namentlich auch um deswillen, weil den Betreffenden des „Gehorsams heilige Gewohnheit" fremd war, und weil sie nicht selten eine Ausnahmestellung beanspruchten, die ihnen unter keinen Verhältnissen gewährt werden konnte. Von den wirklich schlechten Elementen, die leider auch vertreten waren, soll hierbei gar nicht die Rede sein.

Darum ist es nur mit Freuden zu begrüßen, daß dem mit dem populären Namen „Schlachtenbummler" bezeichneten Institute durch die Kriegssanitätsordnung der Todesstoß versetzt worden ist. Die Bestimmung in § 226 sub 4: daß es da, wo über den Bereich der Etappeninspection hinaus ein freier Verkehr bestimmungsgemäß ausgeschlossen sei, zum Betreten solcher Bezirke außer der regelmäßigen Ausweiskarten noch einer besonderen, den bezüglichen Auftrag enthaltenden schriftlichen Bescheinigung seitens des Kaiserlichen Commissars oder eines bei der Etappeninspection befindlichen Delegirten mit der ausdrücklich vermerkten Zustimmung des betreffenden Armeeobercommandos bedürfe, wird genügen, um die Armee vor der Anwesenheit derartiger Unberufener zu sichern.

Und auch im Bereiche der Etappeninspection wird es denen, welche einer geschlossenen Colonne nicht angehören, kaum mehr möglich sein, auf eigene Hand als freiwillige Helfer thätig zu sein. Die zwangsweise Rückbeförderung in die Heimath würde nicht lange auf sich warten lassen.

Es kommt dabei aber noch eine weitere Bestimmung der Kriegssanitätsordnung recht wesentlich in Betracht.

Die freiwillige Hülfe stand im Kriege 1870/71 nicht unter militärischer Disciplin. Auch die leitenden Delegirten hatten keine andere Strafbefugniß, als die Evacuation des Betreffenden nach der Heimath anzuordnen. Dagegen tritt nunmehr nach der Bestimmung in § 211 Nr. 5 der Sanitätsinstruction das gesammte freiwillige Begleit- und Pflegepersonal beim Beginne seiner Thätigkeit auf dem Kriegsschauplatze unter die Militärgerichtsbarkeit, die Kriegsgesetze und die Disciplinarverordnung (Militärstrafgesetzbuch für das deutsche Reich § 155 und Disciplinarverordnung §§ 2, 3 und 38). Jeder, der sich dem Dienste der freiwilligen Krankenpflege widmen will, ist mit dieser Vorschrift bei seiner Annahme ausdrücklich bekannt zu machen.

Hieraus folgt zunächst, daß jeder auf dem Kriegsschauplatze Betroffene von der Militärbehörde ohne Weiteres als unter den Militär- und Kriegsgesetzen stehend behandelt werden muß. Wer sich daher, ohne vorschriftsmäßig als freiwilliger Helfer angenommen und eingeordnet zu sein, auf eigene Faust nach dem Kriegsschauplatze begiebt, kann in recht üble Lagen gerathen.

Aber auch für das ordnungsmäßig entsendete Personal ist die neue Bestimmung von größter Tragweite. Denn wenn auch dem Delegirten eine ausdrückliche Strafbefugniß nicht beigelegt ist, so wird sie ihm doch mittelbar dadurch eingeräumt, daß er nach Maßgabe der betreffenden Bestimmungen ganz unzweifelhaft als der amtliche Vorgesetzte derjenigen Personen angesehen werden muß, welche seiner Leitung unterstellt worden sind. Unter allen Verhältnissen genügt Meldung bei der zunächst vorgesetzten Militärbehörde, um im Falle des Ungehorsams, der nachlässigen Pflichterfüllung oder sonstiger

Unbotmäßigkeit Bestrafung herbeizuführen. Hierzu kommt, daß in der bei weitem größten Mehrzahl der Fälle das auf dem Kriegsschauplatze verwendete Personal der Disciplinargewalt des betreffenden Chefarztes 2c. direct unterstellt sein wird. Bei der unerbittlichen Strenge der für den Krieg geltenden Strafbestimmungen liegt es im eigenen Interesse des freiwilligen Personales, diesem Punkte unausgesetzte Aufmerksamkeit zuzuwenden und durch musterhafte Führung sich vor den schweren Folgen zu bewahren, welche Gesetzesübertretungen, Pflichtwidrigkeiten und namentlich jeder Ungehorsam Vorgesetzten gegenüber auch für dieses zur unausbleiblichen Folge haben müssen. —

Durch die Kriegssanitätsordnung hat weiter ein sehr bedeutungsvoller Grundsatz, welcher in der Praxis zum Theil wenigstens bereits früher befolgt worden ist, die staatliche Sanction erhalten, nämlich der: daß die Freiwilligkeit in dem Augenblicke aufhört, wo der Freiwillige in Thätigkeit tritt.

Kein Mitglied der freiwilligen Krankenpflege ist, sobald es auf dem Kriegsschauplatze in Thätigkeit getreten, berechtigt, die einmal begonnene Thätigkeit nach eigenem Belieben wieder einzustellen. Es liegt daher in Zukunft außer dem Bereiche der Möglichkeit, daß ein freiwilliger Helfer, wenn er glaubt, nunmehr genug für das Vaterland gethan zu haben, sich selbst nach Hause beurlauben, oder sich Dingen, die ihm nicht gefallen, und einer Thätigkeit, welche seinen Wünschen nicht entspricht, ihm vielleicht zu gefährlich oder zu niedrig erscheint, einfach durch Rückkehr in die Heimath entziehen könnte. —

§ 70 der Sanitätsinstruction enthielt die Bestimmung:

> daß ein freiwilliger Austritt nur dann gestattet sei, wenn daraus Nachtheile für den geordneten Krankenpflegebetrieb nicht zu besorgen, namentlich aber die Möglichkeit des etwa nöthigen Ersatzes vorhanden sei. —

Die Kriegssanitätsordnung kennt einen freiwilligen Austritt des Einzelnen überhaupt nicht, sie kennt nur die Entlassung, und diese unterliegt der Entscheidung des Vorgesetzten.

Außerdem legt § 211 Nr. 3 Al. 2 der freiwilligen Krankenpflege als solcher die Verpflichtung auf, das einmal überwiesene Personal nur dann plötzlich zurückzuziehen, wenn seitens der betreffenden Etappeninspection Bedenken hiergegen wegen der Möglichkeit sofortigen Ersatzes nicht geltend gemacht werden.

Endlich werden die Vorschriften der Kriegssanitätsordnung erneute Veranlassung bieten, die bisher nicht selten vorgekommene Vermischung der sogenannten Liebesgaben, d. h. der für gesunde Truppen bestimmten Geschenke und Labemittel, mit den Gaben der freiwilligen Krankenpflege definitiv zu beseitigen. Wenn diese Nothwendigkeit besonders hervorgehoben wird, so soll damit die Wichtigkeit einer Fürsorge seitens der Civilbevölkerung für gesunde Truppen gewiß nicht unterschätzt, sondern nur einer Vermischung dieser beiden im Principe total verschiedenen Thätigkeiten entgegengetreten werden. Eine Vereinigung der Gaben der freiwilligen Krankenpflege und der Liebesgaben in einem Transporte unter Führung derselben Persönlichkeiten erscheint völlig unerlaubt. Die Zuführung von Gabentransporten an die gesunden Truppen, die Combattanten, gehört absolut nicht zu den Aufgaben der freiwilligen Krankenpflege, sie steht in keinem Zusammenhange mit der Genfer Convention. Die Anwendung des rothen Kreuzes für solche Transporte ist daher unzulässig, und führt zu einem folgeschweren Mißbrauche des gewährleisteten Neutralitätszeichens. Liebesgabentransporte, welche unter der Deckung des rothen Kreuzes befördert werden, segeln unter falscher Flagge.[1]

Endlich wird durch die Bestimmungen der Kriegssanitätsordnung der freiwilligen Krankenpflege Gelegenheit zur Entfaltung einer

[1] Der Verfasser hat während einer ziemlich ausgedehnten Thätigkeit bei der Armee im Felde Gelegenheit gehabt, die Ueberzeugung zu befestigen, daß eine Verbindung beider Zwecke nur schädigend und verwirrend wirken kann. Die Mehrzahl derer, welche dieser Frage in der Praxis näher getreten sind, werden sich zu dieser Ansicht bekennen müssen. Namentlich erscheint manche Einrichtung für die Vertheilung der Liebesgaben praktisch (z. B. die Einrichtung sogenannter fliegender Depôts), die für die freiwillige Krankenpflege ungeeignet und unausführbar ist.

selbstständigen Thätigkeit an Stellen gewährleistet, wo dies früher nicht der Fall war, so z. B. durch die Ertheilung der ausdrücklichen Befugniß, Lazarethzüge der freiwilligen Hülfe auszurüsten und in Dienst zu stellen. In § 209 sub 3 wird ein Feld der Thätigkeit, die Betheiligung an der Kranken- und Verwundetenpflege in belagerten Festungen, besonders betont, welches in der Sanitätsinstruction überhaupt keine Erwähnung gefunden hatte.

Der Schwerpunkt liegt aber im Allgemeinen darin, daß in der Kriegssanitätsordnung die freiwillige Krankenpflege in höherem Grade als bisher als ein integrirender Theil und hochwichtiger Factor des gesammten Sanitätsdienstes zur Anerkennung gelangt. Sie hat den Charakter des Zufälligen, zwar an sich Willkommenen, aber schließlich doch Entbehrlichen mehr und mehr verloren. Sie bildet gegenwärtig einen Bestandtheil der Armee, einen Bestandtheil, dem sowohl gewisse soldatische Rechte zustehen, als ihm gleichzeitig auch die Erfüllung soldatischer Pflichten obliegt. —

Es erübrigt nunmehr

III. einige Punkte hervorzuheben, in denen die Bestimmungen der Kriegssanitätsordnung für die Thätigkeit der freiwilligen Hülfe größere Beschränkungen enthalten, als die entsprechenden Vorschriften der Sanitätsinstruction.

Zunächst ist eine solche Beschränkung eingetreten bezüglich der ausnahmsweisen Verwendung der freiwilligen Hülfscorps bei der Feldarmee, beziehentlich auf dem Schlachtfelde. Nach § 63 Abs. 3 der Sanitätsinstruction war der Anschluß einer für die Verwundeten bestimmten Transportcolonne bei der Armee außer an ein Sanitätsdetachement auch an einen Stab gestattet. Eine Verfügung des Königlichen Commissars vom 1. August 1870 erläuterte diese Vorschrift dahin, daß zwar ein unmittelbares Eingreifen der für die erste Hülfeleistung an die auf dem Schlachtfelde liegenden Verwundeten und für deren Unterbringung bestimmten freiwilligen Hülfscorps unzulässig sei, wies aber doch die Hauptdelegirten bei den Etappeninspectionen an, solche Hülfscorps im Rücken des operirenden Heeres bereit zu halten, oder nach dem Stattfinden größerer Actionen heranzuziehen, um sie zu verwenden, wenn und soweit die militärischen Sanitätscorps nicht im Stande sein sollten, sämmtlichen auf dem Schlachtfelde liegenden Verwundeten die erste Hülfe zu leisten. Nach der Kriegssanitätsordnung erledigt sich nicht nur dieses dem Hauptetappendelegirten eingeräumte Dispositionsrecht, sondern es darf auch der Anschluß nur noch an ein Sanitätsdetachement erfolgen, wodurch zugleich die Möglichkeit einer selbstständigen Verwendung eines freiwilligen Hülfscorps durch die militärischen Commandobehörden wegfällt. —

In den Feldlazarethen soll die Verwendung des freiwilligen Personals nur ausnahmsweise stattfinden. Namentlich erscheint die Errichtung von Vereinslazarethen auf dem Kriegsschauplatze gegen früher erheblich erschwert. Denn während § 68 Abs. 1 und 2 der Sanitätsinstruction ganz allgemein „von den besonderen Fällen" spricht, wo seitens der Vereine auf dem Kriegsschauplatze eigene Lazarethe eingerichtet werden sollen, macht die Kriegssanitätsordnung in § 209 sub 3 die Errichtung solcher Lazarethe nicht allein von einer ganz besonderen Ermächtigung des Generalinspectors des Etappen- und Eisenbahnwesens abhängig, sondern beschränkt sie auch auf die Fälle des „dringendsten Bedürfnisses", und behält zugleich den Militärbehörden das Recht des jederzeitigen Widerrufes vor. In der Praxis dürfte diese Beschränkung weniger empfunden werden, da schon der Natur der Sache nach der Schwerpunkt für die Thätigkeit der freiwilligen Krankenpflege auf dem Kriegsschauplatze nicht sowohl in die Errichtung eigener, selbstständiger Lazarethe, die nur in verhältnißmäßig seltenen Fällen geboten und nützlich erscheinen kann, sondern in die Leistung geeigneter Beihülfe bei den Militärlazarethen zu legen sein wird.

Auf dem 2. Vereinstage in Frankfurt a. M. wurde u. A. auch dem Bedauern darüber Ausdruck gegeben, daß die Kriegssanitätsordnung keine Bestimmung über die Errichtung von Reconvalescentenstationen unmittelbar hinter der Feldarmee enthalte. Derartige Reconvalescentenstationen waren vor Paris in den Schlössern La Briquetterie und Trousseau errichtet. Sie bezweckten die Befreiung der eigentlichen Lazarethe von denjenigen Leuten, die zwar soweit hergestellt waren, um ärztlich entlassen zu werden, die aber doch, weil sie noch nicht Kräfte genug hatten, um wieder in den Dienst zu treten, in die Heimath hätten evacuirt werden müssen, und so auf lange Zeit, vielleicht sogar auf immer den Truppen verloren gewesen wären. Diese Reconvalescenten-Lazarethe, welche von Mitte November bis nach Ablauf des Waffenstillstandes bestanden, haben nachgewiesener- und anerkanntermaßen höchst segensreich gewirkt durch Entlastung der Lazarethe und durch Erhaltung von Truppentheilen für die Armee. Ihre Verwaltung und die Verpflegung der darin untergebrachten Reconvalescenten lag ganz und gar in den Händen der freiwilligen Krankenpflege. Die Aufnahme einer ausdrücklichen Bestimmung über die Errichtung solcher Stationen wäre wohl wünschenswerth gewesen. Allein die Sanitätsinstruction enthielt eine solche Bestimmung auch nicht, und die Etappeninspection hat seiner Zeit zu deren Errichtung doch die Erlaubniß gegeben. Und diese Erlaubnißertheilung war möglich, weil diese Etablissements unter den Begriff von Feldlazarethen der freiwilligen Hülfe fallen. So steht die Sache noch heute. Sachlich liegt daher kein Grund zu Befürchtungen vor.

Dagegen fällt bei weitem schwerer ins Gewicht, daß die Kriegssanitätsordnung in der Vorschrift in § 209 Nr. 1 a der Bestimmung in § 67 Nr. 1 der Sanitätsinstruction gegenüber, wo überhaupt von dem Transporte der Kranken und Verwundeten aus den Feldlazarethen und stehenden Kriegslazarethen nach den Reservelazarethen die Rede war, die Mitwirkung der freiwilligen Hülfe beim Kranken- und Verwundetentransporte beschränkt auf den Bereich der Etappeninspection nach rückwärts. Nach dem Wortlaute der Verordnung müßte daher in Zukunft jede Mitwirkung der freiwilligen Krankenpflege bei dem Transporte der

Verwundeten und Kranken aus den Feldlazarethen oder direct vom Verbandplatze nach der Eisenbahn wegfallen. — Bereits auf dem ersten Vereinstage in Nürnberg war der Wunsch, diesem Transporte eine größere Aufmerksamkeit zuzuwenden, und die freiwillige Hülfe mit Rücksicht darauf, daß der Staat kaum in der Lage sein würde, in genügender Weise hier Abhülfe zu schaffen, mehr als bisher zur Bewältigung dieser Aufgabe heranzuziehen, ausgesprochen worden. Man ging hierbei von der gewiß berechtigten Ansicht aus, daß der Verwundete, wenn er einmal im Eisenbahnwagen gebettet sei, das Schwerste bereits überwunden habe. Allein der Transport auf Leiterwagen mit der vorgeschriebenen Strohschüttung, wie ihn auch die Kriegssanitätsordnung beibehält, zum Theil auf zerfahrenen schlechten Wegen, bildet für Schwerverwundete ein so schwer zu ertragendes und mit so erheblichen Nachtheilen für Leib und Leben verbundenes Uebel, daß eine Verbesserung des gegenwärtigen Zustandes der Dinge nicht nur wünschenswerth, sondern geradezu geboten erscheinen mußte. Der Wunsch ist nicht erfüllt worden. Die freiwillige Hülfe hat sich dessen vorläufig zu bescheiden. Unbedingt verschlossen ist ihr aber, wie wir unter IV. sehen werden, dieses Thätigkeitsfeld dennoch nicht. —

Bei den Vorschriften über die Evacuation treten aber noch mehrere andere Einschränkungen hervor. Nach § 43 Abs. 4 in Verbindung mit § 69 der Sanitätsinstruction wurde das gesammte Pflegepersonal für die Verwundeten- und Krankenzüge dem Personale der freiwilligen Krankenpflege entnommen. Nach der Kriegssanitätsordnung dagegen soll bei Lazarethzügen nur in den seltensten Fällen, wenn anderes Personal gar nicht zu beschaffen, von dem Anerbieten der freiwilligen Hülfe Gebrauch gemacht werden (§. 143 sub 3). Bei Hülfslazarethzügen ebenfalls nur dann, wenn das staatlicherseits überwiesene Personal nicht ausreicht (§ 165 sub 3). Lediglich bei den Krankenzügen hat die freiwillige Begleitcolonne immer das erforderliche Pflegepersonal zu stellen.

Nach § 69 Abs. 2 der Sanitätsinstruction hatte das freiwillige Personal während des Transportes für die Wartung und Labung der Kranken und Verwundeten zu sorgen, jetzt liegt die schärfere Bestimmung vor: „daß es gleich dem staatlichen die auf die Pflege und Wartung bezüglichen Anordnungen des leitenden Arztes auszuführen hat.“

Die den Delegirten in Abs. 2 des § 70 der Sanitätsinstruction vorbehaltene Disciplinargewalt über das freiwillige Personal ist weggefallen und auf den Chefarzt übergegangen.

In Bezug auf die Nachrichtenvermittlung enthält die Kriegssanitätsordnung in Uebereinstimmung mit der Sanitätsinstruction die Bestimmung, daß in Berlin ein Centralnachweisebüreau zu errichten sei. Der Dienst in demselben war durch die Dienstinstruction vom 30. Juli 1870 geregelt, und bildeten drei Mitglieder des Centralcomités im Auftrage desselben den Vorstand im Sinne der §§ 76 und 140 b. der Sanitätsinstruction. Aus den Bestimmungen, welche die Kriegssanitätsordnung über das Nachweisebüreau enthält, ist nicht zu ersehen, ob dasselbe wiederum dem Centralcomité direct unterstehen, und ob der Vorstand von letzterem zu ernennen sein wird. Da § 223 von der freiwilligen Krankenpflege im Allgemeinen, und nicht vom Centralcomité und den Vereinen spricht, so ist es immerhin denkbar, daß in Zukunft die Errichtung des Büreaus nicht wie 1870 durch das Centralcomité allein, sondern von der Centralstelle des Kaiserlichen Commissars aus erfolgen, und die Leitung einem oder mehreren Delegirten übertragen werden könnte. Hierzu kommt Folgendes: Im letzten Kriege hatte die Praxis zu einer allmählichen Decentralisation geführt, so daß die Landesvereine in Folge ausdrücklicher Aufforderung durch das Centralbüreau für die betreffenden Länder selbstständige Zweigbüreaus bildeten, und die Meldekarten über die Mannschaften ihres Bezirkes zur selbstständigen Erledigung zurückbehielten. Das Centralbüreau war eben nicht im Stande, die Masse der auf ihm lastenden Arbeit zu bewältigen. —

Dennoch schreibt die Kriegssanitätsordnung auf's Neue vor, daß alle Meldungen über einen Verwundeten oder Kranken immer an das berliner Centralbüreau gehen, dort copirt werden, sodann an den Ersatztruppentheil gehen, und erst durch diesen an den mobilen Truppentheil gelangen sollen. Es wäre vielleicht sachgemäß und praktisch gewesen, unter Verwerthung der gemachten Erfahrungen schon in der Verordnung selbst darauf Bedacht zu nehmen, den Landesvereinen bei der Errichtung von Nachweisebüreaus einen selbstständigeren und bestimmt abgegrenzten Wirkungskreis zu übertragen. Denn unzweifelhaft bilden die betreffenden Landesvereine die Stelle, an welche sich die besorgten Angehörigen zuerst wenden. In der Kriegssanitätsordnung ist dagegen, abgesehen von München, nur Berlin als Sitz eines Nachweisebüreaus genannt, während 1870/71 auch in Dresden, Darmstadt u. s. w, solche Büreaus zum Nutzen der beschleunigten Auskunftsertheilung und ohne jeden Nachtheil für die nothwendig zu wahrende Centralisation bestanden haben. Da jedoch die Verordnung die Errichtung derartiger Zweig- oder Landesbüreaus nicht verbietet, so wird es nicht schwer fallen, eintretenden Falles diese Einrichtung, sobald sie sich als nothwendig oder erwünscht darstellt, durch besondere Verordnung wieder ins Leben zu rufen.

Neue Vorschriften hat die Kriegssanitätsordnung namentlich auch in Bezug auf die Gaben der freiwilligen Krankenpflege gebracht. Alle diese Neuerungen ziehen im Vergleiche mit der früheren Gesetzgebung dem Wirken und der Bewegung der freiwilligen Hülfe engere Grenzen.

Diese engere Begrenzung zeigt sich zunächst in den Bestimmungen über die Art der von der freiwilligen Hülfe zu liefernden Gegenstände. Denn während die Sanitätsinstruction Bestimmungen hierüber nicht enthielt, bezeichnet § 213 sub 2 der Kriegssanitätsordnung diejenigen Gegenstände im Allgemeinen als zur Beschaffung durch die freiwillige Krankenpflege besonders erwünscht, welche die Militärverwaltung in der Regel nicht selbst liefert. Eine gleiche Vorschrift findet sich in § 113 sub 4, wo den Aerzten zur Pflicht gemacht wird, den Ersatz für etatmäßige Erfordernisse bei den Lazarethreservedepôts oder anderen staatlichen Depôts zu beziehen, während der freiwilligen Krankenpflege ausschließlich die Lieferung derjenigen Gegenstände anheim gegeben wird, welche der Staat bestimmungsmäßig nicht zu liefern hat, und auch ausnahmsweise zu liefern nicht beabsichtigt (§ 30 der Et.-Instr.). Die Entscheidung der Frage, inwieweit diese Bestimmung durchführbar erscheinen wird, mag der Zukunft vorbehalten bleiben.

In Bezug auf die Sammlung und die Weiterführung dieser Gaben ist in § 207 sub 2 d das Princip ausgesprochen, daß die Ablieferung lediglich an heimathliche Depôts zu erfolgen habe, während die Sanitätsinstruction die Feststellung der Orte und Depôts, an welche die Gaben abzuliefern, dem Ermessen des Königlichen Commissars überließ und demselben als leitenden Gesichtspunkt nur vorschrieb: „damit sie ihre Bestimmung erreichen."

Nach der Sanitätsinstruction war es die Aufgabe der Delegirten bei den Hauptetappeninspectionen, den Bedarf an Gaben der freiwilligen Hülfe für die Verwundeten und Kranken in den Feld- und Kriegslazarethen aus den Vereinsdepôts an den Etappenhauptorten (Coblenz für die 1., Mainz für die 2. und Mannheim für die 3. Armee) selbst zu requiriren. Die Zuführung der Gaben aus diesen Hauptdepôts an die Feldlazarethe war der freiwilligen Hülfe in § 67 sub 4 gestattet. Zur Füllung dieser in erster Linie gelegenen Depôts waren in zweiter Linie an weiter rückwärts belegenen Orten, welche in regelmäßige Verbindung mit den Hauptdepôts gestellt werden konnten, Vereinsreservedepôts (in Köln, Magdeburg, Cassel, Berlin, Leipzig, Görlitz, Stuttgart, München und Nürnberg) errichtet, und diese wurden von den einzelnen Vereinen beziehentlich aus deren Depôts gefüllt.

Diese Einrichtung erfüllte allerdings die an sie geknüpften Erwartungen nur in sehr beschränktem Maße. Von Anfang an zeigte sich bei den Vereinen eine große Unlust, in diese Haupt- und Reservedepôts zu liefern, weil die Befürchtung vorherrschte, daß die Sachen dort aufgestapelt werden würden, ohne zur Verwendung zu kommen. Da sich diese Befürchtung zum Theil als begründet erwies, außerdem aber auch die vielfache Umpackung mit erheblichen

Beschwerden verbunden war, suchten die leitenden Organe das bisher unerfüllt gebliebene Bedürfniß auf doppeltem Wege zu befriedigen.

Einmal durch die Errichtung und Vorschiebung neuer Depôts (Zweigdepôts), bei denen die Requisitionen der Feldlazarethe und der Delegirten ihre Erledigung finden sollten. Auf deutschem Boden wurden solche Depôts zunächst errichtet in Saarlouis, Saarbrücken und Neustadt a. H., später auch in Frankreich selbst: in Remilly, Pont-à-Mousson, Mouzon, Douzy, Sedan, Donchéry, Nancy, Rheims, Epernay, Meaux, Château-Thierry, Claye, Corbeil, Versailles, Soissons, Dammartin, Lagny, Eaubonne und La Ferté. Noch später wurden Depôts errichtet in und bei Orléans: in Etampes, Pithiviers, Artenay, Vendôme, Blois und Le Mans. Im Norden Frankreichs in Amiens und Rouen, im Süden (bei Belfort und Dijon) in Vendenheim, Kolbsheim, Brumat, Chaumont, Dammerkirch (Dannemarie), Vesoul, Charmes, La Chapelle, Epinal, Altkirch und Sontheim. So gelangte allenthalben das in der Natur der Sache begründete Bestreben zum Ausdrucke, die Depôts der freiwilligen Hülfe in möglichster Nähe der Bedarfsstellen zu etabliren.

Hierzu kam auf der anderen Seite, daß die Delegirten ihre Requisitionen mit Vorliebe in die Heimath ergehen ließen, weil dort das nothwendig Gebrauchte, aber in den Beständen der Depôts Fehlende durch Kauf oder Sammlung rasch und leicht beschafft werden konnte, weil es sich im Laufe der Dinge gezeigt hatte, daß kleinere Transporte rascher und sicherer zum Ziele gelangten, als große, und weil es in der Heimath leichter war, geeignete Personen zur Führung dieser Transporte zu finden.

Auf Grund dieser Erfahrungen sprach sich die überwiegende Mehrzahl derjenigen Männer, welche bei der freiwilligen Krankenpflege im Felde praktisch thätig gewesen waren, für die Errichtung einer möglichst großen Anzahl kleinerer Depôts in möglichster Nähe der Feldarmee, und gegen die Anmassung größerer Vorräthe in zurückgelegenen Centraldepôts aus. Man legte einen ganz besonderen Werth auf die Gewährung einer größeren Actionsfreiheit für die freiwillige Hülfe im Allgemeinen, und speziell für die Vereine des rothen Kreuzes. Man betonte, daß sich die mobilen Depôts und die sogenannten mobilen Depôtcolonnen in der Praxis besonders bewährt hätten, und strebte daher eine größere Mobilisirung des Depôtwesens der freiwilligen Hülfe an. Man legte endlich den größten Werth auf die Herstellung einer dauernden Verbindung der Felddepôts mit den heimathlichen Vereinsdepôts und den Vereinen selbst.

Die Entscheidung ist indessen im entgegengesetzten Sinne erfolgt. Vereinsdepôts im Sinne des § 71 der Sanitätsinstruction, welche unter der selbstständigen Verwaltung von Delegirten standen, und aus denen die Delegirten bei den Feldlazarethen u. s. w. direct requiriren konnten, kennt die Kriegssanitätsordnung überhaupt nicht mehr. An deren Stelle sind die Abnahmestellen (Lazarethe der Militärverwaltung), die Sammelstationen und die staatlichen Güterdepôts getreten. Die Gaben der freiwilligen Hülfe werden bereits in der Heimath der Militärverwaltung unterstellt; die Vereine sollen nur sammeln, über das Gesammelte nicht direct verfügen. Eine selbstständige Verwaltung der Depôts der freiwilligen Krankenpflege durch eigene Organe findet nicht mehr statt. Denn wenn auch nach § 212 sub 4 die Möglichkeit gewahrt bleibt, bei den staatlichen Güterdepôts der Section für die Gaben der freiwilligen Hülfe einen Delegirten zuzutheilen, so steht dieser doch unter directer staatlicher Oberleitung.[1]

Eine Mitwirkung der Delegirten bei der Vertheilung der Gaben, welche nach §§ 67 sub 3 und 72 letzter Absatz der Sanitäts-

[1] Die hier entwickelten Anschauungen stehen mit dem, was oben über die Möglichkeit der Errichtung von Vereinsdepôts gesagt worden ist, nicht in Widerspruch. Allerdings ist das Wort „Vereinsdepôts" dort und hier in verschiedenem Sinne gebraucht, was sich nicht vermeiden ließ. Hier werden unter Vereinsdepôts verstanden diejenigen von Vereinen errichteten Depôts, welche für alle Zwecke der freiwilligen Krankenpflege Verwendung finden sollten. Im zweiten Kapitel unter III. 3 dagegen werden mit „Vereinsdepôts" diejenigen Depôts bezeichnet, die für die vorbehaltenen selbstständigen Vereinszwecke allein Verwendung finden sollen, die also in dieser Beziehung außerhalb des Rahmens des staatlich-geordneten Sanitätsdienstes stehen.

instruction denselben unter der alleinigen Bedingung oblag, sich bezüglich der Verwendung des Einverständnisses der Chefärzte zu versichern, erscheint nach § 209 sub 1 der Kriegssanitätsordnung gänzlich ausgeschlossen, da dort nur von Sammlung und Zuführung die Rede ist, während § 213 sub 5 lediglich die Zusicherung giebt,. daß den Delegirten Gelegenheit gegeben werden solle, von der Verwendung der Gaben Kenntniß zu nehmen.

Und während endlich im § 35 der Sanitätsinstruction der Anschluß der Transporte aus den Depôts der freiwilligen Krankenpflege an die Lazarethreservedepôts vorgeschrieben war, kennt die Kriegssanitätsordnung selbstständige Transporte von Gaben der freiwilligen Hülfe überhaupt nicht mehr. Denn die gesonderten Züge, von denen in § 212 Nr. 6 der Kriegssanitätsordnung die Rede ist, bleiben staatliche Züge unter staatlicher Leitung und Führung, beladen mit den Gaben der freiwilligen Hülfe.[1]

Die freiwillige Hülfe wird sich auch diesen beschränkenden Vorschriften zu fügen haben, sie muß aber die eingetretene Wendung der Dinge in den Depôtsangelegenheiten beklagen. Freilich muß sie sich dabei auch vor Augen stellen, daß es vielleicht ein folgeschwerer Irrthum sein würde, die Erlebnisse, Beobachtungen und Erfahrungen des letzten Krieges als unbedingt maßgebend für die Zukunft hinzustellen. Der letzte Krieg war ein unaufhaltsam siegreich vorschreitender Kampf. Bei allgemein gültigen und auf alle Fälle berechneten Normen muß aber auch die gegentheilige Möglichkeit in Betracht gezogen werden. Und da muß anerkannt werden, daß Einrichtungen, die sich bei der vorrückenden Armee und bei der verhältnißmäßig gesichert postirten Belagerungsarmee als praktisch und in hohem Grade nützlich bewährt haben, bei Rückwärtsbewegungen für die Armee belästigend und gefahrbringend wirken können. Darum darf die freiwillige Krankenpflege auch in diesem Punkte der Zukunft mit getrostem Muthe entgegensehen, namentlich in der Erwartung,

[1] Vergleiche hierüber noch die Ausführungen im zweiten Kapitel Seite 35.

IV. daß die freiwillige Hülfe auch im nächsten Kriege voraussichtlich eine über die gesetzlichen Vorschriften hinausgehende Verwendung finden wird.

Auch die Sanitätsinstruction kannte eine regelmäßige und eine nur ausnahmsweise Thätigkeit der freiwilligen Krankenpflege; auch die Sanitätsinstruction erklärte in §§ 67 und 68: „daß sich zur Thätigkeit der freiwilligen Krankenpflege im Bereiche der fechtenden Truppen nur ausnahmsweise geeignete Gelegenheit bieten werde, daß sie bei den Transporten der Verwundeten und Kranken zu den Reservelazarethen nur einen Theil des Personales stellen solle, daß die Vereinsdepôts im Anschlusse an die staatlichen Lazarethreservedepôts errichtet und die Gaben der Vereinsdepôts regelmäßig nur im Anschlusse an die von den Lazarethreservedepôts zu den Feldlazarethen abgehenden Transporte versandt werden sollten.“

Und dem gegenüber nun die Thatsachen.

Während des ganzen Feldzuges ist ein nicht unwesentlicher Theil der freiwilligen Hülfe gerade im Bereiche der fechtenden Truppen gewährt, und auch hier Wesentliches erreicht worden. Die freiwillige Krankenpflege hat es verstanden, rechtzeitig einzugreifen, und ihre Hülfe entweder schon während der Action oder unmittelbar nach derselben eintreten zu lassen. 6134 Personen sind als Krankenpfleger (4431) und Pflegerinnen (1703) nach dem Kriegsschauplatze entsendet worden und in Thätigkeit getreten. Die Organe der freiwilligen Krankenpflege und die Mitglieder der einzelnen Colonnen haben keinen Augenblick gezögert, unter eigener Lebensgefahr in diese ausnahmsweise Thätigkeit, die schließlich zur Regel geworden war, einzutreten.

Die Evacuation hat die freiwillige Krankenpflege mehrfach und zwar unbestritten mit dem besten Erfolge ganz selbstständig in die Hände genommen, in hervorragendster Weise nach der Schlacht bei Sedan über Belgien, und auch bei Paris, wo die allgemeinen

Einrichtungen, die Organisation der Linien, die Benutzung der Pariser Gürtelbahn u. s. w. ganz wesentlich der Initiative der freiwilligen Krankenpflege zu verdanken waren. So war z. B. in Brie Comte Robert die Fürsorge für die auf dem Transporte befindlichen zahlreichen Verwundeten und Kranken lediglich dem Personale der freiwilligen Krankenpflege anheimgegeben. Und dies ist an Orten, an denen sich keine Etappencommandos befanden, sehr häufig der Fall gewesen. Sanitätszüge für den Transport Schwerverwundeter sind in der Hauptsache zuerst von der freiwilligen Krankenpflege gestellt worden. (Württembergischer und von Hönika'scher Zug.)[1]

Es ist Thatsache, daß die Feldlazarethe auf dem Kriegsschauplatze fast ausschließlich durch die Vereinsdepôts versorgt worden sind, daß fast überall die Vereinsdepôts zuerst etablirt waren und ihre Gaben selbstständig den Feldlazarethen haben zuführen müssen, indem ihnen eine Möglichkeit des Anschlusses an die Transporte der staatlichen Lazarethreservedepôts überhaupt nicht geboten war. Ein Lazarethreservedepôt befand sich noch in Straßburg, später in Château-Thierry, als das Armeecorps, zu dem es gehörte, schon vor Paris stand, und an der Loire kämpfte. Ein anderes in St. Marie aux Chênes, als bereits die Entscheidungsschlacht bei Sedan gekämpft wurde. Ja, es sind Fälle zu verzeichnen, daß staatliche Lazarethreservedepôts aus den Depôts der freiwilligen Krankenpflege gefüllt werden mußten.

Hieraus geht hervor, daß die freiwillige Krankenpflege weit mehr geleistet hat, als die Sanitätsinstruction von ihr forderte, daß derselben Functionen übertragen worden sind, welche über die durch die Sanitätsinstruction gezogene Grenze hinausgingen, daß ihre Einrichtungen nicht selten die staatlichen ersetzt haben, ja in einzelnen Fällen denselben sogar vorausgegangen sind.

[1] In Bayern sind allerdings im ersten Dritttheil des Augustes 1870 zwei staatliche Sanitätszüge abgelassen worden, bei deren Ausrüstung und Betriebe aber die Vereine ganz wesentlich betheiligt waren.

Nun sind allerdings, wie oben dargethan, durch die Kriegssanitätsordnung wesentliche Verbesserungen in den amtlichen Sanitätseinrichtungen in's Leben getreten. Allein trotzdem wird die ausnahmsweise Thätigkeit der freiwilligen Krankenpflege auch im nächsten Kriege voraussichtlich wieder in erheblichem Umfange in Anspruch genommen werden. Geheimer Archivrath von Weech hat dieser Wahrheit in Frankfurt außerordentlich treffend Ausdruck gegeben.[1]

Dagegen muß energisch und eindringlich vor einem noch weiter gehenden Standpunkte gewarnt werden, der schon mehrfach geltend gemacht worden ist und der guten Sache nur schaden kann. Dieser verwerfliche Standpunkt drückt sich in folgender Schlußfolgerung aus: „Weil die freiwillige Krankenpflege mit der Instruction von 1869, die ihr weitaus nicht die Stellung

[1] Herr von Weech sagte: „Ich glaube, daß die Kriegssanitätsordnung, wenn sie auch ein ziemlich strenger Codex ist, der uns sehr feste und enge Grenzen steckt, doch bei der Ausführung in einer Reihe von Dingen sich anders gestalten wird, und zwar, weil an Diejenigen, von denen die Leitung der militärischen Dinge ressortirt, etwas herantritt, was mächtiger ist, als alle Gesetze, als alle Doctrinen, das ist die Nothwendigkeit. Es werden, wenn, was Gott verhüten möge, wieder ein Krieg ausbricht, es werden dann allen Erlassen zum Trotze, die inzwischen eingetreten sind, trotz aller Verfügungen, die auf Grundlage des letzten Krieges gemacht wurden, doch wieder Verhältnisse eintreten, die stärker sind, als die Menschen, in denen die regelmäßigen Mittel nicht ausreichen, und man gezwungen sein wird, in der Noth zu Hülfe zu rufen, was helfen kann. Ich erinnere mich sehr genau, daß nicht nur in jenen ersten Tagen nach Ausbruch des Krieges, als wir an der Südwestgrenze in unmittelbarster Nähe des Kriegsschauplatzes in der ersten Noth zu Hülfe gerufen wurden, sondern auch später, z. B. während der dreitägigen Schlacht von Belfort, die Dinge so lagen, daß die Hülfsvereine in viel größerem Maße als jemals vorauszusehen war, in Anspruch genommen wurden, und wenn wir damals schon das Institut der Krankenträger gehabt hätten, so würden sie ein außerordentlich ergiebiges Feld für ihre Thätigkeit gefunden haben. Ich glaube also, daß die Schwierigkeiten, die sich aus der Sanitätsordnung ergeben, sich vermindern werden, wenn wieder einmal Krieg ausbrechen sollte, und daß es dann wesentlich darauf ankommen wird, daß die rechten Personen auf dem Platze sind, nud daß die Liebe zum Vaterlande, das Pflichtgefühl, die Begeisterung für eine große Sache gewiß dazu dienen wird, kleinliche Streitigkeiten, wie sie auf Grund des geschriebenen Wortes sich ergeben könnten, vollständig aus der Welt zu schaffen."

gewährte, welche die Kriegssanitätsordnung ihr zugedacht, gearbeitet hat, weil im vorigen Kriege Vieles geschehen ist, was gegen den Wortlaut und den Sinn der Instruction verstieß, weil die freiwillige Krankenpflege die ihr durch die Vorschriften des Staates gezogenen Schranken gar mannichfach durchbrochen hat, als ob sich das von selbst verstände, darum soll und wird auch in einem späteren Kriege dasselbe geschehen, darum ist den beschränkenden Vorschriften der Kriegssanitätsordnung eine maßgebende Bedeutung und Wichtigkeit überhaupt nicht beizulegen."

Ein solcher Standpunkt, der das Vorhandensein einer Absicht, die staatlichen Vorschriften zu übertreten und zu umgehen, kundgiebt, ist ebenso unvorsichtig als grundfalsch. Er muß begründetes Mißtrauen erwecken, und wird daher zum Gegentheile dessen führen, was die freiwillige Hülfe erstrebt: zu einem möglichst straffen Anziehen der Zügel. — Darüber muß doch nachgerade Jedermann zur Klarheit gelangt sein, daß der stramme Militärorganismus nicht mit sich spaßen läßt. Mag sich darüber Niemand täuschen: ein Grund, daß ein Theil der an sich berechtigten Wünsche der Vereine keine Berücksichtigung gefunden hat, liegt grade in der Thatsache, daß im Laufe des Feldzuges 1870/71 die bestehende Organisation auch ohne zwingende Nothwendigkeit durchbrochen worden ist. Dadurch ist man in der Ueberzeugung bestärkt worden, daß aus militärischen Rücksichten an dem Principe festgehalten werden müsse, auf dem Kriegsschauplatze nur die Delegirten des Kaiserlichen Commissars zu selbstständigen Functionen zuzulassen. Die Besorgniß, daß durch die Berücksichtigung der Vereinswünsche „eine Beeinträchtigung der einheitlichen Organisation und Leitung der freiwilligen Krankenpflege herbeigeführt werden könnte," ist mehrfach als Entscheidungsgrund ausgesprochen worden.

Auch der Bericht des Königlichen Commissars spricht sich hierüber mit voller Offenheit und Klarheit aus, indem er sagt:

„Die ganze Sanitätsinstruction, soweit dieselbe die freiwillige Krankenpflege betrifft, beruht auf dem Gedanken, daß es nicht den einzelnen Vereinen und Gebern zustehen dürfe, ihre Gaben den Lazarethen, Truppen u. s. w. unmittelbar zuzuführen, sondern, daß lediglich durch den Militärinspecteur und dessen Organe diese Zuwendung vermittelt werden könne. Schon beim Beginne des Krieges zeigte sich indeß das Bestreben, diese Ordnung zu durchbrechen, auf eigene Hand Transporte nach dem Kriegsschauplatze zu bringen, die Gaben selbstständig mit Umgehung der bestehenden Organe zu vertheilen, kurz ohne alle Rücksicht auf die ergangenen Bestimmungen und die vorhandene Organisation nach eigenem Ermessen zu handeln."

Diese üblen Wahrnehmungen haben ihre bitteren Früchte getragen.

Man darf nie vergessen, daß der alleinige Kriegszweck in der Ueberwindung des Gegners besteht, daß alle Maßregeln die Erkämpfung des Sieges zum Endziele haben, und daß daher gegen die nothwendigen militärischen Rücksichten alle anderen weit zurücktreten müssen. Und wie große Heerführer zu allen Zeiten kein Bedenken getragen haben, einen Theil der Truppen in anstrengenden Märschen zu opfern, um mit dem anderen Theile zur rechten Stunde das Schlachtfeld zu erreichen und so die siegreiche Entscheidung herbeizuführen, so liegt es auch auf der Hand, daß die Fürsorge für die Verwundeten und Kranken erst die zweite Stelle einnehmen kann, und daß ihr auch nicht der kleinste Theil der Schlagfertigkeit der Armee geopfert werden darf.

Wenn die freiwillige Krankenpflege sich dessen immer bewußt bleibt, so wird sie auch davon absehen, Idealen nachzustreben, deren Erreichung außerhalb des Bereiches der Möglichkeit liegt. Die Vereine des rothen Kreuzes selbst und das an ihrer Spitze stehende deutsche Centralcomité haben derartige unerreichbare Ziele niemals verfolgt, namentlich ist denselben unter allen Verhältnissen jede Absicht fern geblieben, sich den bestehenden Verordnungen nicht zu fügen. Sie haben auf legalem Wege versucht, ihre Stellung zu verbessern. Der vollendeten Thatsache gegenüber stehen sie ganz und ohne Rückhalt auf dem Boden des geltenden Rechtes. Sie werden allezeit bestrebt und bereit sein, mit Muth und Aufopferung innerhalb der ihnen durch den Staat eingeräumten Stellung zu arbeiten. Sie sind sich zugleich dessen bewußt, daß sie nur auf diesem Wege das erreichen können, was ihnen bisher noch nicht gewährt worden ist. Die Vereine blicken mit vollem Vertrauen auf die Leitung der freiwilligen Krankenpflege, sie hoffen aber auch, daß ihnen ein gleiches Vertrauen in ihren guten Willen und in ihre Leistungsfähigkeit niemals entzogen werden wird.

Zweiter Theil.

Die Friedensthätigkeit.

Erstes Kapitel.

Von der Friedensthätigkeit im Allgemeinen.

Mit dem Friedensschlusse hat die Kriegsthätigkeit der freiwilligen Hülfe an sich ihr Ende erreicht. Dennoch können die Vereine mit dem Friedensschlusse ihre fruchtbringende Thätigkeit für die Opfer des Krieges nicht einstellen. Für die regelmäßige Unterstützung der Invaliden wird zwar anderweit, zum Theil allerdings ebenfalls unter Mitwirkung der Vereine zur Pflege im Felde ververwundeter und erkrankter Krieger gesorgt. Allein trotzdem erübrigt für die Vereine noch eine ziemlich umfassende Thätigkeit.

I.

Mit dem Friedensschlusse sind nicht alle Opfer des Krieges wieder im Vollbesitze ihrer Gesundheit. Invaliden und andere Personen, welche im Feldzuge für das gefährdete Vaterland gekämpft haben, leiden noch immer an ihren Wunden und deren Folgen, oder sie werden von Krankheiten ergriffen, welche mit Erkrankungen während des Feldzuges in ursachlichem Zusammenhange stehen, oder als direkte Folge der im Kriege erduldeten Strapazen sich darstellen. Es ist daher nothwendig, daß die Vereine auch im Frieden fortfahren, allen denen ihre Fürsorge angedeihen zu lassen, welche noch an den im Kriege erhaltenen Wunden und Krankheiten, oder an deren Folgen, oder an Krankheiten leiden, welche mit einer im Feldzuge erhaltenen Wunde oder einer während desselben erlittenen Krankheit und den erduldeten Strapazen in direktem ursachlichen Zusammenhange stehen.

Diese dem Kriege nachfolgende Fürsorge der Vereine kann man die ergänzende Friedensthätigkeit nennen.

Und auf diese bezog sich die zweite Resolution des I. (Nürnberger) Vereinstages, welche lautete:

„Der deutsche Vereinstag erachtet es als eine der nächstgelegenen Friedensaufgaben des deutschen Centralcomités und der mit ihm verbundenen Landesvereine, denjenigen Personen des Militär- und Militärbeamtenstandes, namentlich den im Landwehr- und Reserveverhältnisse befindlichen, welche zur Behebung von Verwundungen und Krankheiten, die sie sich im Kriege zugezogen, Badekuren bedürfen, und denen zur Bestreitung der Kosten dieser Kuren, nach Lage der bestehenden Bestimmungen aus staatlichen Fonds die erforderlichen Mittel nicht überwiesen werden können, letztere möglichst aus Vereinsmitteln zu gewähren."

In wie umfassender und segensvoller Weise diese Resolution vom deutschen Centralcomité ausgeführt worden ist, davon giebt der auf dem Frankfurter Vereinstage vorgetragene Rechenschaftsbericht Auskunft. Und auch die einzelnen Landesvereine haben ihr Möglichstes gethan, hier nachträglich Hülfe zu spenden.

Daß nach späteren Kriegen diese ergänzende Friedensthätigkeit, zu welcher in gewisser Beziehung auch die Beschaffung künstlicher Glieder für die Verstümmelten zu rechnen sein dürfte, wiederum sehr erhebliche Mittel in Anspruch nehmen wird, ist nicht zu bezweifeln.

II.

Aber dieser dem Kriege nachfolgenden Friedensthätigkeit steht die noch wichtigere vorbereitende gegenüber.

Die Nothwendigkeit einer solchen vorbereitenden Friedensthätigkeit überhaupt geht zunächst hervor aus der Vorschrift in § 208 der Kriegssanitätsordnung unter 4 und 5, wo nur den Vereinen die bereits erwähnten Rechte eingeräumt werden: „die sich schon im Frieden den Zwecken der Krankenpflege gewidmet haben." Ein Verein der sich dieses Rechtes, Delegirte aus seiner Mitte ernannt zu sehen und geeignete Personen dazu in Vorschlag zu bringen, begeben wollte, würde sich selbst dem Tode weihen.

Wenn aber weiter die freiwillige Hülfe in früheren Kriegen und namentlich im Anfange ihrer Thätigkeit nicht immer das erreicht hat, was sie gewollt und angestrebt, wenn die thatsächlich geleisteten Dienste nicht alle, zum Theil sehr hoch gespannte Erwartungen erfüllen konnten, so lag der Grund davon in der Hauptsache darin, daß die Hülfe nicht genügend vorbereitet war. Es ist Thatsache, daß in den Jahren 1864 und 1866 die rechte, erfolgreiche Thätigkeit erst begann, nachdem bereits Ströme Blutes geflossen und die schreckenerregenden Ereignisse die Nation zu werkthätiger Theilnahme aufgerüttelt hatten. Eine Besserung dieses Zustandes war bei dem Ausbruche des Krieges 1870/71 allerdings eingetreten; allein das anzustrebende Ziel war bei Weitem noch nicht erreicht. Erkennt dies doch der Bericht des Königlichen Commissars über die Thätigkeit der freiwilligen Krankenpflege während dieses Krieges mit den einfachen Worten an: „1870 mußte die Organisation über Nacht erfolgen."

Und der Bericht des Centralcomités über seine Thätigkeit und die Wirksamkeit der mit ihm verbundenen Vereine sagt:

> „Wenn die deutschen Vereine wenig vorbereitet in den plötzlich und in ungewohnt großer Ausdehnung an sie herangetretenen Krieg hineingezogen sind, und während desselben auf ihrem Gebiete Großes geleistet haben, so folgt daraus keineswegs, daß ihre Aufgabe nun für zeitweise abgeschlossen zu erachten, und daß es ihnen daher vergönnt sei, einen weiteren Krieg ohne weitere Vorbereitung in der Zuversicht zu erwarten, gleiche Opferwilligkeit werde sie dann nicht nur ohne Weiteres zu gleichen Leistungen, sondern auch zur Ueberwindung oder Vermeidung der im letzten Kriege hervorgetretenen Schwierigkeiten und Mängel in den Stand setzen."

Und wenn wir mit vorurtheilsfreiem Auge die Hülfsmittel ins Auge fassen, welche im gegenwärtigen Augenblicke der gesammten freiwilligen Hülfe für den Fall des plötzlichen Ausbruches eines Krieges zu Gebote stehen würden, so müssen wir anerkennen, daß sie in persönlicher und sachlicher Beziehung nicht zureichend sind.

Die Nothwendigkeit einer umfassenden Vorbereitung auf die Kriegsthätigkeit steht also fest, ebenso aber die Thatsache, daß eine solche Vorbereitung mit Erfolg nur im Frieden geschehen kann.

Nun ist allerdings nicht zu läugnen, daß das Volk, welches fast immer nur die unmittelbaren, greifbaren Ziele im Auge hat, der Friedensthätigkeit der Vereine des rothen Kreuzes, soweit dieselbe nicht unmittelbare Zwecke verfolgt, sondern der Vorbereitung auf einen künftigen Krieg gewidmet ist, auch heute noch kein genügendes Verständniß entgegenbringt.

Von einem großen Theile der deutschen Nation werden die dahin gehenden Bestrebungen der Vereine mit einer gewissen Gleichgültigkeit, ja selbst Geringschätzung betrachtet; man ist sogar geneigt, die Vorbereitungen für die Kriegsthätigkeit als eine Art Sport abfällig zu beurtheilen. Der alte Aberglaube, daß im Falle des Bedürfnisses, im Falle des Ausbruches eines Krieges die nationale Begeisterung Ersatz schaffen werde für alles im Frieden Versäumte, ist trotz aller Bemühungen von vielen Seiten nicht auszurotten gewesen. Man will es nicht glauben, daß Hülfe, die sich erst beim Ausbruche des Krieges organisirt, zu spät kommt.

Es wird hierbei der Werth der Thatsache, wie viel im Falle der Noth durch vereinte Anstrengungen geleistet werden kann, gewiß nicht unterschätzt. Wer aber glaubt, daß diese unvorbereitete und daher überstürzte Thätigkeit eine sorgfältig vorbereitete zu ersetzen im Stande sei, befindet sich in einem folgeschweren Irrthume. Auch in dieser Beziehung liegen die Verhältnisse bei den verschiedenen Vereinen verschieden. Aber kein Verein wird eintretenden Falls im Stande sein, die ihm obliegende Aufgabe in vollem Umfange zu erfüllen, wenn er nicht treu und gewissenhaft bei seiner Friedensthätigkeit beharrt.

Schon Artikel 5 der Beschlüsse der internationalen Conferenz zu Genf vom 26. Oktober 1863 bestimmt:

„In Friedenszeiten beschäftigen sich die Sektionen und Ausschüsse mit dem, was nöthig ist, um sich im Kriege wahrhaft nützlich machen zu können."

Dieser Artikel ist in mehr oder weniger veränderter Fassung in die Statuten der meisten Hülfsvereine übergegangen. Ueberzeugungstreue Kämpfer für das rothe Kreuz haben die Unentbehrlichkeit einer vorbereitenden Friedensthätigkeit von jeher mit aller Energie betont.

So undankbar die Aufgabe oft auch gewesen sein mag: wer es gut meint mit der Sache des rothen Kreuzes, darf nicht aufhören, diese Wahrheit aller Orten und zu allen Zeiten zu predigen, und namentlich deren Wichtigkeit den betheiligten Vereinen ins Gedächtniß zurückzurufen.

Unter den Männern, welche diese Aufgabe bereits seither gelöst, sei vor Allem Dr. Brinkmann in Berlin genannt, der zuerst in einer Arbeit „über freiwillige Krankenpflege im Kriege", dann im Jahre 1867 in einem am 10. December in der Generalversammlung des Preußischen Vereins zur Pflege verwundeter und erkrankter Krieger zu Berlin gehaltenem Vortrage, ferner als Referent auf der internationalen Conferenz zu Berlin (1869, 22—27. April), und endlich in gleicher Eigenschaft auf dem I. Vereinstage der deutschen Vereine vom rothen Kreuze (Nürnberg 23., 24. und 25. Oktober 1871) die Nothwendigkeit, die Kriegshülfe schon im Frieden vorzubereiten, in so gründlicher und erschöpfender Weise nachgewiesen hat, daß heute noch auf diese Ausführungen Bezug genommen werden muß, sobald von der Friedensthätigkeit der Vereine die Rede ist.

„„Nur so werden wir, schon ehe der Krieg ausbricht, frei von der erdrückenden Last der verschiedenartigsten Sorgen mit klarem Blicke die zweckmäßigsten, unmittelbaren Maßregeln ergreifen können, und werden uns die Kräfte, Kenntnisse und Mittel dazu nicht fehlen"".

Diese Worte Dr. Brinkmann's haben heute noch ihre volle Geltung.

Es bleibt daher eine nicht zu unterschätzende Aufgabe der Centralstellen, mit allen Kräften im ganzen Lande über die Bedeutung und Nothwendigkeit der Vorbereitung für den Krieg durch Friedensthätigkeit Aufklärung und Belehrung zu verbreiten, sowohl durch Berathungen und Beschlußfassungen in öffentlichen Versammlungen, als auch durch mündliche und schriftliche Mittheilungen, durch die direkte Inanspruchnahme einflußreicher Persönlichkeiten, oder durch die Benutzung der Tagespresse.[1]

III.

Wie bereits erwähnt, ist die Frage auf der internationalen Conferenz in Berlin und auf dem I. Vereinstage zu Nürnberg eingehend besprochen worden. Sie hat verschiedene Phasen durchgemacht. Der Standpunkt, welchen das Centralcomité ihr gegenüber einzunehmen hatte, mußte im Laufe der Jahre durch die inzwischen ins Leben getretene Friedensthätigkeit der Frauenvereine eine wesentliche Veränderung erleiden. Ausführliches über diesen Punkt folgt an späterer Stelle. Schließlich bildete die vorbereitende Friedensthätigkeit einen Hauptgegenstand der Verhandlungen auf dem II. Vereinstage zu Frankfurt a. M. (27. und 28. September 1880). Der Verfasser hatte als Vorsitzender des sächsischen Landesvereins hierüber als bestellter Referent Bericht zu erstatten. Außerdem lag ein gedrucktes Referat des Hofrathes Professor Dr. von Held in Würzburg vor. Nach gründlicher Berathung faßte der Vereinstag folgende Beschlüsse:

[1] Wenn in letzterer Beziehung (Benutzung der Tagespresse) im Allgemeinen mehr hätte geschehen können, so hat doch das deutsche Centralcomité auch diese ihm obliegende Pflicht fort und fort erfüllt.

1) Die freiwillige Krankenpflege resp. die Vereine haben sich auf diese ihre Kriegsthätigkeit im Frieden sorgfältig vorzubereiten. Diese Vorbereitung hat zu bestehen:

A. in der Aufrechterhaltung und dem möglichsten Weiterausbau der bestehenden Vereinsorganisation, wobei namentlich eine Zusammenfassung der in den Männer- und Frauenvereinen enthaltenen Kräfte in gemeinsamer Organisation anzustreben ist;

B. in der Aneignung und Verbreitung der erforderlichen Kenntniß der Heereseinrichtungen und der über die Sanitätspflege bestehenden gesetzlichen Vorschriften (Sanitätsinstruction und die dazu gehörigen Verordnungen);

C. in Ausarbeitung eines Mobilisirungsplans in doppelter Richtung:

a. Klarstellung darüber, auf welche Aufgaben man seine Kräfte zu concentriren gedenkt; und

b. Aufstellung und Evidenthaltung der dazu erforderlichen Personen- und Sachetats. Dabei wird

c) die Ausführung der Bestimmung in § 226, 1 (gemeinsame Tracht für die freiwillige Krankenpflege auf dem Kriegsschauplatze) ins Auge zu fassen sein.

2) In sachlicher Richtung wird sich die praktische vorbereitende Friedensthätigkeit der Vereine daher namentlich zu erstrecken haben:

A. auf die Ausbildung geschulter Krankenpfleger und Pflegerinnen;

B. auf die Schulung von Transportcolonnen und Sanitätspersonal;

C. auf Beschaffung bezw. Bereitstellung des erforderlichen Materials für die eventuelle Errichtung von Vereinslazarethen, Aufstellung von Hülfslazarethzügen und für Unterstützung des Landtransportes und Aufstellung der dazu erforderlichen Personenetats;

D. auf die Aufrechterhaltung von Vereinsdepôts, namentlich aber auch auf die Errichtung von Musterdepôts,

und zwar zu A. C. und D

in Gemeinschaft mit den Frauenvereinen.

3) Das deutsche Centralcomité hat unter Mitwirkung der einzelnen Landesvereine und im Einvernehmen mit der Leitung der deutschen Frauenvereine des rothen Kreuzes Veranstaltung dahin zu treffen, daß zur Ausführung dieser vorbereitenden Friedensthätigkeit nunmehr endlich geschritten werde. Zu diesem Zwecke ist es nothwendig, einen Mustermobilisirungsplan für die gesammte Vereinsthätigkeit auszuarbeiten, und den Landesvereinen zuzustellen, denen es dann überlassen bleibt, diesen allgemeinen Plan den örtlichen Verhältnissen anzupassen. Diese Mobilisirungspläne sind seiner Zeit zur Prüfung und weiteren Veranlassung dem Kaiserlichen Commissar, und durch dessen Vermittelung dem Kriegsministerium zu unterbreiten. Nicht minder geboten erscheint die Ausarbeitung eines Leitfadens für die Vereinsthätigkeit.

Diese Beschlüsse werden der weiteren Behandlung unseres Themas nothwendig zu Grunde zu legen sein. Nur in der Anordnung des Stoffes erscheint eine kleine Veränderung angezeigt.

Die vorbereitende Friedensthätigkeit erscheint nämlich als eine dreifache:

I. als eine organisatorische,

II. als eine theoretische, und

III. als eine sachlich-praktische.

Und nach diesen drei Gesichtspunkten soll die vorbereitende Friedensthätigkeit in den folgenden Kapiteln behandelt werden.[1]

Als allgemeine Regel aber, deren Befolgung nicht ernst genug den Vereinen ans Herz gelegt werden kann, sei erinnert an die

[1] Freilich war eine ganz scharfe Trennung dieser drei unter sich so nahe verwandten Gesichtspunkte nicht immer bis zur letzten Consequenz durchführbar. Eine andere, übersichtlichere Eintheilung des Stoffes ließ sich aber nicht finden.

Mahnung des Hofrathes Professor Dr. v. Held: die Vorbereitungsarbeiten zunächst auf das Hauptsächlichste zu beschränken. Man lasse alle Ideale, alle übertriebenen oder ferner liegenden Dinge bei Seite, und beschränke sich auf das zunächst Erreichbare, auf diejenigen Dinge, welche ihrer Natur nach die Hauptaufgabe der freiwilligen Hülfe sein müssen, weil die staatlichen Einrichtungen gerade hier am wenigsten ausreichen können, und weil eben sie es sind, welche der Freiwilligkeit der Leistung und der Freiheit der Thätigkeit den größten Spielraum gewähren.

Zweites Kapitel.

Die organisatorische Friedensthätigkeit.

I.

Je mehr die Thätigkeit und das Eingreifen der freiwilligen Krankenpflege im Kriege durch staatliche Verordnung bestimmt und durch Schaffung eines ausgedehnten Netzes amtlicher Vermittelungsorgane geregelt wird, desto klarer tritt auch die Nothwendigkeit hervor, die Vereine des rothen Kreuzes so zu organisiren, daß sie bei Ausbruch eines Krieges im Stande sind, möglichst schnell, also wenn irgend thunlich, sogleich mit der officiellen militärischen Sanitätspflege in volle Action zu treten, und die ihnen obliegenden Aufgaben in möglichster Vollkommenheit zu erfüllen.

Die Geschichte der freiwilligen Krankenpflege und ihrer Leistungen zeigt, welch ein weitgehender Unterschied im Erfolge zwischen dem opferbereitesten Helfen getrennt arbeitender einzelner Personen und Vereine, und dem planmäßigen, geordneten Auftreten einer anerkannten öffentlichrechtlichen, in sich selbst wohl organisirten Institution besteht. Darin lag ja eben der so oft unterschätzte Vortheil der ritterlichen und geistlichen Genossenschaften, daß deren Mitglieder durch das Band einer von Alters her feststehenden Organisation mit einander verbunden waren, und sich so immer als die Theile eines mächtigen Ganzen fühlten. Nie und nimmer wird ein nur auf seine eigene Thätigkeit und Tüchtigkeit angewiesener Verein oder eine isolirt stehende Genossenschaft dasselbe zu leisten im Stande sein, wie eine durch sachgemäße, intelligente Organisation in und unter sich verbundene Gemeinheit von Vereinen und Genossenschaften.

Die Durchführung einer zweckmäßigen Organisation ist daher auch für die Vereine des rothen Kreuzes nicht nur von Wichtigkeit, sondern sie bildet die unerläßliche Voraussetzung für ein erfolgreiches Auftreten im Kriege, und ihr Ausbau im Frieden demnach die wichtigste präparatorische Aufgabe.

Die Antwort auf die zunächst liegende Frage: welches muß das Ziel dieser Organisation sein? ist an sich eine ziemlich einfache.

Möglichste Centralisation unter möglichster Wahrung der Selbstständigkeit und Actionsfähigkeit der einzelnen Glieder. Festhalten an der einheitlichen Organisation ohne Aufgabe der leistungsfähigen und historisch begründeten Vielheit. Wirkliche Ausnutzung der vorhandenen Kräfte durch vernünftige Arbeitstheilung und gegenseitige Ergänzung. Die bekannte Regel des großen Strategen: getrennt marschiren und vereint schlagen, hat ihre Geltung auch für die freiwillige Krankenpflege.

Die Schwierigkeiten treten hervor, sobald es gilt, das Verhältniß zwischen Centralisation und Decentralisation in bestimmten Vorschlägen darüber festzustellen, welche Functionen und Competenzen dem Centralorgane und welche den einzelnen Gliedern zu überlassen sind.

Auch hier ist der Grundsatz an die Spitze zu stellen: Das Centralorgan soll regieren und nicht verwalten, es soll anordnen und verfügen, was geschehen und auf welche Weise die beschlossene Maßregel ausgeführt werden soll, die Ausführung aber den verbündeten Organen möglichst selbst überlassen. Durch die Centralisation soll neben der planmäßigen Einheit im Handeln vor allen Dingen die Ausgleichung der Hülfe, d. h. die Möglichkeit gesichert werden, das an einem Orte Fehlende durch das an einem anderen Orte vielleicht im Ueberflusse Vorhandene zu ergänzen.

Drei Faktoren der freiwilligen Krankenpflege sollen zu gemeinsamer Thätigkeit möglichst organisch mit einander verbunden werden; die Genossenschaften, die Vereine und die Einzelpersonen.

Die Sachlage ist heute insofern noch dieselbe wie beim Ausbruche des deutsch-französischen Krieges, als neben den Vereinen des rothen Kreuzes noch besondere Orden, Genossenschaften und Vereinigungen in früherer Selbstständigkeit fortbestehen.

II.

Die deutschen Vereine zur Pflege im Felde verwundeter und erkrankter Krieger beruhen auf den Beschlüssen der Genfer Conferenz vom 26. Oktober 1863, auf welcher die Idee der Vereinsbildung auf Grund der in der Genfer Convention enthaltenen Abmachungen zuerst eine greifbare Gestalt gewann. Diese Vereinsbildung repräsentirt die nationale Organisation der internationalen Hülfe. — Das Königreich Würtemberg rief bereits im December 1863 den ersten Pflegeverein ins Leben. Diesem Beispiele folgten: das Großherzogthum Oldenburg (2. Januar 1864), das Königreich Preußen (6. Februar 1864), das Großherzogthum Mecklenburg-Schwerin (24. Juni 1864), die freie Stadt Hamburg (18. Oktober 1864), das Großherzogthum Hessen (December 1864), das Königreich Sachsen (7. Juni 1866), das Großherzogthum Baden (29. Juni 1866) und das Königreich Bayern (5. Januar 1868). — Die Mehrzahl dieser Vereine nahm von Anfang an Männer und Frauen als Mitglieder auf, später entwickelte sich eine schärfere Trennung, so daß gegenwärtig die Vereine zur Pflege im Felde verwundeter und erkrankter Krieger mit wenigen Ausnahmen sich als „Männervereine" darstellen.

Im Königreiche Preußen besteht als Landesverein: der Preußische Verein zur Pflege im Felde verwundeter und erkrankter Krieger. Die oberste Leitung der Vereinsangelegenheiten und die Vertretung des Vereines nach außen erfolgt durch ein Centralcomité mit dem Sitze in Berlin. (Statuten vom 3. April 1866; Verleihung der Corporationsrechte durch Königliche Bestätigung vom 7. Mai 1866). — In den einzelnen Provinzen, beziehungsweise Kreisen und Ortschaften sind Provinzial- resp.

Kreis- und Lokalvereine als Unterabtheilungen des Gesammtvereines und mit diesem zu einer Corporation verbunden gebildet. (Vorsitzender des Centralcomités: Senatspräsident von Holleben, Stellvertreter: Regierungsrath a. D. Haß.)

Dem Preußischen Centralcomité gehörten früher drei von der Staatsregierung ernannte Commissare als Mitglieder an, mit der besonderen Aufgabe, demselben berathend zur Seite zu stehen. Diese Einrichtung ist jedoch seit dem Jahre 1874 in Wegfall gekommen. Denn durch Allerhöchste Ordre vom 22. September wurde bestimmt:

> „daß an Stelle der nach der Ordre vom 20. April 1864 dem Centralcomité beizuordnenden Commissarien der Staatsregierung fortan der Kaiserliche Commissar und Militärinspecteur der freiwilligen Krankenpflege beim Centralcomité als alleiniger Vertreter der Staatsregierung zu fungiren habe, und vorkommenden Falls die bezüglichen Functionen auf den von ihm dem Kriegsministerium zu präsentirenden und von diesem zu bestätigenden Stellvertreter übergehen dürfen.“

In Folge dieser Allerhöchsten Bestimmung ist sodann auf Beschluß der Generalversammlung des Vereines vom 30. April 1875 an die Stelle des § 3 Abs. 3 bisheriger Fassung der Statuten im Einverständnisse mit dem Kriegsministerium folgende neue Bestimmung gesetzt worden:

> „Der Kaiserliche Commissar und Militärinspecteur fungirt bei dem Centralcomité als alleiniger Vertreter der Staatsregierung. Die bezüglichen Funktionen werden vorkommenden Falles durch einen von ihm dem Kriegsministerium zu präsentirenden und von diesem zu bestätigenden Stellvertreter wahrgenommen.“ [1]

---

[1] Gegenwärtig fungiren als Stellvertreter des Kaiserlichen Commissars in erster Linie der Hofjägermeister Freiherr von Heinze, und bei dessen Verhinderung der Geheime Regierungsrath Dr. Metzel.

Im Königreiche Bayern besteht der Bayerische Landeshülfsverein, welcher zugleich Organ der Kaiser Wilhelmsstiftung für deutsche Invaliden ist. Als Verein zur Pflege und Unterstützung im Felde verwundeter und erkrankter Krieger hat er die Grundzüge seiner Organisation und die Umgrenzung des Wirkungskreises der freiwilligen Hülfe in den „Grundbestimmungen für die freiwillige Hülfsthätigkeit des Königreiches Bayern im Kriege" niedergelegt. An der Spitze des Vereins steht ein Centralcomité (Vorsitzender: Königlicher Obersthofmeister Graf zu Castell; Stellvertreter: erbl. Reichsrath Graf Karl Drechsel), und ein Centralausschuß, in welchem die acht Kreisausschüsse (Oberbayern, Niederbayern, Pfalz, Oberpfalz und Regensburg, Oberfranken, Mittelfranken, Unterfranken mit Aschaffenburg und Schwaben mit Neuburg) vertreten sind. Die einzelnen Zweigvereine sind unter sich zu Kreisvereinen verbunden, an deren Spitze Kreisausschüsse stehen.

Im Königreiche Sachsen waren bereits im Sommer 1864 einleitende Schritte zur Bildung eines internationalen Hülfsvereines gethan worden, allein erst den Ereignissen des Jahres 1866 war es vorbehalten diesen „internationalen Verein zur Pflege im Kriege verwundeter und erkrankter Soldaten für das Königreich Sachsen" wirklich ins Leben zu rufen. Die Vereinsstatuten erhielten mittelst Decretes vom 7. Juni 1866 die Bestätigung der Königlichen Regierung. In neuerer Zeit ist der Name umgewandelt worden in „Landesverein zur Pflege im Felde verwundeter und erkrankter Krieger." Die Vereinsleitung liegt in den Händen eines aus sechs Personen bestehenden Directoriums (Vorsitzender: Regierungsrath von Criegern-Thumitz; Stellvertreter: Geheimer Medicinalrath Dr. Fiedler). Zweigvereine existiren zur Zeit nicht mehr. Nur in Leipzig besteht ein „internationaler Verein zur Pflege im Felde verwundeter und erkrankter Krieger", welcher laut ausdrücklicher Vereinbarung einen integrirenden Theil des Landesvereins bildet, und in dessen Directorium durch ein delegirtes Vorstandsmitglied vertreten ist. Der Vereinsvorstand ist aus acht Personen zusammengesetzt. (Vorsitzender: Lampe-Bender.)

Der Württembergische Sanitätsverein trat noch im Jahre 1863 ohne feste Statuten zusammen. Im März 1864 folgte die förmliche Constituirung und die Veröffentlichung der Statuten. Die Leitung der Geschäfte geschieht durch einen mindestens aus sieben Personen bestehenden „Geschäftsausschuß“ (weiterer und engerer Verwaltungsausschuß), dem das Recht der Cooptation zusteht, und aus dessen Mitte ein Vorstand, ein Cassirer und ein Secretär gewählt werden. (Vorsitzender war bis zu seinem im Jahre 1882 erfolgten Tode der hochverdiente Pfarrer Dr. theol. Hahn).

An der Spitze des Badischen Männer-Hülfsvereins steht ein aus 17 Mitgliedern bestehender Vorstand. (Vorsitzender: Geheimer Archivrath von Weech).

Der Hülfsverein im Großherzogthume Hessen für die Krankenpflege und Unterstützung der Soldaten im Felde wird geleitet von einem aus fünf Personen bestehenden Vorstande, welche von der Hauptversammlung auf die Dauer von drei Jahren aus der Zahl der in Darmstadt oder Bessungen wohnenden Vereinsmitglieder gewählt werden, und dann aus ihrer Mitte den Vorsitzenden des Vorstandes (seit langen Jahren Ministerialrath A. Weber), dessen Stellvertreter und einen Schriftführer ernennen. Außerdem besteht noch ein Verwaltungsrath, gebildet aus den Mitgliedern des Vorstandes, den Vertretern der Zweigcomités und 10 von der Hauptversammlung gewählten Mitgliedern.

Der Landesverein für das Großherzogthum Mecklenburg-Schwerin wurde durch ein provisorisches Statut vom 24. Juni 1864 begründet, an dessen Stelle ein unter dem 12. April 1869 landesherrlich bestätigtes definitives Statut getreten ist. Als Organe des Vereins fungiren: ein aus fünf Mitgliedern bestehender Vorstand (Vorsitzender General von Holstein), und die Localcomités der Zweigvereine.

Der bereits 1864 gegründete Verein für das Großherzogthum Oldenburg constituirte sich im Anfange des Jahres 1866 als Landesverein. Der Vorstand besteht aus fünf Personen (Vorsitzender: Obergerichtsanwalt Dr. Hoyer).

Die Constituirung des Weimarischen Landesvereines ist unter dem 14. November 1868 als Zweigverein des preußischen Vereines unter vorläufiger Annahme des preußischen Normalstatutes erfolgt. Aus diesem Zweigvereine hat sich im Jahre 1869 der Landesverein gebildet. (Statut vom 16. Februar 1869). An der Spitze steht ein aus sieben Mitgliedern bestehender Hauptvorstand. (Centralcomité des Landesvereines).

Es folgen: die Landesvereine in den Herzogthümern Sachsen-Altenburg (gegründet am 30. Januar 1869), Braunschweig, Anhalt (geleitet durch ein aus mindestens 12 Personen bestehendes Comité), Sachsen-Coburg und Lauenburg, der Fürstenthümer Schwarzburg-Rudolstadt, Schaumburg-Lippe, Lippe-Detmold und Reuß ältere Linie, sowie der freien Städte Hamburg, Lübeck und Bremen.

Alle diese deutschen Landesvereine sind unter einander durch eine gemeinsame Organisation verbunden. Am 20. April 1869 wurde von den Vertretern der Landesvereine von Preußen, Bayern, Sachsen (einschließlich des Albertvereins), Würtemberg, Baden und Hessen eine Uebereinkunft über die Gesammtorganisation der deutschen Vereine vom rothen Kreuze abgeschlossen, und das „Centralcomité der deutschen Vereine zur Pflege im Felde verwundeter und erkrankter Krieger" geschaffen, um das Zusammenwirken aller Vereine zu vermitteln und deren gemeinschaftliche Angelegenheiten zu besorgen. Das Präsidium des Centralcomités, sowie die Führung der laufenden Geschäfte ist dem Centralcomité des preußischen Vereines zur Pflege im Felde verwundeter und erkrankter Krieger übertragen. (Gegenwärtig Vorsitzender: Senatspräsident von Holleben, erster Stellvertreter: Regierungsrath a. D. Haß, zweiter stellv. Vorsitzender: General der Infanterie von Olllech, Schriftführer: Geheimer Ober-Regierungsrath von Bötticher und Geheimer Ober-Finanzrath Koch). — Ueber den Wortlaut dieser Uebereinkunft vergl. Beilage II. Von sämmtlichen betheiligten Regierungen ist dieselbe ratificirt worden. Bereits unterm 2. Juni 1869 wurde dem Centralcomité des preußischen Landesvereines durch eine Allerhöchste Ordre eröffnet, daß Se. Majestät die getroffene Uebereinkunft als eine Gewähr für eine die Vereinssache wesentlich fördernde Friedensgemeinschaft und für ein im Kriegsfalle sich der Heeresleitung eng anschließendes Zusammenwirken aller deutschen Vereine begrüße. Binnen kurzer Frist waren auch die übrigen Vereine: Braunschweig, Sachsen-Weimar, Oldenburg, Mecklenburg-Schwerin, Anhalt, Altenburg, Schwarzburg-Rudolstadt, Schaumburg-Lippe, Lippe-Detmold, Reuß ältere Linie, Sachsen-Coburg, Herzogthum Lauenburg, Hamburg, Lübeck und Bremen der Uebereinkunft beigetreten.

Auf Grund einer mehr als zehnjährigen Erfahrung kann man ohne Ueberhebung behaupten: diese Organisation hat sich bewährt, sie hat sich nicht nur bei den deutschen Vereinen selbst eingelebt, sondern auch das Ausland hat sich daran gewöhnt, das deutsche Centralcomité als das Organ, durch dessen Hand die der Verwundetenpflege zugewendeten Gaben zu gehen haben, und zugleich als den verfassungsmäßigen Vermittler der internationalen Beziehungen anzusehen, ohne dadurch den gewährleisteten direkten Verkehr mit den Landesvereinen aufzugeben.

Eine Aenderung ist im Laufe der Zeit lediglich in Bezug auf den Namen eingetreten, welcher jetzt lautet: Centralcomité der deutschen Vereine vom rothen Kreuze.

Die bestehende Organisation muß daher das Fundament für jede Weiterentwickelung bilden. Die Arbeit der Gegenwart und Zukunft hat sich darauf zu beschränken, das vorhandene Haus auszubauen, das Angebahnte und Angefangene zu vollenden und zu vervollkommnen. Denn gewisse Mängel und Unvollkommenheiten sind auch hier noch vorhanden.

Daß im Uebrigen die Uebereinkunft vom 20. April 1869 einige Bestimmungen enthält, die nicht mehr den thatsächlichen Verhältnissen entsprechen (z. B. die Bestimmung in § 5: sobald die Heere in kriegerische Action treten, liegt dem Centralcomité die einheitliche Vertretung der Vereine bei den Heeren ob u. s. w.), daß andere Bestimmungen durch eine dem Wortlaute zuwiderlaufende Praxis thatsächlich außer Kraft gesetzt und daher obsolet geworden sind (so z. B. § 9, daß das Centralcomité in der Regel jährlich nur ein Mal zusammentreten soll), und daß daher eine Revision dieser Uebereinkunft in näherer oder fernerer Zeit kaum zu vermeiden sein wird, ist richtig. Man trug bisher, und früher gewiß nicht ohne allen Grund, ein gewisses Bedenken, an dem Bestehenden zu rühren. Allein diese Bedenken sind grundlos geworden. Es giebt thatsächlich Niemanden mehr, der die Einrichtung selbst irgend wie in Frage stellen möchte. Namentlich alle Landesvereine haben erkannt, daß durch das Centralcomité keine Schwächung, sondern eine Stärkung ihrer Stellung und Macht herbeigeführt worden ist.

Das ist die Organisation der Männervereine. Neben den Männervereinen bestehen aber:

III.

Die deutschen Frauenpflegevereine vom rothen Kreuze, die ihrer Bestimmung nach „dienen sollen im Kriege dem Volke in Waffen, im Frieden der Linderung der Noth, wie und wo eine solche unerwartet hervortritt."

Die Theilnahme der Frauen und deren Leistungen für das rothe Kreuz haben bisher nirgends eine solche Ausdehnung erlangt, wie in Deutschland. Es ist Thatsache, daß die Zahl der Frauenvereine namentlich im Norden Deutschlands die der Männervereine übersteigt. Als Hauptvereine treten hervor: der vaterländische Frauenverein in Preußen, der bayerische Frauenverein, der Albert-Verein (Königreich Sachsen), der württembergische Wohlthätigkeitsverein, der badische Frauenverein, der Alice-Frauenverein im Großherzogthum Hessen, das patriotische Institut der Frauenvereine im Großherzogthum Sachsen-Weimar, der mecklenburgische Marien-Frauenverein u. s. w.

Jeder dieser Vereine ist in sich selbst fest gegliedert.

Die oberste Leitung der Vereinsangelegenheiten im vaterländischen Frauenvereine[1] ruht in den Händen eines Vorstandes, bestehend aus mindestens sechs weiblichen und 6 männlichen Mitgliedern. Gegenwärtig sitzen 13 Männer in diesem Vorstande, denen nicht eine bloß berathende, sondern eine beschließende Stimme zusteht. Ueber das ganze Land sind die Zweigvereine vertheilt, die sich in einzelnen Provinzen wie z. B. in Sachsen und Schlesien wieder zu Provinzialvereinen vereinigen. In Oberschlesien besteht außerdem noch ein engerer Provinzialverband, dem 19 Vereine angehören.

In Bayern gliedert sich die Organisation des von einem Centralcomité geleiteten Frauenvereines in Centralausschuß, 8 Kreisausschüsse und 161 Zweigvereinsausschüsse.

Der sächsische Albertverein[2] vertheilt sich in 36 Zweigvereinen über das ganze Land, und wird unter dem Präsidium Ihrer Majestät der Königin von einem Directorium geleitet. Dieses Directorium soll außer der durchlauchtigsten Präsidentin aus acht Damen und mindestens vier Herren, welche sämmtlich von Ihrer Majestät der Königin ernannt werden, bestehen. Gegenwärtig ist es zusammengesetzt aus zwölf Damen und sechs Herren. (Geschäftsführer: Oberstlieutenant Dr. Naundorff.) Dem Directorium steht ein Ausschuß zur Seite, gebildet aus zwölf gewählten Damen und den Vorsteherinnen derjenigen Lokalvereine, welche in dem der Hauptversammlung vorausgegangenen Jahre mehr als 150 Mark zur Casse des Vereins beigetragen haben.

An der Spitze des Württembergischen Wohlthätigkeitsvereins (zugleich Männer- und Frauenverein) steht die Centralleitung (1 Vorstand, 15 männliche Mitglieder und 3 Frauen) mit

[1] Der vaterländische Frauenverein umfaßte 1881 einschließlich der Reichslande 508 Frauenvereine mit 51 359 Mitgliedern, mit einem Vermögen des Hauptvereins von 225 920 M. und einem Baarbestande am Schlusse des Jahres 1881 von 974 864 M. Gegenwärtig ist die Zahl der Zweigvereine auf 530 gestiegen.

[2] Derselbe besitzt eine Gesammtmitgliederzahl von 4200 Personen; 3742 Mitglieder gehören den Zweigvereinen an.

dem Sitze in der Hauptstadt; ihm sind Bezirks- und Lokalvereine unterstellt. Die ersteren werden von einem Ausschusse, die letzteren von einem Vorstande, einem Verwaltungsausschusse, einer Unterstützungscommission und einer Inspection der Beschäftigungsanstalten geleitet.

In Baden bestehen als Vereinsorgane ein Vorstand (Central-Comité und vier Abtheilungen), ein Landesausschuß (Abgeordnete der Zweigvereine) und die Ortsausschüsse der letzteren, während der Alice-Verein in Hessen sich gliedert in ein Frauencomité in Darmstadt als Vorstand des Landesvereins (Centralcomité), dem mehrere männliche Geschäftsführer zur Seite stehen und dessen Mitglieder vom Großherzoge ernannt werden, sowie in Lokalcomités.

In Weimar ist jeder Verein in einem Dorfe oder einer kleinen Stadt (Lokalverein) verpflichtet, sich einem Vereine in einer größeren Stadt, also den Vereinen in Weimar, Neustadt, Jena, Allstädt, Ilmenau, Eisenach und Lengsfeld (einem Centralvereine) anzuschließen, und diese sieben Centralvereine bilden ein unter dem Centraldirectorium in Weimar (der Großherzogin) stehendes Ganzes.

Der jüngste dieser Vereine, der im Jahre 1880 gegründete mecklenburgische Frauenverein zur Pflege im Felde verwundeter und erkrankter Krieger (Marien-Frauenverein) besitzt einen die Vereinsleitung besorgenden Gesammtvorstand (sieben weibliche und sechs männliche Mitglieder) und die Vorstände der Zweigvereine. Aehnliche Organisationen besitzen die übrigen, namentlich nicht aufgeführten deutschen Frauenvereine.

Am 12. August 1871 wurde nun in Würzburg ein Verband der deutschen Frauenvereine geschaffen, nach dessen Statut unter Wahrung der den einzelnen Landesvereinen bisher zustehenden Selbstständigkeit die Vereine zur Erreichung des gemeinsamen Zweckes (in Kriegszeiten an der Fürsorge für die im Felde Verwundeten und Kranken Theil zu nehmen und die hierzu dienenden Einrichtungen zu unterstützen, in Friedenszeiten aber innerhalb des Verbandes außerordentliche Nothstände zu lindern, sowie für die Förderung und Hebung der Krankenpflege Sorge zu tragen) in regelmäßige Verbindung traten, und ein Uebereinkommen dahin trafen, sich gegenseitig durch Rath und That zu unterstützen, namentlich aber bei außerordentlichen Nothständen innerhalb des Verbandgebietes auf Ersuchen des betreffenden Landesvereines dem letzteren Hülfe an Geld, Material und Pflegekräften zu gewähren, auch behufs Austausch der gegenseitigen Erfahrungen zur Förderung der Verbandszwecke und der Verbandsorganisation Versammlungen von Bevollmächtigten der Landesvereine abzuhalten.

Nach dem Beschlusse des II. Verbandstages (Dresden 25. bis 27. April 1878) ist zur besseren Erreichung der durch das Würzburger Statut gestellten Aufgaben ein ständiger Ausschuß geschaffen worden, bestehend aus je einem Delegirten des vaterländischen Frauenvereines, des bayerischen Frauenvereines, des sächsischen Albertvereines, des badischen Frauenvereines, des hessischen Alicevereins und des patriotischen Instituts der Frauenvereine für das Großherzogthum Sachsen-Weimar-Eisenach. Dieser Ausschuß hat das Eintreten der Verbandsthätigkeit in außerordentlichen Nothständen zu vermitteln, namentlich aber hat im Falle einer Mobilisirung der Vorsitzende (Vertreter des vaterländischen Frauenvereines) den Ausschuß in Berlin als dem Sitze des Centralcomités der Männervereine sofort zusammen zu berufen und, soweit nicht eine Gemeinschaft des Wirkens zwischen den Landesfrauenvereinen und den correspondirenden Männervereinen für den Kriegsfall bereits besteht, die Einleitung zu einer einheitlichen Thätigkeit zu treffen, und sich hierüber mit dem deutschen Centralcomité ins Einvernehmen zu setzen.

Wir gelangen hiermit

IV.

zur Frage der organischen Verbindung zwischen den Männer- und Frauenvereinen, und zwar

1) zunächst zu der Vorfrage:

Welches ist in Bezug auf diese Verbindung zur Zeit der Stand der Dinge in den einzelnen deutschen Ländern?

In Preußen war bereits bei der Gründung des vaterländischen Frauenvereins eine Verbindung mit dem Männervereine ins Auge gefaßt (vergl. den Aufruf vom 11. November 1866).[1] Dementsprechend enthielt § 2 des unterm 1. Mai 1867 vollzogenen ersten Statuts die Bestimmung, daß der vaterländische Frauenverein in Kriegszeiten vollständig unter die Oberleitung des Pflegevereins treten solle. Auf Grund der im Kriege 1870/71 gemachten Erfahrungen wurde in der Generalversammlung vom 15. April 1871 zu § 2 ein Zusatz beschlossen, daß ungeachtet der dem Preußischen Pflegevereine in Kriegszeiten zustehenden Oberleitung über den vaterländischen Frauenverein dieser doch seine eigene Organisation beibehalten solle. Die in § 2 des Statuts festgesetzte Oberleitung des Preußischen Pflegevereins in Kriegszeiten wurde durch diesen Beschluß in keiner Weise alterirt.

Für Friedenszeiten bestand nach § 3 des revidirten Statuts nur insofern eine Verbindung mit dem Männervereine, als dem vaterländischen Frauenvereine die Verwaltung der Depôtbestände des letzteren anvertraut war. Eine weitere Ausdehnung der Verbindung wurde im Jahre 1876 angebahnt. Infolge eines vom Vorstande des vaterländischen Frauenvereins an die Zweigvereine erlassenen Circulars vom 15. April 1876 und der mit dem Centralcomité der Männerpflegevereine eingeleiteten Verhandlungen wurde unterm 25./27. Mai 1877 zwischen beiden Vereinen eine Uebereinkunft abgeschlossen, dahingehend: daß, um die Aufgaben, welche das Centralcomité sowohl im Kriege, als auch im Frieden in der vorbereitenden Thätigkeit für den Krieg in engster Gemeinschaft mit dem preußischen vaterländischen Frauenvereine zu

[1] Es heißt in demselben: „Durch eine angemessene Organisation und Vertheilung der den neuen Verein bildenden weiblichen Kräfte werden sie nicht nur in Verbindung mit dem preußischen Centralvereine zur Pflege verwundeter und erkrankter Krieger bleiben u. s. w." — Siehe Handbuch der Deutschen Frauenvereine. Seite 3.

lösen hat, in wirksamster Weise erfüllen zu können, sich der Vorstand des vaterländischen Frauenvereines verpflichtet, eines oder mehrere seiner Mitglieder zur statutenmäßigen Cooptation in das preußische Centralcomité vorzuschlagen, während letzteres diesen Cooptirten Sitz und Stimme in seiner Mitte gewährt, gleichzeitig aber denselben das Recht einräumt, durch eines dieser Mitglieder eine der 17 Stimmen zu führen, welche dem preußischen Centralcomité im deutschen Centralcomité nach § 8 der Uebereinkunft vom 20. April 1869 zustehen. Diese cooptirten Mitglieder haben im deutschen Centralcomité die Interessen des vaterländischen Frauenvereines zu vertreten, und das Centralcomité über alle die vorbereitende Thätigkeit für den Krieg betreffenden Maßnahmen des vaterländischen Frauenvereines rechtzeitig und regelmäßig auf dem Laufenden zu erhalten, auch den Wechselverkehr der beiderseitigen Vorstände zu befördern. In Ausführung dieser Uebereinkunft traten Staatsminister Dr. Friedenthal und General der Infanterie von Etzel in das preußische Centralcomité ein.[1]

Eine Vertretung des Centralcomités im Vorstande des vaterländischen Frauenvereins findet dagegen nicht statt.

Hieraus ist zu ersehen, daß es in Preußen an einem gemeinschaftlichen Vorstande der Männer- und Frauenvereine noch fehlt, daß die Thätigkeit der Vereine nicht einheitlich geleitet, über die Verwendung der Mittel nicht einheitlich beschlossen wird.

Dagegen sind einzelne Provinzialvereine in engere Verbindung zu einander durch besonderen Vertrag getreten, so z. B. der Verein der Provinz Sachsen in Magdeburg mit dem vaterländischen Frauenvereine der Provinz in der Weise, daß sie sich, vorbehältlich ihrer Selbstständigkeit in ihren besonderen Ausgaben, zu gegenseitiger Unterstützung und Hülfeleistung in denjenigen

[1] Thatsächlich, wenn auch nicht auf Grund der Uebereinkunft vom 25./27. Mai 1877 gehoren noch zwei Mitglieder gleichzeitig dem preußischen Centralcomité und dem Vorstande des vaterländischen Frauenvereines an.

Angelegenheiten verbunden haben, welche ihnen nach ihren Statuten gemeinsam obliegen. Freilich soll die Art der jedesmaligen Hülfeleistung auf Vereinbarung in jedem einzelnen Falle beruhen. Eine wirklich gemeinsame Leitung und Spitze ist daher auch hier nicht vorhanden.

Der bayerische Frauenverein spricht sofort in § 1 seiner revidirten Satzungen aus, daß er sich im Anschlusse an den bereits bestehenden „bayerischen Verein zur Pflege und Unterstützung im Felde verwundeter und erkrankter Krieger" bilde und das Ziel verfolge, die Zwecke des genannten Vereins, insoweit dieselben zunächst in das Gebiet der weiblichen Thätigkeit einschlagen, nach Kräften zu unterstützen. Ebenso bestimmt § 33 ibid., daß der Centralausschuß des Frauenvereins mit dem bayerischen Männerverein fortwährend in Beziehung zu bleiben, und im Einvernehmen mit ihm zu handeln habe. Er kann[1] deshalb, nicht nur in Kriegszeiten, sondern auch während der Friedensthätigkeit für alle Vorarbeiten und Berathungen gemeinsamer Fragen einen Delegirten in das Centralcomité des bayerischen Landesvereins mit Sitz und Stimme in demselben abordnen.

Allein die ganze Frage ist in Bayern in ein anderes Stadium getreten und als definitiv geregelt zu betrachten. Nachdem bereits die im Jahre 1873 vom Königlichen Ministerium des Kriegs bestätigten Grundbestimmungen für die freiwillige Hülfe im Kriege den

[1] Der Ausdruck „kann" ist in § 1 der revidirten Satzungen des bayerischen Frauenvereins gebraucht, mußte also hier, wo es sich um die Wiedergabe der statutarischen Bestimmungen handelt, angewendet werden. Auch die Uebereinkunft vom Jahre 1876 spricht sich dahin aus, daß der Centralausschuß des Frauenvereins sowohl in Kriegs- als in Friedenszeiten für alle Vorarbeiten und Berathungen gemeinsamer Fragen einen Delegirten in das Centralcomité des Landeshülfsvereins solle abordnen dürfen. (Rechenschaftsbericht des bayer. Landes-Hülfsvereins für 1874/76 S. 7 und Protokoll über die Plenarversammlung des Centralausschusses vom 24. Juni 1876). Thatsächlich ist der bezügliche Delegirte abgeordnet. Derselbe wird ein für allemal vom Frauenverein bestimmt, und der Männerverein zieht ihn zu den Berathungen bei, so oft ein gemeinsamer Gegenstand vorliegt.

bayerischen Verein zur Pflege im Felde verwundeter und erkrankter Krieger als das für Bayern allein berechtigte Organ der freiwilligen Hülfe anerkannt und gleichzeitig die Bestimmung getroffen hatten, daß alle gleichen Zwecke gewidmeten Vereine, um mit der in kriegerischer Action befindlichen Armee in Verbindung treten zu können, dem bayerischen Landeshülfsvereine sich anzuschließen oder ihre Thätigkeit durch denselben vermitteln zu lassen, verpflichtet seien, wurde durch die im Jahre 1879 erlassene Kriegssanitätsordnung das „Bayerische Landescomité“ geschaffen, in dem sich sämmtliche Organe vereinigten, welche sich zeither mit der freiwilligen Krankenpflege befaßt hatten und als Centrallstelle anerkannt waren — d. h. der Königliche Hausritterorden vom heiligen Georg und der Landeshülfsverein nebst dem mit ihm bereits organisch verbundenen Frauenvereine. Dieses Landescomité ist aus sechs Mitgliedern (Vertretern der paktirenden Corporationen) zusammengesetzt. Auf diese Weise wird die gesammte freiwillige Hülfe zu einem Ganzen zusammengefaßt, ohne jedoch die corporative Selbstständigkeit der einzelnen vertragschließenden Theile zu berühren. Die Beziehungen der Vereine zu den großen deutschen Körperschaften, also speciell des Landeshülfsvereins zum deutschen Centralcomité, des Frauenvereines zum Frauenverbande und dem ständigen Ausschusse, sind hierdurch in keiner Weise geändert worden, da die Thätigkeit des Landescomités nur darauf gerichtet ist, im Rahmen des Gebietes der bayerischen Hülfsthätigkeit im Kriege die Concurrenz fern zu halten. Das Landescomité bildet ein geschäftsleitendes Büreau (erster und zweiter Vorsitzender, erster und zweiter Schriftführer), und zwar hat der eine der beiden übereingekommenen Theile den ersten Vorsitzenden und den zweiten Schriftführer, der andere den zweiten Vorsitzenden und ersten Schriftführer zu ernennen. Im Kriege liegt dem Landescomité die Leitung der freiwilligen Krankenpflege im Königreiche ob. Nach § 1 der „neuen Grundbestimmungen für die freiwillige Hülfsthätigkeit des Königreichs Bayern im Kriege“ hat das Landescomité, sobald der Mobilmachungsbefehl ergangen ist, sofort zusammenzutreten, um mit thunlichster Beschleunigung alle erforderlichen Vorkehrungen zu treffen. Wie oben Seite 45 bereits ausgeführt, hat das Landescomité dieselbe Aufgabe zu lösen, welche in den andern deutschen Ländern dem Kaiserlichen Commissare ꝛc. zufällt, daher auch alle Beziehungen bayerischer Vereine u. s. w. zum Kaiserlichen Commissare und dessen Organe zu vermitteln (§ 207 sub 1 Alinea 2 und sub 2 der Kr.S.O. für Bayern).

Die Statuten des sächsischen Albertvereins nehmen auf den in Sachsen bestehenden Landesmännerverein keinen ausdrücklichen Bezug.[1] Und obgleich während des Krieges von 1870/71 beide Vereine sich zu einem „internationalen Hülfsvereine für das Königreich Sachsen" verbunden hatten, so wurde diese Vereinigung nach Beendigung der Kriegsthätigkeit wieder gelöst, und besteht daher zur Zeit im Königreiche Sachsen eine organische Verbindung zwischen den beiden Vereinen des rothen Kreuzes nicht. Thatsächlich haben sich dieselben bei mehrfachen Gelegenheiten zu gemeinsamen Vorgehen verbunden, aber immer nur von Fall zu Fall. Auch hat der Landesverein dem Albertvereine seine Depôtbestände zur Verwaltung übergeben. Endlich bietet die unter dem Protectorate der Königin stehende Stiftung: „Deutsche Heilstätte für Invaliden und Kranke zu Loschwitz," welche den Zweck verfolgt, mitzuwirken an der Erfüllung der Aufgaben der freiwilligen Krankenpflege, in mehrfacher Beziehung statutengemäß ein beiden Vereinen gemeinsames Thätigkeitsfeld.

Der Württembergische Wohlthätigkeits-Verein ist zugleich Männer- und Frauenverein. 1816 gegründet, verfolgte er zunächst Friedenszwecke. Dem Verbande der deutschen Frauenvereine vom rothen Kreuze ist er auf Grund der Würzburger Verbandordnung vom 12. August 1871 beigetreten. Bei dem Verbande der deutschen Landesmännervereine hat der neben dem Wohlthätigkeitsvereine bestehende

[1] § 4 der Statuten setzt unter Nr. 2 sub c. als Zweck des Vereins u. A. fest: sich mit den bestehenden geistlichen und weltlichen Genossenschaften zur Krankenpflege für die Zwecke des Vereins in Verbindung zu setzen.

mit demselben in geregelter Verbindung thätige „Württembergische Sanitätsverein“ die Vertretung Württembergs übernommen.

In Baden ist durch Uebereinkommen vom 15. November 1871 eine organische Verbindung zwischen dem badischen Männerhülfsvereine und dem badischen Frauenvereine als „badischer Landeshülfsverein“ eingetreten. Dieser Landeshülfsverein hat keine anderen Mitglieder, als die der beiden verbündeten Vereine, und besteht derselbe im Grunde genommen nur aus dem aus sechs Delegirten und sechs Stellvertretern zusammengesetzten Gesammtvorstande. Jeder Verein ernennt drei dieser Delegirten und drei Stellvertreter. Dieses Zwölfercollegium wählt einen Vorsitzenden, einen stellvertretenden Vorsitzenden, einen Schriftführer, einen Cassirer und einen Bibliothekar aus seiner Mitte. Dieser Gesammtvorstand führt die Oberleitung der beiden Vereinen gemeinsamen Angelegenheiten und zwar:

a. die Verwaltung des gemeinsamen Vermögens,[1]

b. die auf die Vorbereitung im Kriege gerichtete Thätigkeit beider Vereine, und

c. die Vertretung im deutschen Centralcomité und bei den internationalen Conferenzen.

Es bleibt den Vorständen der beiden paktirenden Vereine unbenommen, dem Landeshülfsvereine noch andere Angelegenheiten „als gemeinsame Aufgaben“ zuzuweisen.

Bei Ausbruch eines Krieges übernimmt der Gesammtvorstand des Landeshülfsvereins die ausschließliche Leitung der gesammten auf den Krieg bezüglichen Thätigkeit beider Vereine und die unbeschränkte Verfügung über das gemeinsame Vermögen.

[1] Dieses gemeinsame Vermögen besteht aus den nach Beendigung des Krieges 1870/71 übrig gebliebenen Kassen- und Materialbeständen der „vereinigten Hülfscomité's.“ — Außerdem besitzt jeder Verein noch ein durchaus selbstständiges Vermögen, welches beim Männerhülfsvereine, ausschließlich der Ausrüstung des Krankenträgercorps im Anschaffungswerthe von ca. 5000 Mark, Ende 1881 17 797 Mark, beim Frauenvereine dagegen am Schlusse des Jahres 1880 273 208 Mark betrug.

Bemerkt mag noch werden, daß der badische Frauenverein durch diese Vereinbarung in keiner Weise verhindert worden ist, sich im ständigen Ausschusse der Frauenvereine durch einen Delegirten vertreten zu lassen.

Der Alice-Frauenverein in Hessen ist als Frauenverein im Anschlusse an den bestehenden „Hülfsverein für die Krankenpflege und Unterstützung der Soldaten im Felde" gegründet worden, und ist ein Zusammenwirken beider Vereine im Kriege statutarisch vorgesehen. Für den Frieden besteht eine gleiche Bestimmung nicht. Der Hülfsverein hat den Frauenverein pekuniär unterstützt, und im Kriege 1870/71 hat sich der Frauenverein dem Hülfsvereine angeschlossen.

Im Großherzogthume Weimar besteht keine organische Verbindung zwischen beiden Vereinen. Wohl aber haben dieselben im Kriege zusammengewirkt, und läßt der Landesverein zur Unterstützung im Felde verwundeter und erkrankter Krieger der Pflegeanstalt des Frauenvereins einen jährlichen Geldbeitrag zufließen.

In Mecklenburg-Schwerin endlich ist es in den Statuten des „Marien-Frauenvereins" als dessen Zweck bezeichnet: die Bestrebungen des Landesvereins zu unterstützen, namentlich in Kriegszeiten mit dem Landesvereine zusammenzuwirken. Von den Vorstandsmitgliedern müssen der Schriftführer und der Schatzmeister gleichzeitig Mitglieder des Landesvereins sein. Beide Vereine haben sich gegenseitig über alle ihre Wirksamkeit betreffenden Vorgänge auf dem Laufenden zu erhalten, und sind bei eintretendem Kriegsfalle, sowie auch bei sonstigen außergewöhnlichen Anlässen in Friedenszeiten diejenigen Vorstandsmitglieder des Marien-Frauenvereins, welche zugleich Mitglieder des Landesvereins sind, dem Vorstande des letzteren, wenn sie ihm nicht bereits angehörten, zur statutenmäßigen Cooptation vorzuschlagen. Eine Bestimmung, daß in gegebenen Fällen auch umgekehrt Vorstandsmitglieder des Landesvereins dem Vorstande des Marien-Frauenvereins zur Cooptation vorgeschlagen werden sollen, ist nicht vorhanden.

Man ersieht aus vorstehender Darstellung der Sachlage, daß die Worte in dem auf dem Frankfurter Vereinstage vorgetragenen Rechenschaftsberichte des deutschen Centralcomités:

„In dem Ausbaue der organischen Einrichtungen des Vereinslebens wurde ein eminenter Fortschritt erzielt durch die im Laufe der Jahre nach und nach perfekt gewordenen, nunmehr im Deutschen Reiche allseits bestehenden Anschlüsse der Männer- und der Frauenvereine. Das bereits in Kriegszeiten existirende Verhältniß der gemeinsamen Arbeit und der Zusammengehörigkeit, es wurde durch bindende Abmachungen dauernd verbrieft, und dadurch die Einigkeit aller maßgebenden Faktoren der freiwilligen Hülfsthätigkeit, sowie das freudige, überall nur die Förderung der großen Sache im Auge behaltende Zusammenwirken aller Vereine gesichert“

zwar vollberechtigt sind. Allein ebenso klar geht daraus hervor, daß die Organisation noch nicht denjenigen Grad der Vollkommenheit erreicht hat, der unentbehrlich erscheint, wenn die Vereine der ihnen gegenwärtig gestellten höheren, aber auch bei Weitem schwierigeren Aufgabe voll gerecht werden wollen, daß daher nicht aufgehört werden darf, mit Ernst und Treue an einer Vervollkommnung dieser Organisation zu arbeiten.

Es fragt sich daher:

2) Was haben die Vereine für den Ausbau und die Weiterentwickelung dieser Organisation zu thun?

Der Vertreter des badischen Landeshülfsvereins (Geheim. Archivrath von Weech) hat auf dem Frankfurter Vereinstage gesagt:

„Ich halte es für eine der segensreichsten Wirkungen der Thätigkeit, wie sie im letzten Kriege entwickelt ist, daß nun in so vielen deutschen Ländern das Verhältniß zwischen den Männer- und Frauenvereinen sich zu einem so gedeihlichen Zusammenwirken gestaltet hat. Eine Concurrenz auf diesem Gebiete darf absolut nicht existiren, außer in sofern, als jeder Verein den anderen zu überbieten trachten muß in der Tüchtigkeit der Leistungen auf dem Gebiete, das ihm speciell zugewiesen ist. Ein solches Zusammenwirken der Vereine garantirt in Zukunft eine viel intensivere Thätigkeit als sie im letzten Kriege entwickelt werden konnte, und ich kann aus den Erfahrungen, die wir in Baden gemacht haben, allen den Vereinen, die bisher, trotz freundschaftlichen Nebeneinanderwirkens, den Entschluß noch nicht gefaßt haben, **in organische Verbindung zu treten,** nur rathen, diese Verbindung recht schnell anzubahnen. Ich kann auf Grund unserer Erfahrung, und ich glaube auch, daß meine verehrten Collegen, die Delegirten des badischen Frauenvereins mir das bezeugen werden, versichern, daß für uns noch kein Augenblick Veranlassung war, Reue über jene Verbindung zu empfinden, daß im Gegentheile manche kleine Eifersüchteleien und Reibereien, die früher vorkamen, vollständig geschwunden sind, seitdem in einer gemeinsamen Behörde die Kräfte organisch verbunden sind. Es ist ja natürlich, daß in einem solchen Verhältnisse jedem der Vereine wesentlich das zufallen wird, wozu seine Organe am meisten geeignet sind!"

Das sind Worte, denen man sich ganz und gar anschließen muß, und die eine möglichste Verbreitung in allen betheiligten Kreisen verdienen.

Durch die aus der historischen Entwickelung und der Entstehungsgeschichte der Vereine in den einzelnen Ländern hervorgegangene Verschiedenheit der thatsächlichen Verhältnisse und das gleichzeitige Bestreben, für diese Vereine dennoch eine Gesammtorganisation zu schaffen, ist letztere eine ziemlich verwickelte, in manchen Beziehungen unklare und lückenhafte geworden. Es muß daher vor allen Dingen Ausfüllung der vorhandenen Lücken, Beseitigung der für die praktische Thätigkeit nicht gefahrlosen Unklarheiten und Verschiedenheiten, Vereinfachung des complicirten

Apparates angestrebt werden. Alle diese Ziele lassen, soweit das Verhältniß zu den Frauenvereinen in Frage kommt, sich nicht besser erreichen, als wenn man den von Baden, beziehentlich Bayern und dem Provinzialvereine zu Magdeburg gegebenen Beispielen nachfolgt und:

„in jedem Lande eine organische Verbindung des Männer- und Frauenvereins durch Schaffung einer gemeinsamen leitenden Spitze für die gemeinsamen Angelegenheiten herstellt."

Diese gemeinsame Vereinsleitung würde ihre Vertreter (also gemeinsame Repräsentanten der Frauen- und Männervereine) in das deutsche Centralcomité entsenden, und dieses so für alle gemeinsamen Angelegenheiten der Männer- und Frauenvereine in Deutschland die leitende Spitze und geordnete Centralstelle bilden. Auf diese Weise fände der Wunsch nach „„einem berechtigten statutarisch organisirten Nebeneinander der Frauenvereinsvertretung neben jener der Männervereine"" [1] seine berechtigte Erfüllung, ohne daß der einen oder anderen Seite ein über die Nothwendigkeit hinausgehendes Opfer an Selbstständigkeit angesonnen würde.

Namentlich fänden dann die Competenzzweifel, welche aus dem nicht ganz klaren Verhältnisse des Centralcomités zu dem ständigen Ausschusse der Frauenvereine entspringen müssen, ihre definitive Lösung. Der ständige Ausschuß der Frauenvereine würde dann als Centralstelle sich nur mit den Fragen zu beschäftigen haben, die sich auf die Aufgaben beziehen, deren Lösung den Frauenvereinen allein obliegt (vergl. nächstes Kapitel).

Für Erledigung der den Männervereinen allein zufallenden Aufgaben könnte, dafern einer Erledigung derselben im Plenum des Centralcomités wirklich gegründete Bedenken entgegengestellt werden sollten, eine besondere Abtheilung oder Deputation aus Delegirten der Männervereine gebildet werden.

[1] Dr. M. Bauer: Civil im Kriege S. 57.

Welche Angelegenheiten als gemeinsame anzusehen, und welche Aufgaben den Männer- und Frauenvereinen zur selbstständigen Lösung vorzubehalten, das wird im nächsten Kapitel erörtert werden. Hier wo es sich lediglich um die Fort- und Ausbildung der Organisation handelt, genügt der Hinweis auf die Thatsache, daß es solche gemeinsame Angelegenheiten giebt, und auf den unbestreitbaren Grundsatz, daß, sobald zwischen zwei Faktoren gemeinsame Angelegenheiten bestehen, auch ein gemeinschaftliches Organ zu deren Erledigung nothwendig erscheint. In der Praxis würde die materielle Erledigung dieses Punktes einer statutarischen Regelung durch die einzelnen Vereine nothwendig vorbehalten bleiben müssen.[1]

Es soll gar nicht geleugnet werden, daß auch bei dem jetzigen Zustande der Organisation unter der selbstverständlichen Voraus-

[1] Auch in Preußen ist man der Frage der Herstellung einer organischen Verbindung zwischen dem Landesmännervereine (preuß. Centralcomité) und dem vaterländischen Frauenvereine wieder nahe getreten, indem der Vorstand des letzteren in den Sitzungen vom 26. September und 3. November d. J. hierüber in Berathung getreten ist, und verschiedene Anträge, welche in dieser Richtung vorlagen, dem geschäftsführenden Ausschusse zur Berathung und Berichtserstattung überwiesen hat. Diese Berichtserstattung ist noch zu erwarten. Allein bereits bei den jetzigen Verhandlungen wurde ausdrücklich anerkannt, daß der vaterländische Frauenverein ein selbstständig organisirtes Glied des Landesvereines bilde, daß es an einer organischen Einrichtung für die gemeinschaftliche Thätigkeit fehle, und daß ohne eine solche organische Verbindung zwischen den beiderseitigen Vorständen die nöthige Einheit in der geschäftlichen Behandlung der gemeinsamen Angelegenheiten nicht zu erreichen sei. Dagegen wurde betont, daß diese anzustrebende organische Einrichtung in die Organisation des vaterl. Frauenvereins als großartiger Wohlthätigkeitsverein keinesfalls einzugreifen haben werde. Die Anträge selbst wollen in der Hauptsache die Möglichkeit schaffen, daß auf Verlangen des Präsidiums der einen oder der anderen Körperschaft beide zu gemeinschaftlichen Sitzungen zusammentreten können. Ein anderer Vorschlag geht dahin, die Vorsitzenden des preußischen Centralcomités in den Vorstand des vaterländischen Frauenvereins bez. in dessen Geschäftsausschuß zu cooptiren, um an den Berathungen und Beschlüssen über die gemeinsamen Aufgaben Theil zu nehmen. Endlich werden in Aussicht genommen ein regelmäßiger Austausch der beiderseitigen Protokolle über die Centralcomité- und Vorstandssitzungen, die Einräumung des Rechtes einer gegenseitigen Akteneinsichtnahme, u. s. w.

setzung des guten Willens die Möglichkeit eines planvollen gemeinschaftlichen Handelns, sowie eines völlig einmüthigen Auftretens den übrigen Faktoren der freiwilligen Hülfe (Genossenschaften, nicht organisirten Vereinen und Einzelpersonen) und der leitenden Spitze gegenüber vorliegt; ebensowenig, daß ein solches planvolles, gemeinschaftliches Handeln thatsächlich auch bereits stattgefunden hat. Allein es fehlt bis jetzt an einer durch die Organisation selbst gegebenen Garantie dafür.

Unter allen Verhältnissen erscheint es daher geboten, für den Kriegsfall und für die auf den Krieg vorbereitende Thätigkeit während des Friedens für Frauen- und Männervereine ein gemeinsames, zu einer die Landesvereine bindenden Beschlußfassung competentes Organ zu schaffen.

In dem Allerhöchsten Erlasse vom 2. Juni 1869, in welchem die Schaffung des deutschen Centralcomités als eine Gewähr für ein sich der Heeresleitung eng anschließendes Zusammenwirken aller deutschen Vereine begrüßt wird, finden sich die beherzigenswerthen Worte:

„Eine verwandte Verständigung mit den im Kriege demselben Zwecke dienenden Körperschaften würde diese Gewähr noch erhöhen.“

Das Gefühl, daß es nach oben hin für alle Vereine noch an einer, wirklich gemeinsamen Spitze fehle, kommt auch in dem von Hofrath von Held für den II. Vereinstag verfaßten Referate zum Ausdrucke, indem er daselbst die Ventilation der Frage empfiehlt, ob sich nicht für Kriegszeiten die Errichtung eines alle freiwillige Hülfe in Deutschland umfassenden allgemeinen Reichscomités als möglich und nützlich erweisen werde.

Bei diesem Vorschlage wird allerdings der zweite Faktor: die Genossenschaften, in die gemeinsame Organisation mit hineingezogen.

In Bayern ist dieses Ziel erreicht, und Bayern kann auf dieses Resultat stolz sein. Allein Bayern ist hierbei durch besondere Verhältnisse unterstützt worden. So sehr man daher die bayerische Organisation als für die dortigen Verhältnisse vortheilhaft anerkennen muß, so erscheint es doch in hohem Grade zweifelhaft, ob eine Organisation sämmtlicher deutschen Vereine und Genossenschaften auf dieser Basis zur Zeit ausführbar sein würde. Es fehlt dazu namentlich noch an der einen Voraussetzung: der Vollendung der Vereinsorganisation selbst. Wenn man bauen will, so muß man von unten anfangen, und namentlich einen soliden Grund legen. Für jetzt erscheint es daher nicht opportun, dieser Frage näher zu treten.

Oesterreich zeigt uns einen zweiten Weg, auf welchem Aehnliches, wenn auch in minder durchgreifend-gründlicher Weise, erreicht werden kann. Im österreichischen Kaiserstaate sind im Jahre 1879 der österreichisch patriotische Hülfsverein in Wien und alle in den im Reichsrathe vertretenen Königreichen und Ländern bestehenden Landeshülfsvereine (Männervereine) und patriotischen Frauenhülfsvereine bei Wahrung ihrer Autonomie behufs einer gemeinsamen Oberleitung des Hülfsvereinswesens im Frieden und im Kriege in einen organischen Verband getreten, welcher den Titel führt: „Oesterreichische Gesellschaft vom rothen Kreuze". Die Gesellschaftsleitung (Bundesleitung) erfolgt durch die Bundes-Versammlung, das Bundes-Präsidium und den Bundes-Ausschuß, während die Vereinsleitung des österreichischen-patriotischen Hülfsvereins in Wien das geschäftsführende Organ (Büreau) der Gesellschaft bildet. Die Bundes-Versammlung besteht aus Delegirten aller patriotischen Landeshülfsvereine und aller patriotischen Frauenhülfsvereine, sowie aus den von der Generalversammlung des österreichisch-patriotischen Hülfsvereines gewählten Ausschüssen. Der Bundesausschuß, welcher dem Bundes-Präsidium permanent zur Seite steht, wird zusammengesetzt aus 18 Mitgliedern der Bundesversammlung, von denen je sechs von der Section der Landeshülfsvereine, von der Section der Frauenhülfsvereine und von den Ausschüssen des österreichischen patriotischen Hülfsvereins in getrennter Abstimmung aus den Mitgliedern der Bundesversammlung gewählt werden. Der Bundesausschuß bildet mit dem Bundespräsidium die Bundesleitung. Das Präsidium besteht aus einem Präsidenten, der von der ganzen Bundesversammlung aus ihrer Mitte gewählt wird, aus einem ersten Vicepräsidenten, gewählt von der Sektion der Landeshülfsvereine, einem zweiten Vicepräsidenten, gewählt von den Ausschüssen des österreichischen partriotischen Hülfsvereines, und einer ersten und zweiten Vicepräsidentin, gewählt von der Sektion der Frauenhülfsvereine. Dieser gemeinschaftliche Vorstand (Bundesleitung) verfügt solidarisch über die vereinigten Mittel und Leistungen der Männer- und Frauenvereine, und leitet deren Thätigkeit einheitlich, ohne daß dadurch die Selbstständigkeit der Einzelvereine zu sehr beschränkt wird. Die Basis dieser gemeinsamen Thätigkeit bildet ein ausführliches, mit dem Kriegsministerium vereinbartes Programm.

Allein bei der Beurtheilung der Möglikeit und Räthlichkeit einer Uebertragung dieser Einrichtung auf die deutsche Vereinsorganisation ist, ganz abgesehen davon, daß der österreichische Apparat sich als ein sehr complicirter darstellt, wohl in Erwägung zu ziehen, daß die Verhältnisse in der österreichischen Monarchie wesentlich anders liegen, als bei uns in Deutschland. Namentlich muß die Thatsache, daß eine Friedensthätigkeit der österreichischen Frauenhülfsvereine auf dem Gebiete der allgemeinen Wohlthätigkeit nicht besteht, daß dieselben statutenmäßig mit der Linderung allgemeiner Nothstände Nichts zu thun haben, daß vielmehr zur Förderung der allgemeinen Aufgaben des Hülfsvereinswesens die Thätigkeit der Frauenvereine bestehen soll:

> in der Sammlung, Anfertigung und Vertheilung von Wäsche, Bettzeug, Kleidungsstücken und Verbandmitteln aller Art, dann von Lebensmitteln, endlich in der Anregung und Ausbildung der freiwilligen Krankenpflege,

einen ganz maßgebenden Einfluß gewinnen.[1] In einzelnen Fällen

[1] Vergl. Artikel IV. Nr. 2 der dem Statute der österreichischen Gesellschaft vom rothen Kreuze angehängten „Grundsätze" 2c.

haben zwar österreichische Frauenvereine eine solche Friedensthätigkeit entwickelt; dieselbe erscheint aber als eine „lediglich spontane“, und steht der Bundesleitung auf eine solche spontane Thätigkeit keinerlei Einfluß zu.

Hieraus folgt, daß das statutenmäßige Thätigkeitsgebiet der Landeshülfsvereine und der Frauenhülfsvereine in Oesterreich sich vollkommen decken, und daß aus diesem Grunde die beide Vereinsgruppen umfassende Organisation der österreichischen Gesellschaft vom rothen Kreuze geringere Schwierigkeiten zu überwinden hatte, als dies bei einer Uebertragung dieser Einrichtung auf deutsche Verhältnisse der Fall sein würde.

Immerhin sollte man aber glauben, daß das, was in Oesterreich, und auch in Belgien, den Niederlanden und in Schweden und Norwegen erreicht worden ist, in Deutschland ebenfalls erreichbar erscheinen müßte. Eines von beiden muß aber geschehen: entweder organische Einigung der Männer- und Frauenvereine in den einzelnen Ländern und Bildung eines Centralorganes durch gemeinschaftliche Delegirte, oder Schaffung einer Gesammtorganisation in der soeben dargestellten Weise. Geschieht keines von beiden, läßt man die Dinge gehen, wie sie jetzt liegen, so wird das nicht ohne nachtheiligen Einfluß auf die Sache selbst bleiben.

3) In den Beziehungen der Vereine zu den Genossenschaften ist seit 1871 ein erheblicher Fortschritt zu verzeichnen: die Vereine sind jetzt den Genossenschaften gesetzlich coordinirt, während bisher eine Art Subordinationsverhältniß der ersteren unter die letzteren stattfand (Delegirtenernennung). Wie sich das neue Verhältniß in der Praxis gestalten wird, ob nicht aus inneren oder äußeren Gründen dennoch eine Präponderanz der Genossenschaftsmitglieder für gewisse Stellungen und Funktionen wenigstens theilweise fortbestehen wird, das hängt von mancherlei Umständen, namentlich aber auch von den Vereinen selbst ab. Durch einmüthiges Vorgehen, durch Aufgeben jeder Eifersüchtelei und aller Sonderstellungsgelüste, durch völlig einmüthiges Handeln nicht

nur äußerlich sondern auch innerlich aus Ueberzeugung, müssen sich die Vereine ihre Stellung den Genossenschaften gegenüber noch befestigen.

Endlich kommt

4) noch die Stellung der außerhalb jeder Organisation stehenden Vereine, und die der Einzelpersonen in Frage.

Die im Jahre 1870 gemachte Erfahrung lehrt, daß eine nicht geringe Anzahl von Vereinen, namentlich solche, die sich erst nach dem Ausbruche des Krieges und nur für dessen Dauer constituirt hatten, um sich nach dessen Beendigung schleunigst wieder aufzulösen, außerhalb der Vereinsorganisation geblieben waren. So große Uebelstände in der Praxis hieraus auch erwachsen sind, gänzlich wird sich die Wiederkehr solcher Zustände niemals vermeiden lassen.

Der Personen, welche während eines Krieges Zeit und Lust haben, etwas zu thun, sind viele. Kaum minder groß ist die Zahl derer, welche irgendwo und irgendwie an der Spitze stehen wollen. Findet sich kein solcher Platz innerhalb der bestehenden Vereine, so bietet die Gründung neuer Vereinigungen ein willkommnes Hülfs- und Auskunftsmittel. Auch wird es immer Querköpfe und namentlich krankhaft Ehrgeizige geben, die nur ihre eigenen Wege wandeln wollen, und die darauf bestehen, daß der von ihnen eingeschlagene Weg nicht nur der beste, sondern der allein richtige sei.

Die bestehende Verfassung räumt eben keinem der Vereine ein Vorzugs- oder Verbietungsrecht ein, und es bleibt daher die Anwendung eines direkten Zwanges gegen die sich nicht freiwillig Fügenden ausgeschlossen.

In anderen Staaten, wie z. B. in Frankreich, Rußland u. s. w., wo man das Institut des Kaiserlichen Commissars und seiner Delegirten nicht kennt, und dem betreffenden Centralcomité eine unbedingt leitende Stellung vom Staate garantirt wird, ist jeder Verein, jede Genossenschaft gezwungen, sich dem Centralcomité unterzuordnen.

Dies ist ein unbedingt wirksames Mittel zur Vermeidung derartiger Zustände. Man hat daher auch in Deutschland von mancher Seite aus versucht, diesen Weg einzuschlagen. In Bayern ist, wie oben nachgewiesen worden, dem Landeshülfsvereine eine ähnliche dominirende Stellung eingeräumt worden. Allein Versuche, eine gleiche Einrichtung auf die übrigen deutschen Staaten zu übertragen, würden keine Aussicht auf günstigen Erfolg bieten. Nicht nur ist die Angelegenheit bereits geregelt, und zwar in gegentheiligem Sinne, sondern auch die allgemeine Auffassung würde sich einer derartigen Zwangseinigung nicht günstig erweisen.

Es werden sich daher voraussichtlich auch im nächsten Kriege wieder Vereine und Vereinchen bilden, die sich von der allgemeinen Organisation ausschließen. Es werden auch einzelne Personen außerhalb jeder Vereinsorganisation ihre Hülfe allein und nur persönlich darbringen wollen. Wie aber auf der einen Seite für die Einheit des Handelns in Bezug auf die nach Außen auftretende Kriegsthätigkeit und für die Unschädlichmachung des undisciplinirten Uebereifers Einzelner durch die Vorschrift der Kriegssanitätsordnung gesorgt ist, daß sich Jedermann, der in der freiwilligen Krankenpflege thätig sein will, der Leitung und den Anordnungen des Kaiserlichen Commissars und seiner Delegirten fügen muß, so kann auf der anderen Seite für die Vereine dadurch Erhebliches erreicht werden, daß der Kaiserliche Commissar die Darbietungen und Anerbieten von Vereinen und Privaten soviel als irgend möglich nur dann berücksichtigt, wenn sie sich der bestehenden Vereinsorganisation angeschlossen und eingefügt haben. Die oben mitgetheilte Vorschrift der Sanitätsordnung giebt zu einer solchen Maßregel genügenden Anlaß. Ausführbar erscheint sie freilich nur dann, wenn die anerkannten Vereine so Vieles und Tüchtiges leisten, daß sie den Bedarf decken.

5) Man erkennt hieraus, wie überaus wichtig die Aufrechterhaltung eines vollen Einvernehmens mit dem Kaiserlichen Commissare und durch dessen Vermittelung mit den

Kriegsministerien und Militärbehörden auch während des Friedens als Vorbereitung auf die Kriegsthätigkeit ist.

Die Militärbehörden stehen der freiwilligen Hülfe zur Zeit noch mehr oder weniger als einem fremdartigen Elemente gegenüber. So sehr man das Geleistete und die Unentbehrlichkeit der Sache anerkennt, den Helfer selbst empfindet man als eine mindestens unbequeme Last, als ein nothwendiges Uebel. Namentlich in militärärztlichen Kreisen tritt uns diese Auffassung nicht selten entgegen, und daran, daß sie vorhanden, sind die freiwilligen Helfer zum Theil auch selbst schuld. Allein es muß doch Alles gethan werden, um auch diesen Uebelstand gänzlich und dauernd zu beseitigen. Als ein geeignetes Mittel dazu erscheint die Gewöhnung an einen dienstlichen Verkehr bereits im Frieden. Welcher Nutzen aus einem solchen Verkehre für die Vereine selbst erwächst, zeigen die Resultate, welche dort erreicht worden sind, wo ein solcher Verkehr bisher schon stattgefunden hat, so z. B. in Bayern, Baden und Hessen. Das deutsche Centralcomité theilt diese Auffassung ebenso wie der Kaiserliche Commissar.

Es ist nicht möglich gewesen, die Organisationsfrage in allen ihren Beziehungen zu erörtern. Der Verfasser hat sich begnügen müssen, eine Anzahl leitender, seiner Ansicht nach maßgebender Gesichtspunkte hervorzuheben. Soviel glaubt er indeß bewiesen zu haben, daß in Bezug auf den Ausbau der Organisation noch so Manches zu thun übrig bleibt, und daß dieser Aufgabe jetzt, wo die Vereine als bestimmte, vom Staate ausdrücklich anerkannte Factoren in den großen Verwaltungsmechanismus während eines Krieges eingetreten sind, eine um so größere Aufmerksamkeit zugewendet werden muß.

Dem deutschen Centralcomité wird aber die dankbare Aufgabe zufallen, sämmtliche ihm unterstehende Vereine auf die jetzige Organisation und die Punkte, in denen dieselbe noch Lücken hat, immer wieder hinzuweisen und sie aufzufordern, an der Ausfüllung dieser Lücken innerhalb der gegenwärtig geltenden Verordnungen mitzuarbeiten. Von den Frauenvereinen und deren leitenden gemeinschaftlichen Organen kann ein einsichtsvolles Entgegenkommen auch bei dieser Gelegenheit vorausgesetzt werden, eine Voraussetzung, welche sich, wie oben dargethan, zum Theil bereits erfüllt hat.

Erst in zweiter Linie wird man der weiteren Frage näher treten dürfen, was etwa seitens der Vereine zu thun, um diese Lücken im Wege einer Abänderung des jetzt geltenden Rechtes auszufüllen. Der Verfasser glaubt dargethan zu haben, daß ein Beschreiten dieses zweiten, unendlich schwierigeren Weges nicht unbedingt geboten erscheint.

Die Frage über das Auftreten fremder Vereine, der sogenannten Neutralen auf dem Kriegsschauplatze, und überhaupt deren Betheiligung an dem Werke der freiwilligen Hülfe liegt außerhalb des Rahmens des gegenwärtig zur Behandlung vorliegenden Themas.

Drittes Kapitel.

Die theoretischen Vorarbeiten für die Kriegsthätigkeit während des Friedens.

Die Beschlüsse des II. Vereinstages haben anerkannt, daß die Friedensthätigkeit der freiwilligen Hülfe bestehen müsse:

I. in der Aneignung und Verbreitung der erforderlichen Kenntnisse der Heeres-Einrichtungen und der über die Sanitätspflege bestehenden Vorschriften.

In letzterer Beziehung hat das erste Kapitel des ersten Theiles das Erforderliche zur allgemeineren Kenntniß zu bringen versucht. An dieser Stelle genüge es daher, nochmals darauf aufmerksam zu machen, daß eine Belehrung der Bevölkerung, welche der Vereinsthätigkeit ziemlich theilnahmlos gegenübersteht, über Bedeutung, Zweck, Aufgaben und Grenzen der freiwilligen Hülfe im Kriege dringend Noth thut, und daß der vom Centralcomité eingeschlagene Weg wohl geeignet erscheint, diesen Zweck zu erfüllen.

Die Nothwendigkeit für die Mitglieder der freiwilligen Krankenpflege, sich eine möglichst genaue Kenntniß der gesammten Heereseinrichtungen zu verschaffen, ist auf den Verhandlungen des II. Vereinstages von einigen Seiten unter Hinweis darauf bestritten worden, daß die freiwillige Krankenpflege lediglich Kenntniß zu erlangen brauche von den auf die Kranken- und Verwundetenpflege Bezug habenden Heereseinrichtungen, daß aber eine specielle

Kenntniß der Gesammtorganisation der Armee unnöthig erscheine. Diese Auffassung ist eine irrige. Die Sanitätspflege und auch die freiwillige, bildet einen integrirenden Theil des Heeres, und derjenige, welcher sich ihr widmen will, muß daher wissen, wie die Sache gestaltet ist, der er sich einzufügen hat. Ein Mitglied der freiwilligen Krankenpflege braucht gewiß nicht vollständig ausexercirt zu sein, aber es muß genaue Kenntnisse über die Hauptformationen und Einrichtungen des Heeres, über die Competenzverhältnisse der verschiedenen Commandobehörden, und über die Disciplinarverhältnisse besitzen. Außerordentlich wichtig ist namentlich die Kenntniß der Etappenlinien, der Etappenorte sowie der an den Etappenstraßen belegenen Punkte, an denen Verband- und Erfrischungsstationen errichtet werden sollen. Unkenntniß in dieser Richtung führt in der Praxis nur zu leicht zu Irrthümern, und dadurch zu verminderter Brauchbarkeit. Dies bestätigen alle diejenigen, welche auf dem Kriegsschauplatze selbst thätig gewesen sind. Sie kann aber, wie bereits dargethan, in Zukunft für den Betreffenden selbst geradezu verderbliche Folgen haben, weil nach der Kriegssanitätsordnung jedes Mitglied der freiwilligen Krankenpflege beim Beginne seiner Thätigkeit auf dem Kriegsschauplatze unter die Militärgerichtsbarkeit, die Kriegsgesetze, und die Disciplinarverordnung tritt.

Außerdem betont es der Königliche Commissar in seinem Berichte ausdrücklich: daß die Ritterorden um deswillen besonders zur Verwendung bei der Feldarmee geeignet erscheinen müßten, weil deren Mitglieder in der Regel eine genauere Kenntniß der Militärverhältnisse und der Heereseinrichtungen besäßen, und daß bei Besetzung von Hauptposten auf diese Kenntnisse militärischer Verhältnisse und Organisation ganz ausschlaggebender Werth gelegt worden sei.

Hieraus erhellt, daß dieser Theil der theoretischen Vorbereitung nicht vernachlässigt werden darf, und daß es Pflicht der Vereine und deren Leitung ist, bereits im Frieden Alles zu thun, was zur Verbreitung dieser Kenntnisse beitragen kann.

Von den Specialgesetzen, deren Kenntniß, abgesehen von den bereits genannten, unentbehrlich erscheint, wenigstens für Jeden, der eine einigermaßen leitende Stellung in der Praxis einzunehmen wünscht, sind noch zu nennen: die Instruction betreffend das Etappen- und Eisenbahnwesen, das Kriegs-, Geld-, Verpflegungsreglement, das Reglement über die Naturalverpflegung der Armee im Kriege, die Verordnung über die Organisation des Sanitätscorps, die Disciplinarverordnung für das Heer, das Reglement für die Friedenslazarethe und die Instruction über die Versorgung der Armee mit Arzneien und Verbandsmittel.

Außer dieser Kenntniß der bestehenden Einrichtungen, Gesetze und Verordnungen, erscheint auch namentlich fortgesetzte Belehrung über alle wichtigen Fragen und Verbesserungen im Militärkranken-, Verpflegungs- und Transportwesen unentbehrlich.

Hieran schließt sich weiter:

II. Die Aufstellung eines umfassenden Mobilisirungsplanes.

Freilich ist auch hier die Sache viel leichter benannt, als ausgeführt. Die zu überwindenden Schwierigkeiten sind groß, die Arbeit eine sehr umfassende, sie muß aber unternommen werden.

Diesem Mobilisirungplane wird die Beantwortung dreier Fragen zu Grunde zu legen sein:

A. Was wollen die Vereine thun?

B. Was können sie thun, d. h. welche Mittel, sowohl sachliche als persönliche sind für diese Thätigkeit erforderlich, und

C. Für jeden einzelnen Verein: Besitzt der Verein die nothwendigen Mittel und die geeigneten Personen, um das zur Lösung der betreffenden Aufgabe Nothwendige zu leisten, resp. um die betreffenden Stellen zu besetzen, eventuell: was muß geschehen, um diese Mittel zu erlangen, bez. um die nothwendigen und geeigneten Personen zu gewinnen.

ad A.

Im zweiten Kapitel des ersten Theiles sind die Aufgaben dargestellt worden, deren Lösung der freiwilligen Hülfe im Kriege obliegt. Wir haben gesehen, daß diese Aufgaben große und umfangreiche sind, so groß, so umfangreich, daß deren Lösung nur möglich erscheint bei Anspannung aller Kräfte, und selbst dann noch kaum, sobald deren Thätigkeit auf alle Punkte, die im Bereiche der Möglichkeit und innerhalb des Rahmens der geltenden Verordnungen liegen, erstreckt werden soll.

Denn, wie bereits gezeigt, auch nach der Kriegssanitätsordnung erscheint die freiwillige Hülfe von keinem Zweige der militärischen Sanitätspflege gänzlich ausgeschlossen, außer von der ersten Hülfe auf dem Schlachtfelde durch die Truppenärzte. Wo ihre Mitwirkung nicht als regelmäßige ins Auge gefaßt ist, da wird sie doch als ausnahmsweise möglich vorausgesetzt.

Nun zeigt allerdings die Geschichte der freiwilligen Krankenpflege, daß dieselbe in den bisherigen Kriegen auf allen Gebieten, die ihr offen standen, auch wirklich thätig gewesen ist. Aber die Frage bleibt immer einer ernsten Erwägung werth, ob nicht bei einer größeren Beschränkung des Umfanges der Thätigkeit und einer größeren Concentration der Kräfte die Leistungen an Intensivität gewonnen haben würden. Jedenfalls kann der einzelne Verein nicht Alles thun, nicht auf allen Gebieten thätig sein. Nicht in der Entfaltung einer möglichst vielseitigen Thätigkeit, nicht in einer großen Vielgeschäftigkeit ist das anzustrebende Ziel zu erblicken; die Polypragmasyne kann nicht nützlich wirken. Vielmehr bleibt es immer Aufgabe der Vereine, sich in weiser Beschränkung auf gewisse hauptsächliche Punkte zu concentriren, und lieber in wenigen Punkten viel, als in vielen Punkten wenig zu leisten. Auch hier gilt das alte: multum non multa. Vor allen Dingen wird man daher darüber zur Klarheit gelangen müssen: an welchen Punkten die freiwillige Hülfe am nothwendigsten, wo sie der Natur der Sache am wirksamsten sein wird.

Jeder Verein sollte sich, ehe er überhaupt in irgend eine

Thätigkeit tritt, recht gewissenhaft und objektiv, ohne jede Schönfärberei die Frage beantworten: was willst du denn thun, da du nicht Alles thun kannst. Nach welcher Richtung hin willst du die vorhandenen Kräfte zu entwickeln suchen, um mit dem Gegebenen den größtmöglichsten Nutzen zu schaffen.

Man muß hierbei auch darüber zur Klarheit gelangen, ob die Thätigkeit der betreffenden Vereine sich mehr auf die subsidiäre Thätigkeit bei der amtlichen Krankenpflege beschränken soll, oder ob man vorzugsweise diejenigen Fälle zu kultiviren gedenkt, welche den Vereinen eine mehr selbstständige Thätigkeitsentfaltung gestatten.

Im Allgemeinen mag es ersprießlich erscheinen, wenn die Vereine sich vorzugsweise der Lösung derjenigen Aufgaben widmen, welche eine selbstständige Kraftentfaltung, und daher eine möglichste Concentrirung und Nutzbarmachung der vorhandenen Mittel und Personen gestatten, — das Wort „selbstständig" immer nur in der Bedeutung genommen: „innerhalb des von der Sanitätsordnung festgefügten Rahmens und unter der Leitung der dazu berufenen Organe."

In den Vordergrund tritt hierbei auch die in vielen Beziehungen präjudicielle Frage: welche Stellung man den ausnahmsweisen Aufgaben gegenüber einzunehmen gedenkt, und ob man es für angezeigt hält, auch für diese eine vorbereitende Thätigkeit im Frieden zu fördern.

An sich scheint der Standpunkt ganz natürlich, daß man einer ausnahmsweisen Thätigkeit auch nur in Ausnahmefällen eine Vorbereitung widmen solle. Allein die Theorie und die geltenden Verordnungen sind hier mit den bisher gemachten Erfahrungen absolut nicht in Einklang zu bringen.

Im vierten Kapitel des ersten Theiles ist nachgewiesen worden, daß die freiwillige Krankenpflege während des Krieges 1870/71 weit mehr geleistet hat, als die Sanitätsinstruction von ihr forderte, daß zahlreiche Dienste von ihr verlangt wurden, welche über die als Regel gezogene Grenze hinausgingen, und daß Alles dies nur ausgeführt und durchgesetzt werden konnte, weil in Voraussicht der kommenden Ereignisse noch rechtzeitig die nöthigen Vorbereitungen getroffen worden waren.

Nicht minder ist darauf hingewiesen worden, daß, trotz aller inzwischen im amtlichen Sanitätswesen eingetretener Verbesserungen, in zukünftigen Kriegen voraussichtlich dieselben oder ähnliche Extensionen zur Nothwendigkeit werden würden.

Aus diesen praktischen Gründen ist die Frage: ob es möglich, oder rathsam erscheine, bei der vorbereitenden Friedensthätigkeit die ausnahmsweise Verwendung der freiwilligen Hülfe bei Seite zu setzen oder zu vernachlässigen, entschieden zu verneinen. Man muß auch auf diese Fälle gerüstet sein. Es soll und darf daher keiner der der freiwilligen Thätigkeit überhaupt offenstehenden Punkte von vorn herein principiell ausgeschlossen werden.

Dieser Grundsatz darf allerdings nur auf die freiwillige Krankenpflege als Gesammtheit bezogen werden. Die einzelnen Vereine stehen der Frage doch anders gegenüber. Für sie wird in Erwägung zu ziehen sein, ob es unter den verschiedenen Aufgaben nicht auch solche Partieen giebt, welche für die specielle Thätigkeit des in Frage kommenden Vereines ungeeignet erscheinen, und die daher besser gleich von vornherein von der Vereinsthätigkeit auszuschließen sein werden.

Demgemäß wird man daher zunächst fragen müssen, ob es für einen Verein überhaupt rathsam, ja nur möglich erscheint, gleichzeitig Krankenpflegepersonal für die Lazarethe, Begleitpersonal für die Evacuation, Transportcolonnen für die Sanitätsdetachements auszubilden, die Ausrüstung von Sanitätszügen in die Hand zu nehmen, und auch Vorbereitung zu treffen für die selbstständige Uebernahme von Lazarethen und einzelner Zweige der Wirthschaftsverwaltung in den Reserve- oder Festungslazarethen. Nach Ansicht des Verfassers ist diese Frage zu verneinen. Eine gewisse Systematisirung der Leistungen aller verbündeten Vereine theils nach der Leistungsfähigkeit, theils nach einem Voranschlage des muthmaßlichen Bedarfes erscheint unentbehrlich.

Dies führt von selbst zur zweiten Frage:

ad B.

„Was **können** die Vereine thun?“

Bei deren Beantwortung wird man sich immer dessen erinnern müssen, daß jeder Thätigkeit Grenzen gesetzt werden nicht allein durch das Gesetz beziehentlich Verordnung, welche darüber Bestimmung treffen, was Jemand thun darf, sondern noch mehr durch die ewig geltenden Gebote der Möglichkeit, welche bestimmen, was Jemand thun kann. Die Vereine werden daher an der Hand der gemachten Erfahrungen festzustellen haben, welche Mittel an Personen und Material diejenigen Aufgaben, deren Lösung sie sich zuwenden wollen, erfordern. Eine allgemeine, auf alle Fälle zutreffende Antwort auf diese Frage ist nicht zu geben. Die Verhältnisse sind bei jedem Vereine, in jedem Lande, ja in den einzelnen Provinzen und Städten oft so verschieden, sie sind aber zugleich so maßgebend, daß das Weitere der Intelligenz und dem praktischen Sinne der einzelnen Vereinsleitungen überlassen werden muß. Einen gewissen Anhalt bietet allerdings auch der Inhalt des vierten Kapitels (sachliche Vorarbeiten).

Um seine Leistungsfähigkeit beurtheilen zu können, wird jeder Verein

I.

zunächst einen Personenetat aufstellen, d. h. er wird sich darüber klar werden müssen, welcher persönlicher Kräfte er bei Ausbruch eines Krieges voraussichtlich bedürfen wird, und welche Personen für die Vereinsthätigkeit dann voraussichtlich zur Disposition stehen werden.

Zunächst kommen hier die Vereinsmitglieder in Frage. Namentlich wird festzustellen sein, welche Vereinsmitglieder bereit sind, im Kriegsfalle persönlich thätig zu sein. Manche Vereine haben zu diesem Zwecke bereits in den Statuten einen Unterschied zwischen persönlich thätigen und nur zahlenden Mitgliedern festgesetzt. Ferner empfiehlt es sich namentlich bei den Personen, welche bereits früher erfolgreich thätig gewesen sind, anzufragen, ob sie eintretenden Falls geneigt sein würden, wiederum in Thätigkeit zu treten.

Allein es darf dabei nicht außer Acht gelassen werden, daß Viele und leider nicht immer die Schlechtesten sich erst dann melden, wenn ihrer Ansicht nach der Fall des wirklichen Bedarfes vorliegt, d. h. beim Ausbruche eines Krieges. Auch auf diese muß das Augenmerk gerichtet werden, wenn auch erst in zweiter Linie. Es ist daher Pflicht der Vereinsleitungen, Umschau zu halten unter den Bewohnern des Landes, die sich zur Zeit von der Vereinsthätigkeit noch fern halten, und diejenigen auszuwählen, welche für den Dienst unter dem rothen Kreuze geeignet erscheinen. Direkte Aufforderung zur Betheiligung an der Vereinsthätigkeit im Frieden unter Darlegung der Unrichtigkeit der weit verbreiteten gegentheiligen Ansicht kann in vielen Fällen erwünschten Erfolg haben; namentlich wenn bei der Aufforderung gleichzeitig darauf hingewiesen wird, daß, weil die Dispositionen bereits im Frieden getroffen werden müssen, eine entsprechende Verwendung selbst der ausgezeichnetsten Kräfte dann nicht möglich sein werde, wenn die Meldung zu spät, d. h. erst nach Ausbruch des Krieges erfolge, und daher derjenige, welcher sich nicht rechtzeitig zur Disposition stelle, Gefahr laufe, keine oder nur ungeeignete Verwendung zu finden.

Unter den Personen, welche schließlich zur Disposition stehen, wird gewissenhafte Auswahl in der Richtung getroffen werden müssen: zu welchen Stellungen, Functionen und Arbeiten sie am tauglichsten erscheinen. Schon während des Friedens müssen möglichst feste Bestimmungen darüber getroffen werden, welche Personen zur Verwendung in den Depôts, oder bei den Colonnen, oder in den Lazarethen bei der Krankenpflege oder Verwaltung u. s. w. geeignet erscheinen. Denn wenn Alle Alles thun wollten, so würde in den seltensten Fällen überhaupt etwas Nennenswerthes geleistet werden.

Und nicht allein die intellectuelle, sondern auch vor allen Dingen die moralische Befähigung muß bei dieser Auswahl der Personen scharf ins Auge gefaßt werden. Dr. Brinkmann betont sehr richtig, daß man das Augenmerk nur auf solche tüchtige Männer richten solle und dürfe, die mit reinem Herzen sich der Aufgabe widmen. Die freiwillige Krankenpflege muß ein Feld aufopferungsvoller Begeisterung, tief begründeten Pflichtgefühles bleiben, sie soll und darf nicht zum Tummelplatze eines ungesunden Ehrgeizes werden. Und wenn vielleicht derartige Elemente in vereinzelten Fällen mehr als gut in den Vordergrund getreten, so müssen sie ausgemerzt werden. Man darf hierbei keinen Augenblick vergessen, daß die Gewalt der Persönlichkeit im Kriege für alle Zeiten groß und ausschlaggebend bleiben wird, und daß Fälle eintreten werden, in denen den leitenden Mitgliedern der freiwilligen Krankenpflege nicht nur außerordentliche Vollmachten ertheilt werden müssen, sondern wo auch von deren rascher und umsichtiger Entschließung verbunden mit ebenso raschem, energischem Handeln das Wohl und Wehe von Hunderten abhängt.

Liegt nun den Vereinen die Verpflichtung ob, zunächst diejenigen Personen zu bestimmen, deren sie zur Vereinsthätigkeit im eigentlichen Sinne des Wortes bedürfen, so müssen sie sich gleichzeitig auch darüber schlüssig machen, welche Personen sie eintretenden Falls beim Kaiserlichen Commissare für die Ernennung zu Delegirten in Vorschlag zu bringen gedenken.

Bei ihren Vorschlägen zu Delegirten werden die Vereine das gesammte Thätigkeitsgebiet der freiwilligen Hülfe ins Auge zu fassen und dabei wohl zu beachten haben, daß sie ihr Augenmerk nur auf Personen richten, welche zu der betreffenden Function geeignet erscheinen, d. h. vermöge ihrer Stellung im bürgerlichen Leben und ihrer Vorbildung Garantie bieten, daß sie die mit der Stellung verbundenen Pflichten zu erfüllen im Stande sein werden. Solche Personen giebt es, wie die Erfahrung dargethan hat, auch außerhalb der ritterlichen Genossenschaften. Die Entscheidung freilich liegt in der Hand des Kaiserlichen Commissars, der voraussichtlich ebenfalls von der Ansicht ausgehen wird, daß es sich unter der Herrschaft der gegenwärtigen Gesetzgebung lediglich um diese Garantien handeln kann, und daß der Umstand allein, ob die betreffende Person einem

Ritterorden angehört oder nicht, nicht ausschlaggebend sein darf. Denn auch der nicht zu unterschätzende Umstand, daß die Mitglieder der Ritterorden zum Tragen einer Uniform berechtigt sind, ist jetzt, wo alle Mitglieder der freiwilligen Krankenpflege eine bestimmte Uniform tragen müssen, in den Hintergrund getreten.

Die Frage wegen Einführung einer gemeinsamen Tracht für die im Dienste der freiwilligen Krankenpflege stehenden Personen (§ 226 Nr. 1 der Kr.S.O.), welche auf dem Frankfurter Vereinstage (Ref. III C, Nr. 3) ebenfalls als ein Punkt bezeichnet worden war, der bei der Ausarbeitung eines Mobilisirungsplanes Berücksichtigung verdiene, ist durch die mit dem Kaiserlichen Commissar eingeleiteten Verhandlungen ihrer definitiven Lösung insofern bereits nahe gebracht worden, als letzterer in der Sitzung des Central-Comités vom 14. Februar 1882 zwei Probekleidungen, die eine für Delegirte, die andere für Mannschaften, vorgezeigt hat. Beide fanden allgemeine Billigung. Der Kaiserliche Commissar wird nunmehr das Weitere wegen Einholung der Allerhöchsten Bestimmung, ob die Bekleidung nach den vorgeführten Mustern vorzuschreiben, veranlassen.

Wichtiger noch als die Ernennung von Delegirten für die Armee im Felde erscheint für die Vereine die Ernennung der Delegirten, welche im Vaterlande selbst (bei der Besatzungsarmee) in Thätigkeit treten sollen (Landes- und Provinzialdelegirte, Bezirksdelegirte u. s. w.). Denn diese sogar während des Friedens in Funktion bleibenden Delegirten treten mit den Vereinen nicht nur in bei Weitem engere Beziehung, sondern sie werden sogar eine direkte Einwirkung auf deren Thätigkeit auszuüben haben.

Die Vereine haben daher ein ganz wesentliches Interesse daran, daß zu diesen ebenso verantwortungsvollen als einflußreichen Posten, wenn möglich, die Vereinsvorstände selbst, oder wenigstens doch Personen, z. B. höhere Staatsbeamten u. s. w. benannt werden, welche dem Vereinsleben nahe stehen. So funktionirten z. B. während des Krieges 1870/71 in Preußen fast überall die Oberpräsidenten oder andere hohe Regierungsbeamte als Provinzialdelegirte, in den außerpreußischen Staaten größtentheils die Vereinspräsidenten als Landesdelegirte.

Endlich dürfte es nicht unpraktisch erscheinen, das Augenmerk auf die Abfassung einer Instruction für die Delegirten über den Umfang ihrer Competenz den Vereinen gegenüber, und zwar namentlich in Bezug auf die Finanzfrage zu richten. Es ist für die Vereine in hohem Grade wünschenswerth, bestimmt zu wissen, inwieweit den Delegirten ein freies, direktes Verfügungsrecht über die Vereinsmittel (Geldmittel und Depôtbestände) zusteht. Das Vorhandensein von Unklarheiten in dieser Richtung hat während des deutsch-französischen Krieges in einigen Fällen zu Mißverständnissen Anlaß geboten. Die Initiative der Vereine müßte sich hierbei freilich zunächst auf eine Anregung dieser Frage beim Königlichen Commissare beschränken.

Soviel über den Personenetat. Von nicht minderer Wichtigkeit erscheint die Aufstellung

II.

eines **Sachetats**: d. h. eine Evidentmachung der **materiellen Mittel** an **Geld** und **Material**, welche den Vereinen beim Ausbruche eines Krieges voraussichtlich zur Disposition stehen werden.

Man wird feststellen müssen: was kostet die Ausrüstung einer Begleits- oder Trägercolonne, welche Mittel werden durch die Ausbildung der Pflegerinnen und Pfleger in Anspruch genommen, was wird eintretenden Falls die Ausrüstung eines Sanitätszuges oder die Einrichtung und Unterhaltung eines Vereinslazarethes kosten? Wie viel Mittel bleiben nach Abzug der für die regelmäßige Thätigkeit erforderlichen Ausgaben voraussichtlich übrig, um sie eventuell für ausnahmsweise Thätigkeit zu verwenden? Endlich: welche Mittel stehen dem Vereine im Frieden zur Disposition für die vorbereitende Thätigkeit, und welche Mittel werden ihm beim Beginne der Kriegsthätigkeit voraussichtlich neu zufließen? In letzterer

Beziehung geben die Resultate der während früherer Kriege veranstalteten Sammlungen einen ziemlich sicheren Anhalt für einen Voranschlag. Nur auf diese Weise wird eine approximative Uebersicht über das Verhältniß der nothwendigen zu den wirklich vorhandenen Mitteln zu gewinnen sein.

III.

Diesen hochwichtigen Fragen hat das deutsche Centralcomité bisher keineswegs unthätig gegenüber gestanden. In einem Rundschreiben vom 11. Juli 1881, welches in Folge des Antrages auf Ausarbeitung eines Muster-Mobilisirungsplanes erlassen worden, betont es zwar:

> „daß die Einzelvereine vor allen Dingen aus eigener Initiative darüber schlüssig werden müssen, welchem resp. welchen Zweigen der Aufgaben sie sich fernerhin zu widmen beabsichtigen, und daß die Ertheilung bestimmter Direktiven nach dieser Richtung schon um deswillen zu Bedenken Anlaß bieten dürfe, als dadurch leicht die Liebe und Lust, die selbstgewählter Arbeit entgegengebracht werde, zu Gunsten schablonenmäßiger Vorschrift, wenn nicht vollständig behoben, so doch wesentlich abgeschwächt werden könnte."

Trotzdem ist dasselbe einen Schritt weiter gegangen, und hat die einzelnen Landesvereine aufgefordert, eine Zusammenstellung auszuarbeiten, aus der hervorgehen solle, in welchem Umfange die Vereine im Bedarfsfalle zu verfügen haben werden über:

1. ausgebildete Krankenpfleger und Krankenpflegerinnen;
2. Transportcolonnen und Sanitätsdetachements;
3. Delegirte zur Leitung der der freiwilligen Krankenpflege zu übertragenden Geschäftszweige;
4. Transportmittel zur Beförderung von Verwundeten und Erkrankten;

und ob die Vereine im Kriegsfalle beabsichtigen:

5. Vereinslazarethe, eventuell in welcher Anzahl von Lagerstätten zu errichten, und in diesen entweder unentgeldlich oder gegen mit der Militärverwaltung zu vereinbarende Preissätze die gesammte Pflege der Verwundeten und Erkrankten auszuüben, und
6. in den militärischen Reservelazarethen einzelne resp. welche Zweige der Wirthschaftsverwaltung zu übernehmen.

Das Centralcomité hat hiermit in vielversprechender Weise einen Anfang zur praktischen Lösung dieser hochwichtigen Frage gemacht. Sache der Vereine selbst wird es nun sein, diesem Anfange einen ersprießlichen Fortgang zu ermöglichen. Aus dem Inhalte der eingegangenen Uebersichten wird das Centralcomité nicht nur das Maaß der zu Gebote stehenden Kräfte kennen lernen, sondern auch genügende Grundlage gewinnen, um übersehen zu können, an welchen Punkten seine ausgleichende Thätigkeit und eine Unterstützung und Förderung der Einzelvereine von der Centralstelle aus nothwendig erscheinen. So erreicht es die Möglichkeit, seine centralisirende Stellung in derselben segensreichen Weise wie bisher durchzuführen durch Stärkung der einzelnen, vielleicht hie und da schwachen Kräfte und durch deren Vereinigung zu einem mächtigen Ganzen.

Nach Vollendung dieser Vorarbeit wird es dann auch möglich werden, bereits im Frieden mit dem Kaiserlichen Commissare in Verhandlung zu treten, um dessen Anschauungen über die Delegirtenfrage kennen zu lernen. Vor der Hand tappen die Vereine noch sehr im Finstern. Klar zu sehen ist aber unentbehrlich, um zur Annahme geeignete Vorschläge machen zu können. Jedenfalls werden die Vereine bei aller Entschiedenheit in der Stellungnahme sich hüten müssen, zu viel zu verlangen. Eine genaue Ueberlegung und Erwägung der einschlagenden praktischen und persönlichen Verhältnisse erscheint unentbehrlich. Vor allen Dingen wird man aber dahin wirken müssen, daß der Kaiserliche Commissar seinen Mobilisirungsplan nicht definitiv feststellt, ohne vorher die Vereine und ihre Vertretung gehört zu haben.

ad. C.

Ist sich nun ein Verein darüber klar geworden, welche Mittel er besitzt, und ist er dabei zu der Ueberzeugung gelangt, daß das Vorhandene nicht ausreicht, so wird er sich weiter fragen müssen: was muß ich thun, um diese Mittel zu ergänzen und zu vervollständigen.

Ein Theil dieser Frage, namentlich soweit die Gewinnung von Personen in Betracht kommt, hat bereits unter B seine Beantwortung gefunden. Ebenso wird die Vervollständigung und die Bereitstellung des Materials im nächsten Kapitel beim Depôtwesen erörtert werden. Endlich ist so manches hierauf Bezügliche schon im zweiten Kapitel (Vervollständigung der Vereinsorganisation) gesagt worden.

Hier wird daher zunächst

1. auf die Nothwendigkeit der Sammlung und Bereitstellung der erforderlichen **Geldmittel** hinzuweisen sein.

Fast alle Statuten enthalten eine Bestimmung, daß die Vereine bestrebt sein sollen, in Friedenszeiten Geldmittel zu sammeln, um im Falle des Bedarfes auch in dieser Beziehung wohlgerüstet dazustehen. Aus diesem Grunde haben einige Vereine aus den Beständen, welche nach Beendigung der Kriegsthätigkeit im Jahre 1871 verblieben, Fonds gebildet, welche für eintretende Kriegsfälle aufzubewahren sind, und deren Verausgabung im Frieden und zu Friedenszwecken ausgeschlossen ist. Diese Maßnahme verdient Nachahmung. So hat namentlich das deutsche Centralcomité einen eisernen Fonds für Kriegszwecke in Höhe von über 360000 M. begründet.

Das Vorhandensein großer Geldmittel beim Ausbruche eines Krieges ist eine nothwendige Voraussetzung für sofortige und umfassende Actionsfähigkeit. Gerade beim Beginne des Krieges sind, wie die Erfahrung lehrt, große Summen zur Complettirung der Ausrüstung und zu Anschaffungen aller Art unentbehrlich. Wollte man vor jeder Thätigkeitsentfaltung erst die Erträgnisse der

Sammlungen abwarten, so würde kostbare Zeit verloren gehen. Ein Theil der Anschaffungen kann zunächst freilich in Erwartung dieser Erträgnisse auf Credit erfolgen. Allein damit bleibt immer ein gewisses Risiko verbunden, und man muß die Verausgabung von Geldmitteln, deren Eingang, wenn auch mit ziemlicher Sicherheit, erst erhofft wird, thunlichst vermeiden und auf die Fälle äußerster Nothwendigkeit beschränken. Auch hier gilt also die alte Regel: Sammle und spare, damit du hast in der Zeit der Noth.

2. Aber Geld allein thut es nicht. Die Vereine brauchen vor allen Dingen Mitglieder. Als Ergänzung zu dem oben unter B bereits Ausgeführten möge hier nochmals auf die ebenso betrübende als unbestreitbare Thatsache hingewiesen werden, daß sich die Mitgliederzahl der Vereine in Friedenszeiten von Jahr zu Jahr mindert, und auf die Pflicht der Vereine, dem entgegen zu arbeiten. Dies kann geschehen dadurch, daß man auf der einen Seite darauf Bedacht nimmt, die bisherigen Mitglieder von einem Austritte aus dem Vereine abzuhalten, auf der anderen Seite aber sein Bestreben dahin richtet, neue Mitglieder zu gewinnen, namentlich das Interesse immer weiterer Kreise für die freiwillige Krankenpflege zu erwecken.

Freilich liegt der Schwerpunkt nicht allein in der Menge der Mitglieder, sondern noch mehr darin, daß an möglichst vielen Orten ein Stamm warm fühlender und geeigneter Vertreter vorhanden sei.

Die beklagenswerthe Thatsache selbst aber, daß die Theilnahme an dem Werke des rothen Kreuzes in den Friedenszeiten sich mehr und mehr vermindert, trifft die Männervereine härter als die Frauenvereine. Namentlich haben sich in manchen Ländern zahlreiche Zweig- und Localvereine der Männervereine nach Beendigung der Kriegsthätigkeit aufgelöst. Ein Hauptgrund dieser Calamität liegt in der Thatsache, daß die Männervereine nicht in der Lage sind, ihre Mittel und die Kräfte ihrer Mitglieder in einer praktischen Friedensthätigkeit zu verwerthen. Und wenn daher auch bei den Frauenvereinen die Theilnahme der Mitglieder, soweit die wirkliche Vorbereitung für den Krieg in Frage kommt, oft nicht größer sein mag, als bei den Männervereinen, so werden erstere durch die Theilnahme an der eigentlichen Friedensthätigkeit doch gezwungen, mittelbar an der Vorbereitung zum Kriege mitzuarbeiten. Es liegt daher die Nothwendigkeit vor

3. eine **Theilnahme** der Männervereine an der Friedensthätigkeit der Frauenvereine anzubahnen.

Die vom 22. bis 27. April 1869 zu Berlin stattgehabte internationale Conferenz von Vertretern der der Genfer Convention beigetretenen Regierungen und der Vereine und Genossenschaften zur Pflege im Felde verwundeter und erkrankter Krieger, hatte den Vereinen durch die Resolutionen Nr. 20 und 21, dahin lautend:

„„Resolution 20: Hülfeleistung in den Nothständen des Friedens ist für eine lebenskräftige Entwickelung der Hülfsvereine nothwendig und der Vorbereitung für den Krieg förderlich.

Resolution 21: Die Hülfsvereine werden im Frieden ihre Kräfte solchen humanen Bestrebungen zuwenden, die ihren Aufgaben im Kriege entsprechen, der Krankenpflege und der Hülfeleistung in Nothständen, die, wie der Krieg, rasche und geordnete Hülfe verlangen,““

eine bestimmte Aufgabe vorgezeichnet.

Diesen Resolutionen nachzukommen, wäre somit Pflicht der Männervereine, und gemeinsame Vorbereitungen zu diesem Zwecke zu treffen, diejenige des deutschen Centralcomités gewesen.

Im Anfange waren die dahin gerichteten Bestrebungen von sehr geringem Erfolge begleitet.[1]

[1] Das Centralcomité hat sofort nach Beendigung des Krieges 1870/71 versucht, dem Wirken der verbündeten Vereine auf Grund der oben mitgetheilten Resolutionen, der Beschlüsse des Nürnberger Vereinstages und der inzwischen gemachten Erfahrungen eine neue Anregung zu geben. Durch Circular vom 30. Januar 1872 wurde den Landesvereinen eine Denkschrift mitgetheilt, in welcher die Förderung der Krankenpflege als eine gemeinsame Grundlage für die Friedensthätigkeit der Männer- und Frauen-Hülfsvereine warm empfohlen

Später, nachdem die Frauenvereine zur größeren Entfaltung gelangt waren, occupirten diese das Gebiet der Friedensthätigkeit in umfassendster und segensreichster Weise. Namentlich sind die Frauenvereine bereits seit Jahren bei Nothständen mit größtem Erfolge bestrebt gewesen, zu deren Beseitigung durch die Organisation freiwilliger Hülfsthätigkeit beizutragen. Die Frauenvereine haben, wie das Centralcomité in seinem Rechenschaftsberichte auf dem Frankfurter Vereinstage treffend hervorhebt, sowohl in der Anrufung der Mildthätigkeit als in der Ergreifung der erforderlichen Maßregeln als ausführende Organe fungirt, so daß in dem Gebiete des deutschen Reiches seit Jahren wohl kaum ein Nothstand zu verzeichnen ist, dessen Beseitigung sich nicht die Frauenvereine in eingreifendster und wirksamster Weise hätte angelegen sein lassen. So hat sich z. B. die Organisation und die Thätigkeit des vaterländischen Frauenvereins durch die im engen Anschlusse an die

---

wurde. Nur bei wenigen Vereinen fanden die in der Denkschrift niedergelegten Ideen Zustimmung. Die Mehrzahl antwortete ablehnend. Der Versuch, auf dem Gebiete der allgemeinen Gesundheitspflege die Grundlage zu einer gemeinsamen Friedensthätigkeit zu gewinnen, war als gescheitert anzusehen. Dennoch unterbreitete das Centralcomité in einem anderweitem Circulare vom 25. Februar 1874 den Landes-, Provinzial- und Bezirksvereinen den Vorschlag:

> Die von dem vaterländischen Frauenvereine während des Friedens verfolgte Aufgabe:
>
> > bei der Linderung außerordentlicher Nothstände, welche in einem oder dem anderen Theile des Vaterlandes durch ansteckende Krankheiten, Theuerung, Ueberschwemmung, Feuersbrunst oder auf andere Art eintreten, augenblicklich Hülfe zu leisten,
>
> durch gemeinsame Verständigung als eine solche anzuerkennen, für welche geeigneten Falls einzutreten auch die Pflegevereine sich bereit erklärten.

Auch gegen diesen Vorschlag wurde von vielen Seiten so lebhafter Widerspruch erhoben, daß von seiner weiteren Verfolgung abgesehen werden mußte. Neue Versuche nach dieser Richtung sind daher seitdem vom Centralcomité nicht wieder gemacht worden. Zur Ausführung der auf dem Frankfurter Vereinstage gefaßten Beschlüsse, welche die gemeinsame Friedensthätigkeit im Auge haben, ist eine Commission niedergesetzt worden, deren Arbeiten aber bisher zu einem Abschlusse noch nicht gelangt sind.

staatliche und communale Verwaltung bewirkte Hülfe gelegentlich des Nothstandes in Oberschlesien glänzend bewährt. Gleiches ist bei den anderen Vereinen der Fall.

Diesem Thatbestande gegenüber mußten selbstverständlich die Männervereine Anstand nehmen, ein Gebiet zu betreten, das bereits von den Frauenvereinen mit dem glücklichsten Erfolge angebaut war. Festhaltend an dem durch die Praxis erprobten Grundsatze, daß die Concurrenz, wie heilsam und fördernd sie auch immerhin auf anderen Gebieten wirken mag, auf dem Felde der humanitären Bestrebungen als ein glückliches Ereigniß nicht zu betrachten, daß vielmehr auf diesem Gebiete eine einheitliche Leitung und einheitliche Arbeit jeder noch so umfangreichen, aber zersplitterten Thätigkeit vorzuziehen, und der letzteren an Wirkung überlegen ist: hat das deutsche Centralcomité es nunmehr für angezeigt gehalten, ungeachtet der vorerwähnten Resolutionen der internationalen Conferenz zu Berlin, die Bestrebungen, — in Friedenszeiten hervortretenden Nothständen Abhülfe zu verschaffen, — nicht mehr in den Bereich seiner Wirksamkeit zu ziehen. Diesen Standpunkt hat der Verfasser als Referent über das Thema der Friedensthätigkeit auf dem Frankfurter Vereinstage als den seinigen dargelegt und begründet.[1]

[1] Derselbe sagte bezüglich des Verhältnisses der Männer- zu den Frauenvereinen Folgendes: „Die großen Leistungen der Frauenvereine sind bekannt. Für die Männervereine bleibt in der Hauptsache nur die schöne Aufgabe, die Frauenvereine in ihrer erfolgreichen Friedensarbeit zu unterstützen, sei es mit Geld, wie dies von dem Centralcomité und von einzelnen Landes- und Provinzialvereinen in umfassender Weise geschieht, oder aber auf andere geeignete Weise. Darüber, wie diese Hülfe erfolgen soll, ist es unmöglich, allgemeine Regeln aufzustellen. Das wird in jedem Falle abhängig sein von einer Verständigung zwischen den Männer- und Frauenvereinen in den verschiedenen Ländern. Die einzige Antwort, die ich auf diese Frage zu geben vermag, lautet: Die Verhältnisse sind überall andere, es läßt sich in dieser Beziehung niemals schablonisiren. Als erste unverbrüchliche Regel wird in allen Fällen daran festzuhalten sein, daß niemals eine Concurrenz zwischen den verschiedenen Vereinen stattfinden darf, sondern lediglich ein überzeugungstreues Zusammenwirken, wie es ja thatsächlich in der bei weitem größten Zahl der Länder besteht. Die Männervereine können nicht ohne die Frauenvereine gedeihen, die Frauenvereine nicht ohne die Männervereine; sie können nicht bestehen

Auch der Vereinstag selbst erklärte sich mit dieser Auffassung einverstanden.

Trotz alledem muß in Erwägung gezogen werden, ob es nicht möglich erscheint, den Männervereinen auch jetzt noch den Weg einer Friedensthätigkeit zu eröffnen, ohne mit den Frauenvereinen in eine unstatthafte Concurrenz zu treten. Und dieser Weg ist vorhanden, er liegt offen vor uns, er ist zum Theil bereits erfolgreich beschritten worden, und es kann sich nur noch darum handeln, ihn für Alle gleichmäßig zu ebnen.

Dieser Weg ist ein gemeinschaftliches Wirken der Frauen- und Männervereine auf den Gebieten, welche für beide Theil gemeinsame Aufgaben zur Lösung enthalten.

Ein Theil, und zwar ein sehr umfassender Theil der Friedensthätigkeit der Frauenvereine steht mit der Kriegsthätigkeit des rothen Kreuzes in keinem direkten Zusammenhange, so z. B. die Armenkrankenpflege, die Antheilnahme an der auf dem Boden der Reichs- und Landesgesetzgebung geübten staatlichen und communalen Armenpflege, die Errichtung von Mägdeherbergen, Fortbildungsanstalten, Erwerbsvereinen, die Kinderwartung und Erziehung, Krippen, Kinderbewahranstalten, Sonntagsschulen, Strick- und Nähschulen, die Mitarbeit bei der Unterbringung verwahrloster Kinder, die Unterstützung der Behörden bei der Beaufsichtigung der Ziehkinder, die Errichtung von Haushaltungsschulen für Töchter von Landwirthen (Baden), die Altersversorgung, die Hülfe für die arbeitenden Klassen u. s. w.

Und wenn auch die Verwerthung der vorhandenen Kräfte bei der Lösung dieser Aufgaben mittelbar der Vorbereitung für den Krieg insofern zu Gute kommt, als sie brauchbare und verwendbare Hülfskräfte heranbildet, so kann eine Theilnahme der Männervereine hierbei niemals in Frage kommen. Auf diesen Gebieten wird den

ohne ein gegenseitiges Vertrauen und ohne die Erkenntniß, daß die Männer- und Frauenvereine keine verschiedenen Interessen verfolgen, daß es vielmehr nur dann möglich sein wird, die Aufgabe der freiwilligen Krankenpflege in ersprießlicher Weise zu lösen, wenn zwischen den beiden Kategorien der Vereine ein enges und treues Zusammenwirken stattfindet."

Frauenvereinen für alle Zeiten die volle, ungeschmälerte Selbstständigkeit und Actionsfreiheit verbleiben müssen.

Auf der anderen Seite giebt es eine vorbereitende Thätigkeit der Männervereine, welche sich der Natur der Sache nach ebensowenig zu einer Theilnahme der Frauenvereine eignet, so z. B. die Schulung des Transportcolonnenpersonals und des Begleitpersonals für die Evacuation, und die Vorbereitungen für die Unterstützung des Landtransports der Verwundeten und Kranken.[1]

Dagegen liegen andere Aufgaben vor, die ohne ein Zusammenwirken der Männer- und Frauenvereine zu einer erschöpfenden Lösung gar nicht gebracht werden können, nämlich:

1) die Ausbildung geschulter Krankenpfleger und Pflegerinnen,
2) die Vorbereitungen für Ausrüstung von Sanitätszügen, für die Errichtung von Vereinslazarethen, resp. die Errichtung von Vereinslazarethen im Frieden, und
3) die Errichtung neuer und Aufrechterhaltung der bereits bestehenden Vereinsdepôts, namentlich auch die Errichtung von Musterdepôts.

Die Nothwendigkeit eines Zusammenwirkens auf diesen Gebieten ist auf dem Frankfurter Vereinstage ausdrücklich anerkannt

[1] Zur Vermeidung von Mißverständnissen sei hier darauf aufmerksam gemacht, daß Verfasser bei diesen Vorbereitungen für den Landtransport nur die mit dem Transporte selbst in unmittelbarem Zusammenhange stehenden Leistungen, d. h. die Beschaffung der Transportmittel und die Anstellung des erforderlichen Begleitpersonals im Auge hat, nicht aber die Beschaffung der nur mittelbar damit verbundenen Gegenstände, wie z. B. die von Bett- bezw. Lagerungs- und Leibwäsche, sowie von Verbandzeug für die zu Transportirenden. Die Vorbereitungen zu diesen letzterwähnten Beschaffungen fallen allerdings in das Gebiet der Frauenvereinsthätigkeit. Freilich werden aber diese Arbeiten von den Vorbereitungsarbeiten für andere Zweige der Thätigkeit, bei denen Wäsche und Verbandmittel nöthig sind, nicht gesondert werden. Und in diesem Sinne glaubt Verfasser mit vollem Rechte die Vorarbeiten für den Landtransport als eine Aufgabe der Männervereine hingestellt zu haben.

worden (vergl. Res. IV. die Worte „zu A, C und D in Gemeinschaft mit den Frauenvereinen“). Der Vertreter der verbündeten Frauenvereine, Staatsminister a. D. Dr. Friedenthal hat dieses Zusammenwirken im Frieden ausdrücklich als eine unentbehrliche Nothwendigkeit erklärt, und so kann man denn das bisher Ausgeführte in die Regel zusammenfassen: alle die Gebiete, auf denen ein Zusammenwirken bei der Kriegsthätigkeit nothwendig, nützlich oder möglich erscheint, sind bereits im Frieden als **gemeinschaftliche** zu betrachten und zu behandeln.

Weniger einfach liegt die Sache bei der Mitwirkung an der Beseitigung allgemeiner Nothstände. Die Frauenvereine haben bereits bewiesen, daß sie diese Aufgabe auch ohne Mithülfe der Männervereine zu lösen im Stande sind. Freilich ist damit noch nicht bewiesen, daß die Mitwirkung der Männervereine, selbstverständlich abgesehen von der hier nur in zweiter Linie in Frage kommenden Geldunterstützung, nicht recht wohl zum Nutzen der Sache verwerthet werden könnte. So sehr es daher zu beklagen sein würde, wenn einzelne Männervereine, gedrängt von der Nothwendigkeit einer die direkte Vorbereitung auf den Krieg überschreitenden Friedensthätigkeit, selbstständig und ohne sich vorher mit dem betreffenden Frauenvereine zu einigen, die Hülfeleistung bei Nothständen, allgemeinen Landescalamitäten und außerordentlichen Unglücksfällen in ihre Statuten aufnehmen wollten, so erscheint der Wunsch, daß die Frauenvereine trotz oder gerade wegen ihrer günstigen Position den Männervereinen eine Mitwirkung auf diesem Thätigkeitsfelde einräumen möchten, im Interesse der Sache gerechtfertigt. Für die gemeinsame Aufgabe des rothen Kreuzes würde darin ein nicht zu unterschätzender Schritt nach vorwärts zu erblicken sein.

Eine Stärkung der Männervereine liegt zugleich im wohlverstandenen Interesse der Frauenvereine. Der schöne Spruch: „mit vereinten Kräften!“ würde sich auch hier als segensreich beweisen. Ueber die Modalität ließe sich Vieles sagen; doch scheint dazu hier

11*

nicht der geeignete Ort zu sein. Jedenfalls würde es nur der in der Sachlage begründeten Gerechtigkeit entsprechen, wenn den Frauenvereinen auf diesem Gebiete die bisherige leitende Stellung im vollen Umfange gewahrt, und die Thätigkeit der Männervereine auf eine möglichst umfassende Mitwirkung beschränkt bliebe. Möchte auch hier ein gutes Wort eine gute Statt finden.

Allein ob dieser Wunsch Erfüllung finde oder nicht: gemeinschaftliche Aufgaben für die Kriegsvorbereitung liegen vor. Eine erschöpfende Aufzählung dieser gemeinsamen Aufgaben ist nicht möglich, da sich auch hier die Verhältnisse bei den verschiedenen Vereinen und in den verschiedenen Ländern verschieden gestalten. Es erscheint daher vollkommen sachgemäß, wenn der Provinzialverein zur Pflege im Felde verwundeter und erkrankter Krieger in der Provinz Sachsen in der bereits erwähnten Uebereinkunft mit dem vaterländischen Frauenvereine der Provinz es, soweit nicht Angelegenheiten in Frage kommen, die schon nach den Statuten als gemeinsame zu betrachten sind, der freien Vereinbarung zwischen den Vereinen in den einzelnen Fällen überläßt, zu bestimmen, ob die betreffende Angelegenheit als eine gemeinsame zu betrachten sei oder nicht. Besser ist es freilich, wenn die Friedenszeit dazu benutzt werden kann, ein Regulativ, welches die gegenseitigen Competenzen festsetzt, zu vereinbaren, um sich darüber klar zu werden: diese Aufgaben haben die Frauen-, diese die Männervereine bei ihrer vorbereitenden Friedensthätigkeit vorzugsweise ins Auge zu fassen, diese endlich sind durch gemeinsame Arbeit zu lösen. Und das führt uns von selbst zu dem letzten Kapitel, in welchem die praktischen Kriegsvorbereitungen in ihrer sachlichen Gestaltung ins Auge gefaßt werden sollen.

Viertes Kapitel.

Die sachlichen Vorarbeiten im Frieden für die Kriegsthätigkeit.

I. Die Ausbildung von Krankenpflegepersonal.

So sehr an anderen Punkten Meinungsverschiedenheiten darüber herrschen mögen, welche sachlichen Vorbereitungen für den Krieg den Vereinen vorzugsweise anzuempfehlen seien, so stimmen doch alle Sachverständige darin überein, daß die Ergreifung von Maßregeln für die Vermehrung und Bereitstellung eines tüchtigen und wohlausgerüsteten Pflegepersonales vor allen Dingen anzuempfehlen ist.

Was helfen die besteingerichteten Lazarethe und die tüchtigsten Aerzte darin, wenn es schließlich an den Personen fehlt, denen die eigentliche Pflege der Kranken und Verwundeten obliegt! Die größte ärztliche Kunst und Wissenschaft vermag oft keine Resultate zu erzielen, wenn den Kranken die gute Pflege fehlt. Der Staat und die Militärverwaltung werden niemals im Stande sein, geschultes Personal in ausreichender Zahl für alle Bedarfsfälle bereit zu stellen. Und weil es daher gilt, hier eine wirklich vorhandene Lücke auszufüllen, darum kann man mit Recht behaupten, daß in der Beschaffung und Ausbildung des Krankenpflegepersonals einer der Schwerpunkte der freiwilligen Hülfsthätigkeit liegt.

Es erscheint daher geradezu unnöthig, über den Nutzen und die Unentbehrlichkeit gut geschulter Pflegekräfte an dieser Stelle ausführlicher zu sprechen. Wir stehen einer allseitig anerkannten Wahrheit gegenüber. — Wenn in dem Kriege gegen Frankreich 19 563 freiwillige Krankenpfleger und Pflegerinnen in den Lazarethen thätig gewesen sind, so ist das eine Zahl, die für sich selbst spricht. Unter diesen Personen sind allerdings so manche gewesen, die nicht auf der Höhe der Situation standen, deren Vorbereitung eine ungenügende war. Krankenpfleger und Pflegerinnen, deren Vorbildung lediglich in einem 14tägigen Cursus in einer größeren Krankenanstalt besteht (Verfügung vom 22./27. Juli 1870), können beim besten Willen, bei glücklichster Beanlagung das nicht leisten, was von einem wirklich geschulten Krankenpfleger zu verlangen ist. Und doch haben derartige Personen während des vorigen Krieges zur Dienstleistung nicht nur in den Lazarethen der Heimath, sondern auch im Felde herangezogen werden müssen, ein Beweis, daß trotz allen Fleißes, den die Vereine auf die Ausbildung von Pflegepersonal verwendet hatten, das zur Disposition stehende wirklich geschulte Personal den Bedarf nicht deckte.

Die Nothwendigkeit, Krankenpflegepersonal bereits im Frieden planmäßig auszubilden, wurde daher den Vereinen durch die Thatsachen mit unwiderlegbarer Klarheit erneut vor die Augen geführt. Nach Beendigung des Krieges wurde sie durch die Verhandlung des I. Vereinstages zu Nürnberg und namentlich durch den lichtvollen und den Gegenstand erschöpfenden Vortrag des Dr. Brinkmann bis zur Evidenz nachgewiesen. Und nicht vergebens. Die Vereine, und namentlich die Frauenvereine haben unermüdlich auf diesem Felde weiter gearbeitet. Seit dem Jahre 1871 ist sehr viel geschehen. Allein trotzdem dürfen die Vereine auch in Zukunft die Hände nicht in den Schoß legen. Daran erinnert die Kriegssanitätsordnung in eindringlichster Weise, indem sie die Bestimmung einschärft, daß nur gut geschultes und vollständig moralisch zuverlässiges Personal zur Verwendung kommen solle.

Es liegt auf der Hand, daß eine solche Schulung nur im Frieden geschehen kann, und daß die Vereine nur dann im Stande sein werden, eine Garantie für die moralische Zuverlässigkeit der von ihnen gestellten Personen zu übernehmen, wenn diese vorher bereits längere Zeit in Vereinsthätigkeit gestanden haben.

An der Spitze des freiwilligen Pflegepersonals marschiren die Krankenpflegerinnen. Ihre bisherigen Leistungen gehören der Geschichte an. Hier haben wir es mit der Zukunft zu thun, mit den Vorbereitungen für künftige Thätigkeit. Und so wenden wir uns zuerst

A. Zu der Ausbildung von Krankenpflegerinnen.

Zwei Kategorieen von Pflegerinnen sind in der freiwilligen Krankenpflege thätig:

1. die Pflegerinnen der geistlichen Genossenschaften (katholische Ordensschwestern und Diakonissen) und
2. die weltlichen Pflegerinnen.

1. Die geistlichen Pflegerinnen katholischer Confession (barmherzige Schwestern, graue Schwestern u. s. w.) haben sich im Krieg und Frieden unvergeßliche Verdienste um die Krankenpflege erworben. Sie werden auch in Zukunft und alle Zeit für die freiwillige Krankenpflege im Kriege von höchster Bedeutung bleiben. Indeß kann und wird es nicht Aufgabe der Vereine des rothen Kreuzes sein, für die Ausbildung dieser Pflegerinnen Sorge zu tragen. Das bleibt die Aufgabe der geistlichen Orden und Genossenschaften (Malteser-Genossenschaften in Schlesien und in Rheinland-Westphalen). Diesen Genossenschaften werden sich im Kriegsfalle die Pflegekräfte der katholischen Orden zur Verfügung stellen, wie dies thatsächlich 1870/71 geschehen. Damals hatten sich allein der Johanniter-Malteser-Genossenschaft in Rheinland-Westphalen 1567 Ordensschwestern und 342 Brüder zur Disposition gestellt, von denen ein beträchtlicher Theil im Felde zur Verwendung gekommen ist. — Im Herbste 1870 waren auf dem Kriegsschauplatze 700 geistliche Schwestern in 158 Lazarethen thätig. Zu diesen auf dem Kriegsschauplatze thätigen geistlichen Schwestern gehörte allerdings auch

die evangelische Genossenschaft der Diakonissen, welche der freiwilligen Hülfe nicht minder bewährte Pflegekräfte gestellt hat. Es sei nur daran erinnert, daß aus dem Diakonissenhause zu Kaiserswerth 76 Diakonissen in Frankreich und 144 nebst 55 freiwilligen Helferinnen im Inlande als Pflegerinnen thätig waren, daß aus dem Berliner Diakonissenhause Bethanien 38, aus der Diakonissenanstalt zu Dresden 35, aus dem Elisabethstifte zu Darmstadt 30 Schwestern nach Frankreich entsendet wurden. Den Diakonissen wendet die Johanniter-Genossenschaft vorzugsweise ihre Fürsorge zu, und wird sich die Mitwirkung der Vereine bei deren Ausbildung vorzugsweise auf Gewährung von Geldbeihülfen der Natur der Sache nach, da diese Ausbildung in geschlossenen Diakonissenanstalten erfolgt, zu beschränken haben. So gewährt das deutsche Centralcomité dem westphälischen Diakonissenhause zu Bielefeld, sowie den Diakonissenhäusern zu Treysa und Darmstadt (Elisabethstift) ziemlich erhebliche Zuschüsse, wogegen sich diese Anstalten verpflichtet haben, dem Centralcomité im Kriegsfalle ausgebildete Pflegerinnen zur Disposition zu stellen.

Für die Vereine des rothen Kreuzes liegt der Schwerpunkt in der Ausbildung

2. der weltlichen Pflegerinnen.

Und wenn dieselben auch noch im letzten Kriege an Zahl gegen die geistlichen Schwestern zurückstanden, so hat doch deren Brauchbarkeit und Tüchtigkeit allgemeine Anerkennung gefunden, auch seiten derer, welche vorher für die Alleinberechtigung der geistlichen Schwestern plaidirt hatten. Und seit dem Jahre 1871 ist von den Vereinen auf diesem Gebiete unermüdlich weiter gearbeitet worden, so daß gegenwärtig eine recht erhebliche Anzahl in 28 Instituten trefflich ausgebildeter Pflegerinnen für den Bedarfsfall zur Disposition steht (ca. 700). Im Jahre 1879 überschritt die Zahl der angestellten Pflegerinnen bereits 300.

Das deutsche Centralcomité hat dieser Ausbildung von Krankenpflegerinnen große Aufmerksamkeit zugewendet. Es hat solchen Heil- und Pflegeanstalten einmalige oder fortlaufende Subventionen überwiesen, welche die bindende Verpflichtung übernahmen, einerseits für den Kriegsfall ihr Material (exclus. Lokalitäten) und ihr Personal ausschließlich zur Aufnahme, Heilung und Pflege im Felde verwundeter und erkrankter Krieger den Vereinen zur Verfügung zu stellen, und die andererseits sich bereits im Frieden mit der Ausbildung von Pflegepersonal derartig eingehend beschäftigen, daß in ihnen eine fortgesetzte wissenschaftlich angelegte Ausbildung von Krankenpflegerinnen stattfindet, daß diesen Krankenwärterinnen Gelegenheit geboten wird, in der Heilanstalt oder einem mit derselben in direkter Verbindung stehenden Asyle dauernd zu verbleiben, und daß dieses dergestalt ausgebildete Pflegepersonal bei Ausbruch eines Krieges gleichfalls den Vereinen zur Verfügung gestellt wird.

Gleichzeitig wurde, um in steter Kenntniß von den Resultaten der Arbeiten zu bleiben, welche die von dem Centralcomité subventionirten Anstalten behufs Ausbildung von Krankenpflegerinnen vornehmen, eine Statistik aufgestellt, die am Schlusse jeden Jahres complettirt wird, und aus der der Name jeder ausgebildeten Pflegerin, deren Aufenthaltsort und ihre Qualifikation ersichtlich ist, namentlich auch, ob dieselbe sich zur selbstständigen Leitung eines Lazarethes qualificirt, oder nur zu unselbstständigen Pflegediensten verwendbar ist.

Anstalten, die in solcher Weise subventionirt werden, sind:

Das Mutterhaus des vaterländischen Frauenvereins zu Kiel, das Krankenpflegerinneninstitut des Vereins zur Pflege im Felde verwundeter und erkrankter Krieger in Frankfurt a. M., welches derselbe im Vereine mit dem vaterländischen Frauenvereine daselbst eingerichtet hat, das Krankenpflegerinneninstitut des Casseler Zweigvereins des vaterländischen Frauenvereins, die Deutsche Heilstätte zu Loschwitz, die Pflegerinnenanstalt des vaterländischen Frauenvereins in Hamburg, die Pflegerinnenbildungsanstalt des Berliner Frauenlazarethvereins, die Ausbildungsanstalt des Alice-Frauenvereins im Großherzogthum Hessen, das vom Provinzialvereine zur Pflege im Felde verwundeter und erkrankter Krieger in Hannover errichtete Clementinenhaus, die Kreis-Heilanstalt des

Zweigvereins der Kaiser-Wilhelm-Stiftung zu Lyck, und die Friedrich-Wilhelm-Victoria-Stiftung zu Insterburg.

In der Hauptsache befindet sich die Ausbildung der Krankenpflegerinnen in den Händen der Frauenvereine, und das mit vollem Rechte. So lange nicht der von einem hervorragenden Vorkämpfer für die freiwillige Krankenpflege (Generalarzt Dr. Niese) betonte Wunsch in Erfüllung geht, daß vom Staate ins Leben gerufene und unterhaltene Anstalten in ausgiebigster Weise für die Ausbildung von Krankenpflegerinnen sorgen, so lange also die Ausbildung von Pflegerinnen überhaupt eine Aufgabe der freiwilligen Hülfe bleibt, so lange möge auch dieses Feld den deutschen Frauenvereinen vom rothen Kreuze überlassen bleiben. Sie haben es sich durch ihre erfolgreiche Arbeit erobert. Es darf nicht daran gedacht werden, daß die Männervereine in Ländern, wo sich die Frauenvereine mit der Ausbildung von Krankenpflegerinnen beschäftigen, mit diesen hierin in eine Kräfte zersplitternde, Uneinigkeit erzeugende Concurrenz zu treten versuchen sollten. Den Männervereinen bleibt gegenwärtig nur die ebenso schöne als dankbare Aufgabe, die Frauenvereine in dieser ihrer erfolgreichen Arbeit energisch zu unterstützen, sei es mit Geldzuschüssen oder auf irgend eine andere Weise. Liegt die Möglichkeit vor, die den Männervereinen zur Disposition stehenden persönlichen Kräfte mit heranzuziehen, und so auch hier ein Zusammenwirken zu erreichen, desto besser. Allgemeine Regeln darüber aufzustellen, wie diese Beihülfe gewährt werden soll, ist unmöglich. Das wird in jedem einzelnen Falle abhängig sein von einer Verständigung zwischen dem Männer- und dem Frauenvereine in dem betreffenden Lande. Die Verschiedenheit der Verhältnisse bedingt Verschiedenheit der Abmachungen. Als Beispiel aber, daß es auch Männervereine giebt, welche die Ausbildung von Krankenpflegerinnen als Hauptzweck verfolgen, sei auf den Frankfurter Verein zur Pflege im Felde verwundeter und erkrankter Krieger verwiesen, der seine Hauptthätigkeit auf die Erhaltung und Ausbreitung seines Krankenpflegerinneninstituts richtet. Aber auch hier findet ein statutenmäßiges Zusammenwirken mit dem dortigen Frauenvereine statt.

Im Uebrigen sei hier nochmals auf dasjenige verwiesen, was bereits im zweiten und dritten Kapitel über das Zusammenwirken der Männer- und Frauenvereine ausgeführt worden ist.

Die Frage der Ausbildung von freiwilligen Krankenpflegerinnen ist in öffentlichen Versammlungen und in der Literatur durch Sachkenner schon so oft und so eingehend behandelt worden, sie gehört so sehr zu den inneren Angelegenheiten der Frauenvereine, und ist von diesen der Lösung schon so nahe gebracht worden, daß es falsch sein würde, hier noch auf Details näher einzugehen. Die Frage, wie er seine Pflegerinnen ausbilden wolle, ist jedem Vereine zur selbstständigen Lösung zu überlassen. Es giebt verschiedene Gelegenheiten der Ausbildung, und sie müssen alle möglichst gleichmäßig neben einander benutzt werden.

Unzweifelhaft empfiehlt sich für die Ausbildung ein tüchtiger praktischer und theoretischer Unterricht an einer Krankenanstalt. Von einzelnen Seiten werden besonders kleinere Lazarethe als dazu geeignet angesehen, von der Mehrzahl jedoch größere Krankenhäuser. Dr. Naundorff (Dresden) und mit ihm Andere sind der Ansicht, daß die Ausbildung der Vereinspflegerinnen in rechter Weise nur in **Vereins**-Krankenhäusern möglich sei. Es erscheint daher angezeigt, entweder mit der Verwaltung größerer Krankenhäuser ein Abkommen über die Thätigkeit freiwilliger Pflegerinnen zu treffen, wie dies z. B. seitens des badischen Frauenvereines mit der Verwaltung des Universitätskrankenhauses zu Heidelberg geschehen ist, oder wo solche vorhanden sind, Vereinslazarethe dazu zu benutzen.

Im Uebrigen möchte gewissen zu hoch gespannten Ansprüchen gegenüber darauf aufmerksam gemacht werden, daß es durchaus nicht nothwendig erscheint, alle Pflegerinnen soweit auszubilden, daß sie zur selbstständigen Leitung eines Lazarethes oder einer Station in demselben befähigt erscheinen. Es genügt, wenn die Mehrzahl auf den Standpunkt gebracht wird, daß sie im Stande sind unter der Leitung einer tüchtigen Oberin die erforderlichen Pflegedienste am Krankenbette zu thun. Nur einzelne besonders Befähigte müssen zu Oberinnen ausgebildet werden.

Schließlich noch Eins. Die Fälle sind im Kriege nicht selten, in denen für die erschöpften Kräfte der Verwundeten eine gute Ernährung und Verpflegung wichtiger ist als ärztliche, kunstgerechte Hülfe, bequeme Lagerung und sorgsamste Pflege. In dem Erfassen und unerschütterlichem Festhalten dieser Wahrheit bestand eines der Geheimnisse der unvergeßlichen Marie Simon. Sie hat Hunderten durch gute Ernährung, namentlich durch rechtzeitige Verabreichung einer kräftigenden Suppe das Leben gerettet. Das möge man beherzigen und darauf Bedacht nehmen, einen Theil der Pflegerinnen gleichzeitig zu guten Köchinnen auszubilden, oder wenigstens, wenn man Bedenken tragen sollte, dies zu thun, eintretenden Falls dafür Sorge zu tragen, den freiwilligen Pflegerinnencolonnen eine Anzahl guter Köchinnen einzurangiren. Berufsköchinnen, die eventuell bereit sind, auf dem Kriegsschauplatze mit Gefahr für Leben und Gesundheit thätig zu sein, werden sich aber nur in seltenen Fällen finden. Darum: man lehre den Pflegerinnen das Kochen! Ein solcher Versuch wird sich sicher lohnen.

B. Die Krankenpfleger:

Die Frage über die Ausbildung von Krankenpflegern bildet ein überaus schwieriges Thema. Das Wort „Krankenpfleger“ ist unter Zugrundelegung der Art und Weise, wie es in der Kriegssanitätsordnung an den betreffenden Stellen gebraucht wird, im strengsten, eng begrenzten Sinne zu verstehen: als die Personen, welche sich am Bette des Kranken und Verwundeten thatsächlich an dessen Pflege wirksam zu betheiligen im Stande sind (Heilgehülfen, Heildiener, ausgebildete Lazarethgehülfen, oder Krankenwärter bez. Oberkrankenwärter). Also ganz analog den geschulten Pflegerinnen.[1]

[1] Man vergleiche hierüber die Dienstanweisungen für die Militärkrankenwärter (§ 204) und für die Lazarethaufseher (§ 203) im 1. Theile der Kriegssanitätsordnung; ferner über die Grenzen der Wirksamkeit der Lazarethgehülfen in den Lazarethen den Krankenwärtern gegenüber den „Leitfaden zum Unterrichte für Lazarethgehülfen“ Seite 14.

Die Ansicht, daß bisher wirkliche Krankenpfleger noch in keinem Vereine ausgebildet worden, und namentlich daß ausgebildete Krankenpfleger in der freiwilligen Krankenpflege bisher nicht oder wenigstens nur in völlig verschwindender Weise zur Verwendung gelangt seien, stimmt mit dem wahren Sachverhalte nicht völlig überein.

Die Johanniter-Malthesser-Genossenschaft in Rheinland-Westphalen zu Deutz hat 1870 71 342 Ordensbrüder in den staatlichen wie Vereins- und Privatlazarethen zur Verwendung gebracht, und mindestens 150 von diesen Brüdern sind als Krankenpfleger auf dem Kriegsschauplatze thätig gewesen.

Auch die nach dem Kriegsschauplatze entsendeten Brüder des „Rauhen Hauses" zu Hamburg, und die Diaconen sind, wenn sie auch nicht ausschließlich diesem Zwecke gewidmet waren, vielfach als wirkliche Krankenpfleger thätig gewesen; so z. B. Diaconen aus der Diaconenanstalt zu Duisburg, aus dem Berliner Büreau für Felddiaconie, vom Dresdner Vereine für Felddiaconie u. s. w. Diaconen der Dresdner Colonnen haben in den Typhus- und Pockenlazarethen zu Douzy in aufopferndster Weise gepflegt, und mehrere dieser braven Männer haben ihren Opfermuth mit dem Leben bezahlt.

Im Großherzogthume Hessen stellte das unter Oberleitung des hessischen Hülfsvereines ausgebildete Offenbacher freiwillige Turnersanitätscorps insofern auch Krankenpfleger, als dessen Mitglieder verpflichtet waren, eintretenden Falls in den Lazarethen den Sanitätsdienst zu übernehmen. Allein wirklich geschulte Krankenpfleger waren das nicht. Ihrer Ausbildung nach gehörten diese Leute zu dem im nächsten Kapitel behandelten Sanitäts- und Begleitpersonal.

Dagegen wurden in Württemberg in der unter der Fürsorge der Centralleitung des Württembergischen Wohlthätigkeitsvereines stehenden Brüderanstalt Carlshöhe bei Ludwigsburg in Verbindung mit dem Betriebe eines Männerkrankenhauses männliche Krankenpfleger ausgebildet. Es sind bis jetzt 17 Pfleger ausgebildet worden, und laden nach der Versicherung sachverständiger

Männer die dort gemachten Erfahrungen zur Nachahmung ein. — Endlich hat der Coburger Verein in seiner Generalversammlung am 26. März 1872 beschlossen, in dazu geeigneten Anstalten Krankenpfleger auszubilden.

Dagegen ist es Thatsache, daß die Mehrzahl der Vereine als solche der Ausbildung von Krankenpflegern zur Zeit noch fremd gegenübersteht.

Und doch läßt sich nicht leugnen, daß nach den jetzigen Bestimmungen der Kriegssanitätsordnung die Ausbildung von Krankenpflegern durch die Vereine nothwendig erscheint, namentlich sobald man an die Errichtung von Vereinslazarethen denkt. Nach den oben mitgetheilten Bestimmungen der Sanitätsordnung bleibt es sehr fraglich, ob es möglich sein wird, die Genehmigung der staatlichen Organe zur Errichtung eines Vereinslazarethes zu erhalten, wenn in demselben nur weibliche Pflegekräfte in Thätigkeit treten sollen. Es giebt bei der Kranken- und namentlich der Verwundetenpflege eine ganze Reihe von Verrichtungen, zu denen große physische Kräfte gehören, welche die Pflegerinnen nicht besitzen und auch nicht erlernen können. Es giebt aber auch Fälle, in denen die Verwendung männlicher Pfleger aus Schicklichkeitsgründen, die im Kriege wohl in den Hintergrund treten, aber doch nicht gänzlich verschwinden dürfen, geboten erscheint. Nicht geschulte Hülfskrankenwärter, die das Heben und überhaupt alle besondere Kraftentfaltung erfordernden Arbeiten unter der Leitung geschulter Pflegerinnen besorgen, können zwar in besonders dringenden Fällen als Aushülfe benutzt werden. Allein das vorhandene Bedürfniß selbst nach geschulten Pflegern kann damit nicht beseitigt werden. Uebrigens scheint die Kriegssanitätsordnung von der bestimmten Voraussetzung auszugehen, daß die freiwillige Hülfe auch die Ausbildung von Krankenwärtern in die Hand nehmen werde, indem sie in § 204 unter Nr. 17 sagt:

„Diejenigen Krankenwärter, welche ihren schweren, aber für das Heil der Verwundeten und Kranken segenbringenden Beruf, dem sich freiwillig die Edelsten und Besten unterziehen, treu erfüllen, erwerben sich die Liebe und den Dank ihrer Kameraden, sowie die Anerkennung ihrer Vorgesetzten."

Daß übrigens in den Feld= und Kriegslazarethen, in denen nicht von vornherein die vorgeschriebene Ordnung und Arbeitstheilung geordneter Hospitäler besteht, die männliche, sachverständige Hülfe und Pflege thatsächlich ebensowenig entbehrt werden könne, wie auf den Sanitätszügen und Krankentransporten, hat Dr. Brinkmann in seinem Vortrage auf dem Nürnberger Vereinstage in überzeugender Weise nachgewiesen. Selbst die Königlich Preußische Regierung hat das Bedürfniß, Krankenpfleger mehr als bisher heranzubilden, gefühlt, und deshalb mehrfach Vereine zur Pflege im Felde verwundeter und erkrankter Krieger aufgefordert, Einrichtungen zu treffen, um Krankenpfleger auszubilden, so z. B. den Provinzialverein zu Magdeburg und den Verein zu Aachen. In Magdeburg ist der angestellte Versuch gänzlich mißlungen, in Aachen von einem nur geringen Erfolge begleitet gewesen.

Auf dem Vereinstage zu Frankfurt a. M. haben sich mehrere Vereinsvertreter gegen die Ausbildung von Krankenpflegern ausgesprochen, keiner aber hat das Vorhandensein des Bedürfnisses geleugnet. Alle haben sich vielmehr darauf beschränkt, die der Ausführung eines solchen Versuches entgegenstehenden Schwierigkeiten hervorzuheben und zum Theil als unüberwindlich darzustellen. Liegt aber ein Bedürfniß wirklich vor, so dürfen Schwierigkeiten, wenn deren Ueberwindung überhaupt im Bereiche der Möglichkeit liegt, die Vereine nicht abschrecken, einen ernsten Versuch zu einer Erfüllung dieses Bedürfnisses zu wagen. Unmögliches soll und kann natürlich nicht verlangt werden, aber es wird sich zeigen, daß die vorhandenen Schwierigkeiten zwar groß, aber keineswegs unüberwindlich sind.

Es ist Thatsache, daß bei den Männern im Allgemeinen weniger Anlage zu dem schwierigen Berufe eines Krankenwärters, dessen erfolgreiche Erfüllung neben größter Gewissenhaftigkeit und nicht geringer Intelligenz ein tiefes Gemüth, große Aufopferungsfähigkeit und Unermüdlichkeit zur nothwendigen Voraussetzung hat, vorhanden ist, als bei den Frauen. Es liegt also von vornherein ein gewisser Mangel an geeigneten und befähigten Individuen vor. Noch geringer ist die Zahl, bei denen sich eine Neigung zu diesem schweren und zum Theil äußerlich undankbaren Berufe findet. Nur in den seltensten Fällen wird es gelingen, einen wirklich tüchtigen Mann, namentlich innerhalb der gebildeten Kreise, dazu zu bringen, sich der Krankenpflege berufsmäßig zu widmen. Hierzu treten nun die sachlichen Schwierigkeiten.

Zunächst dürfen, wenn die Krankenpfleger im Kriege etwas nützen sollen, nur solche Männer ausgebildet werden, die nicht militärpflichtig sind, da alle militärpflichtigen Personen im Kriege zum Dienste bei der Armee herangezogen werden, und dann der freiwilligen Hülfe nicht mehr zur Verfügung stehen. Also nur Personen, die entweder als untüchtig oder aus anderen Gründen von der Erfüllüng der Militärpflicht befreit sind, oder derselben bereits völlig genügt haben.

In ersterer Beziehung werden die Schwierigkeiten dadurch erhöht, daß schwächliche, mit körperlichen Gebrechen behaftete Personen als Wärter in den Lazarethen nicht gebraucht werden können.

Eine weitere Schwierigkeit erwächst aus der Thatsache, daß die Mehrzahl der Männervereine im Frieden keine Stätte besitzt, die sie dazu benutzen könnte, um geeigneten Persönlichkeiten eine Ausbildung als Krankenpfleger angedeihen zu lassen. Für die wirklich ausgebildeten Pfleger fehlt es dann wieder an einer geeigneten Verwendung innerhalb des Vereinslebens. In den meisten Fällen werden dieselben genöthigt sein, in ihre alten Verhältnisse, zu ihrem früheren Berufe zurückzukehren, und sich auf diese Weise der Disposition seiten der Vereine entziehen, auch Gefahr laufen, aus Mangel an Uebung das Meiste von dem, was sie gelernt, wieder zu vergessen. Eine irgend erfolgreiche Thätigkeit der Vereine in dieser Richtung würde daher unter allen Verhältnissen sehr erhebliche finanzielle Opfer erheischen.

Hieraus ergiebt sich vor allen Dingen Eines. Es wird niemals möglich sein, für die Ausbildung von Krankenpflegern in ähnlicher Weise thätig zu sein, wie es für die von Pflegerinnen der Fall ist, und die an sich erforderliche Zahl von Krankenwärtern fortwährend in Kriegsbereitschaft zu halten. Die Art und Weise aller dahin gerichteten Bestrebungen wird immer eine andere, namentlich ihr Umfang ein beschränkterer bleiben müssen. Denn wenn z. B. bei der Ausbildung von Pflegerinnen gleichzeitig der Zweck verfolgt wird, dem amtlichen Sanitätsdienste im Falle der Noth eine Anzahl gut geschulter Kräfte zur Verwendung in den staatlichen Lazarethen u. s. w. zur Verfügung zu stellen, so wird bei den Krankenpflegern hiervon nur in den seltensten Ausnahmefällen die Rede sein können. In der Regel wird man sich allezeit darauf zu beschränken haben, eine kleine Zahl auszubilden, um den eigenen Bedarf zu decken, also z. B. um bei der Errichtung von Vereinslazarethen und Verbandstationen, oder der Indienststellung von Sanitäts- und Krankenzügen wenigstens die unentbehrlichen männlichen Pfleger zu besitzen. Eine solche wenn auch nur geringe Anzahl vollkommen zuverlässiger Wärter bildet dann einen Stamm, eine Stütze und einen Halt für die minder Geübten, und sie genügt auch, wenn man daran festhält, daß in der Regel Pflegerinnen am Bette der Verwundeten und Kranken thätig sein, männliche Pfleger aber nur in gewissen Ausnahmefällen in die Bresche treten sollen.

Von diesem Gesichtspunkte aus dürfte es sich eventuell empfehlen, den einzelnen Krankenpflegerinnencolonnen, welche für die Thätigkeit in Vereinslazarethen oder auf Sanitätszügen nach dem Kriegsschauplatz entsendet werden, ein oder zwei männliche geschulte Pfleger anzufügen. In den staatlichen Lazarethen selbst werden die nothwendigen männlichen Pfleger in den meisten Fällen von der Militärverwaltung beschafft werden können und müssen.

Fragt man nun, auf welche Weise es den Vereinen — es kommen selbstverständlich hier vorzugsweise, ja fast ausschließlich die Männervereine in Frage — möglich sein wird, in den Besitz der unbedingt nothwendigen Zahl von Krankenpflegern zu gelangen, so kann an dieser Stelle auf die allgemeinen, weitgehenden Maßregeln, wie z. B. Hebung des Krankenwärterstandes als solchen, Bildung von Associationen, Versuche den Beruf lohnender zu machen u. s. w., nicht specieller eingegangen werden, da solche Bestrebungen die Competenz und die Kräfte der Vereine übersteigen würden. Das sind Dinge, welche der Staat anfassen muß. Die Vereine könnten höchstens, wenn der Staat die Angelegenheit wirklich in die Hand genommen hat, helfend mitwirken.

Bei der selbstständigen Vereinsthätigkeit in dieser Richtung handelt es sich daher lediglich um geeignete Maßregeln für die Erlangung einer beschränkten Anzahl geschulter Individuen für die Kriegsthätigkeit.

Ein vielleicht nicht unpraktisches Mittel würde sein, Lazarethgehülfen, welche eine tüchtige Vorbildung genossen und ihrer Militärpflicht völlig genügt haben, für das Vereinsinteresse in der Weise zu gewinnen, daß sie während des Friedens unter der Garantie des betreffenden Vereines als Privatpfleger thätig sind, um sodann im Kriegsfalle als Vereinskrankenpfleger verwendet zu werden. Es würde sich namentlich darum handeln, auf der einen Seite, den Pflegern ihren Lebensunterhalt auch für verdienstlose Zeiten zu sichern, auf der anderen Seite aber dem Publikum gegenüber die Verantwortung für die Tüchtigkeit und Zuverlässigkeit der betreffenden Leute zu übernehmen. Auf diese Weise könnte es gleichzeitig gelingen, das gegen die Krankenwärter in weiteren Kreisen noch vorhandene, zum Theil auch nicht unbegründete Vorurtheil erfolgreich zu bekämpfen.

Bei der selbstständigen Ausbildung von Pflegern durch die Vereine gilt es zunächst junge, nicht ganz ungebildete, militärfreie aber doch zum Krankenwärterdienst körperlich tüchtige Leute ausfindig zu machen und zu gewinnen. In Magdeburg hatte sich bei dem gemachten Versuche Niemand gemeldet; freilich war den sich Meldenden nichts weiter geboten worden, als freier Unterricht, freie Wohnung und freie Station. Das ist zu wenig. Das Minimum ist Zahlung einer Vergütung an baarem Gelde während der Ausbildungszeit und, wie bereits erwähnt, eine gewisse Sicherstellung für die Existenz als Krankenpfleger. Auch die Gewährung von Prämien und anderen Geldzuschüssen dürfte sich für gewisse Fälle empfehlen. Die in der Brüderanstalt Carlshöhe ausgebildeten Pfleger werden theils dauernd im Krankenhause selbst beschäftigt, theils als Aufseher oder auch Vorsteher von kleineren Krankenhäusern, insbesondere auf dem Lande benutzt. Der Coburger Verein läßt die ausgebildeten Krankenpfleger ihren Beruf theils selbstständig, theils bei armen Kranken, sowie vornehmlich bei Epidemien in Stadt und Land auf Kosten des Vereins und unter dessen Leitung ausüben.

Die Ausbildung selbst muß an einem größeren Hospital erfolgen, wo theoretischer und praktischer Unterricht ertheilt werden kann. Besitzen die Vereine dazu geeignete eigene Lazarethe und Krankenhäuser, so können diese dazu benutzt werden. Wenn nicht: so müssen Verträge mit den Verwaltungen größerer Hospitäler abgeschlossen werden. Auch hier sind die Entschließungen über den Weg, dessen Betretung praktisch erscheint, den einzelnen Vereinen zu überlassen.

Als Resultat darf wohl der Satz als bewiesen angenommen werden: **wo** und **sobald** es überhaupt möglich, sollen die Vereine bestrebt sein, Krankenpfleger für ihren Dienst zu gewinnen, beziehentlich auszubilden, wenn auch nur in beschränkter Zahl.

Die Erfahrungen des letzten Krieges sind in diesem Falle sehr belehrend. Die Vereinsleitungen haben mit den größten Schwierigkeiten zu kämpfen gehabt, um nur einigermaßen brauchbares Personal als Vereinskrankenpfleger zu erlangen. Nur in den seltensten Fällen sind diese Bestrebungen überhaupt von nennenswerthem Erfolge begleitet gewesen. Die Zahl derjenigen Personen, welche, sei es aus patriotischer Begeisterung, sei es, um im Falle eines Krieges rasch wieder ein Unterkommen zu finden, als freiwillige Krankenpfleger sich meldeten, war Legion. Aber nach Anstellung von Erörterungen bei den Behörden über den Leumund dieser Personen, pflegte es sich aktenmäßig zu zeigen, daß vielleicht ein Drittel derselben bestrafte Subjecte waren, welche auf diese Weise glaubten, ein einträgliches Unterkommen zu finden. Unter den unbescholtenen Leuten fehlten dem größten Theile die für den Beruf eines Krankenpflegers ganz unentbehrlichen Eigenschaften. Auch diese mußten durch die gewöhnlich aus Aerzten bestehenden Commissionen ausgeschieden werden. Zu dem übrig bleibenden Reste durfte man das Vertrauen haben, daß diese Personen ihre Pflicht erfüllen würden. Allein die Erfahrung hat das Gegentheil gelehrt. Auch von diesem Reste erwies sich nur ein verschwindend kleiner Procentsatz als wirklich brauchbar.[1]

Soviel ist hiernach als feststehend anzunehmen, daß die Vereine mit dem Versuche einer Verwendung nicht geschulter Krankenpfleger sich bedenklichen Mißerfolgen aussetzen würden, ganz abgesehen davon, daß solche ungeschulte Leute von den Behörden nicht angenommen werden oder doch nicht zur Verwendung kommen würden. Wenn die Vereine daher überhaupt männliche Krankenpfleger verwenden resp. zur Verfügung stellen wollen, sind sie auch genöthigt, den Leuten im Frieden eine Ausbildung zu geben.

II. Die Bereitstellung von Sanitäts- und Transport-Colonnen.

Ueber die Leistungen der freiwilligen Sanitätscorps, der Transport- und Begleitcolonnen der freiwilligen Krankenträger oder Nothhelfer im Kriege 1870/71, und über die Folgerungen, welche für künftige Kriege aus den inzwischen eingetretenen Veränderungen in den geltenden staatlichen Vorschriften zu ziehen sein werden, ist im vierten Kapitel des ersten Theiles das

[1] Dem Verfasser ist ein Fall bekannt, in welchem einem von einem Delegirten geleiteten Transporte 15 Männer beigegeben waren, die mit Vorsicht ausgewählt wirklich den besten Willen hatten. Und davon sind überhaupt nur drei zur dauernden Verwendung gekommen, die übrigen zwölf mußten binnen eines Zeitraumes von drei Wochen wegen Unbrauchbarkeit wieder nach rückwärts evacuirt werden.

Erforderliche bereits gesagt worden. Es genügt an dieser Stelle nochmals daran zu erinnern, daß auch diese Art der freiwilligen Hülfe in Zukunft nicht wird entbehrt werden können, weder auf dem Kriegsschauplatze selbst noch im Rücken der Armee, daß die Kriegssanitätsordnung dies, wenn auch unter besonders festgestellten Modalitäten, ausdrücklich anerkennt, daß in der Zulassung dieses Personals über die Bestimmungen der Kriegssanitätsordnung hinaus voraussichtlich die erste Ausnahme von den strengen Vorschriften der Verordnung gemacht werden wird, und daß es endlich während des letzten Krieges quantitativ an solchen Helfern nicht gefehlt hat, während freilich die Qualität nicht selten Manches zu wünschen übrig ließ.

In letzterer Beziehung ist darauf Gewicht zu legen, daß die getadelten Uebelstände bei den Corps und Colonnen am wenigsten wahrgenommen worden sind, welche sich einer festen, in sich selbst abgeschlossenen Organisation erfreuten, und deren Mitglieder eine möglichst umfassende Vorbildung genossen hatten. Auch dies ist ein neuer Beleg für die Unentbehrlichkeit einer vorbereitenden Arbeit im Frieden. Worin diese Arbeit bei dem Sanitäts- und Begleitpersonal bestehen muß, das soll in Folgendem gezeigt werden.

1. Die Bereitstellung von Sanitätspersonalcolonnen.

Die Vereine können in Bezug auf die Ausbildung dieses Hülfspersonals während des Friedens über ein ziemlich umfangreiches Erfahrungsmaterial verfügen. Die Landesvereine in Bayern, Baden und Hessen haben seit lange, zum Theil sogar bereits vor dem letzten Kriege dieses Thätigkeitsfeld kultivirt. Es handelt sich daher für die anderen Vereine vor allen Dingen darum, die dabei gesammelten Erfahrungen für sich nutzbar zu machen. Auf dieser Erwägung basirte der von dem Königlich Bayerischen Landesgerichts- und Oberstabsarzte Dr. Kuby auf dem Frankfurter Vereinstage gestellte Antrag: „Die Organisirung freiwilliger Sanitätscolonnen nach Art der von dem bayerischen Landeshülfsvereine unter Gutheißung des Königlichen Kriegsministeriums durch die Grundbestimmungen für die freiwillige Hülfsthätigkeit im Königreiche Bayern im Kriege eingeführten, und unter Benutzung der von den badischen und hessischen Sanitätscolonnen gemachten Erfahrungen erscheint wünschenswerth."

Wenn auch von einer ausdrücklichen Annahme dieses Antrages abgesehen worden ist, so war der Vereinstag doch mit dessen Inhalte einverstanden, und brachte dieses Einverständniß in der Resolution zum Ausdrucke, daß sich die vorbereitende Friedensthätigkeit der Vereine namentlich auch zu erstrecken habe auf die Schulung von Transportcolonnen und Sanitätspersonal.

In Bayern ist man mit der Organisation dieser Sanitätscolonnen während des Friedens unzweifelhaft am weitesten vorgeschritten. Seit dem Jahre 1875 sind durch die Kreiscomités in fünf Regierungsbezirken je eine freiwillige Sanitätscolonne gebildet worden, in den drei übrigen Bezirken sind die Vorarbeiten dazu nahezu vollendet. Bei ausbrechendem Kriege bildet jede Kolonne aus den hierzu sich freiwillig Meldenden einen mobilen und einen Ersatzzug zu je 24 Mann, ungerechnet die Führer, Stellvertreter derselben, Obmänner und Aerzte, von denen jedem Zuge einer beigegeben ist. Die Führer sind in der Regel Aerzte oder andere angesehene Männer, welche Sinn dafür und einige militärische Kenntnisse haben. Jeder in einen solchen Zug Eintretende hat sich für eine vom Einzelnen selbst im Voraus zu bestimmende Zeitdauer für den mobilen Dienst fest zu verpflichten. Mit der Mobilisirung des Ersatzzuges hat sich am Colonnensitze ein neuer Ersatzzug zu bilden.

Die Mitglieder der Colonne tragen eine bestimmte Uniform. Jeder Colonne sind ferner zwei Wagen nach dem Modelle von Hönika und Dr. Friedrich beigegeben, welche sowohl zum Verwundeten- als zum Materialtransporte benutzt werden können.

Vier dieser Züge mit den dazu gehörigen Ersatzzügen gehören zum ersten, die vier anderen zum zweiten Armeecorps. Sie werden den Delegirten des bayerischen Landesvereins zur Disposition gestellt, und zwar dem Corpsdelegirten drei, dem Hauptetappen-delegirten zwei mobile Züge.[1]

Diese freiwilligen Sanitätscolonnen wurden seither in Bayern auf der Basis der officiell genehmigten Grundbestimmungen von 1873 ausgebildet. Allein diese Grundbestimmungen sind infolge des Erlasses der Kriegssanitätsordnung einer nothwendigen Umarbeitung unterworfen worden, welche auch bereits die Genehmigung des Königlich Bayerischen Kriegsministerium erhalten hat.[2]

Die bayerische Organisation ist für die dortigen Verhältnisse und mit Rücksicht darauf, daß die bayerische Armee eine bei weitem selbstständigere Stellung einnimmt, ganz vortrefflich. Dagegen erscheint es fraglich, ob deren unveränderte Uebertragung auf andere Länder und Vereine ausführbar und rathsam erscheinen würde. Zum Theil wird sich die Antwort auf diese Frage aus den folgenden Ausführungen ergeben.

In Baden ist unmittelbar nach dem Kriege ein uniformirtes Krankenträger-Corps ausgebildet worden, und es hat sich dieses Corps in den seither verflossenen elf Jahren nicht nur in der anfänglichen numerischen Stärke erhalten, sondern letztere ist sogar gewachsen. Es wird gebildet aus jungen Leuten aus dem Handwerkerstande, jungen Kaufleuten u. s. w. Namentlich bilden die Turnvereine vielfach das Bindeglied. Fortwährend findet in diesem Corps ein Abgang und ein Zugang statt, sodaß jedes Jahr eine

[1] So ist es vorgeschrieben im dritten Abschnitte, Punkt II. unter C. § 23 der Grundbestimmungen. Neuerdings soll diese Bestimmung dahin abgeändert worden sein, daß der bayerische Delegirte bei der Etappen-Inspection jener Armee, in welche die bayerischen Armee-Corps eingetheilt werden, die über Einberufung und Verwendung nach § 210 Ziffer 1 der Kriegssanitätsordnung ergehenden Bestimmungen vermittelt. Auch der Ausdruck „gehören" ist in den Grundbestimmungen gebraucht. Derselbe soll jedoch nur bezeichnen: „daß die betr. Züge vorbehaltlich der nach den Verhältnissen veranlaßten Veränderungen für das betreffende Armeecorps zur Verfügung stehen."

[2] Von diesen abgeänderten Grundbestimmungen Kenntniß zu erlangen, ist Verfasser noch nicht in der Lage gewesen; er vermag daher auch auf deren Inhalt keinen Bezug zu nehmen.

erhebliche Anzahl von Mannschaften ausgebildet wird, die es schließlich verstehen, den Transport von Verwundeten so zu leiten, daß nicht mehr als die wirklich unvermeidlichen Schmerzen verursacht werden, Mannschaften die eintretenden Falls im Stande sind, Verblutungen zu verhüten, Nothverbände anzulegen. Es werden regelmäßige Uebungen abgehalten,[1] die Aerzte bringen in theoretischen Vorträgen den Leuten die nothwendigsten chirurgischen Kenntnisse bei, und lehren ihnen die chirurgischen Handreichungen. Unter militärischer Leitung werden die Mannschaften auch in dieser Richtung ausgebildet, und hieran schließen sich unter der Leitung von Militärärzten und der Mitwirkung von Lazarethgehülfen Transportübungen auf Grund der militärischen Verordnungen. — Die Kosten betragen, abgesehen von der Uniformirung, ca. 600 M. jährlich.

Auf Grund der gemachten Erfahrung sprach es der badische Delegirte von Weech in Frankfurt aus: daß man nicht genug Leute ausbilden könne, und daß sich kein größerer Verein diese Thätigkeit entgehen lassen sollte.[2]

---

[1] Nach dem Berichte des badischen Vereines genügt der durchschnittliche Bestand von 60 Mann, um den Lernenden ein Bild von der Thätigkeit einer Transportcolonne im Felde zu geben.

[2] Der Karlsruher Männerhülfsverein hat auf Grund der Kriegssanitätsordnung die Satzungen für sein freiwilliges Krankenträgercorps durch Beschluß des Vorstandes vom 5. October 1882 einer Abänderung unterworfen. Da dem Verfasser diese abgeänderten Satzungen erst während des Druckes zugegangen sind, so hat deren Inhalt im Texte keine Berücksichtigung finden können. Nach diesen abgeänderten Satzungen stellt der Männerhülfsverein bei einer Mobilmachung des deutschen Heeres, sobald solche auch das XIV. Armeecorps betrifft, ein freiwilliges Krankenträgercorps auf, dessen rascher Zusammentritt schon im Frieden durch Ausbildung der Mannschaft und Beistellung der Ausrüstung vorbereitet wird. Die Bestimmung dieses Corps ist: im engen Anschluß an die militärischen Sanitätsanstalten bei dem Transporte der Verwundeten und Kranken mitzuwirken. In das Corps aufgenommen werden kann jeder sittlich unbescholtene Mann, welcher in Karlsruhe wohnt, körperlich befähigt ist, und so viel Schulbildung besitzt, daß er die gegebenen Dienstvorschriften und Belehrungen ohne Schwierigkeit auffassen kann. Jeder Aufgenommene muß sich zu einer zweijährigen Dienstzeit verpflichten, hat aber die Wahl, ob er in der mobilen oder in der Reserveabtheilung dienen will.

Der hessische Hülfsverein hatte schon in der Friedenszeit vor dem französischen Kriege die Errichtung und Ausbildung freiwilliger Sanitätscorps insbesondere im Anschlusse an die bestehenden Turnvereine in die Hand genommen, und solche Corps namentlich in

Ein freiwilliger Austritt vor Ablauf dieser Dienstzeit ist, abgesehen von Krankheitsfällen oder anderen dringenden persönlichen Verhältnissen, nicht gestattet; während eines Krieges dagegen giebt auch der Ablauf der Dienstzeit keine Berechtigung zum Austritte. Bei der Mobilmachung wird aus der mobilen Abtheilung eine freiwillige Begleitcolonne (Kr.S.O. § 128 sub 5 und 6) formirt, und außerdem, wenn es von Seiten des Armee-Obercommandos gestattet wird (Kr.S.O. § 209 sub 4) eine freiwillige Transportcolonne zum Anschlusse an ein Sanitätsdetachement. Der letzteren werden bei ihrer definitiven Aufstellung zugetheilt: ein bis zwei Aerzte, vier Lazarethgehülfen, ein Zahlmeister, zwei Köche, ein Wagenmeister, zwei Fuhrmänner und vier bis fünf Pferdewärter, sowie an Fahrzeugen ein zweispänniger Pack- und Vorrathswagen, zwei einspännige Krankentransportwagen. Für die beiden Zugführer, die Aerzte und die Zahlmeister werden je ein Reitpferd gestellt. Der Krankentransportwagen enthält vier Tragbahren und einen Wasserbehälter, der Pack- und Vorrathswagen: eine Arzneikiste, zwei Verbandkisten, zwei Proviantkisten, eine Vorrathskiste für Lichter, Fackeln, Kochgeschirr u. s. w., eine Kassen- und Bücherkiste, eine Flagge, eine Signallaterne mit rothem Glase, vier Seile zur Herrichtung von Leiterwagen zum Krankentransporte. Die Reserveabtheilung ist zum Dienste in Karlsruhe bestimmt. Während des Friedens ist das gesammte Krankenträgercorps in Züge zu je 60 bis 72 Krankenträgern (ohne die Chargirten) eingetheilt. Jeder Zug theilt sich wieder in fünf bis sechs Patrouillen zu sechs Rotten oder 12 Krankenträgern. An Chargirten (Vorgesetzten) stehen bei jedem Zuge ein erster und ein zweiter Zugführer, fünf bis sechs erste und ebensoviel zweite Obmänner der Patrouillen. Außerdem ist jedem Zuge ein Signalist zugetheilt. Der Stab des gesammten Corps, der vom Vorstande des Männerhülfsvereines ernannt wird, besteht aus einem Commandeur, einem Adjutanten, einem Arzte, einem Zahlmeister und einem Schreiber. Die theoretische und praktische Ausbildung des Corps erfolgt nach Anordnung des Stabes durch den Commandeur, den Arzt und die Zugführer, und wird dem Unterrichte die jeweils in der Armee eingeführte Instruction zum Unterrichte der Krankenträger zu Grunde gelegt. Durch praktische Uebungen wird die Ausbildung befestigt und vervollkommnet. Die Pferde werden im Frieden gemiethet.

Bei der Mobilmachung erfolgt, soweit es noch nicht geschehen, sofort die vollständige Einkleidung und Ausrüstung beider Abtheilungen und sobald die Zulassung einer freiwilligen Transportcolonne von dem Armee-Obercommando ausgesprochen ist, die Anschaffung der Fahrzeuge und Pferde nebst

Darmstadt und Offenbach ins Leben gerufen. Beide Corps bestehen auch gegenwärtig noch, wenn sich auch die Beziehungen des Darmstädter Turnersanitätscorps zum Hülfsvereine sehr gelockert haben.

Dagegen steht das Offenbacher Corps, welches sich auf Grund umgearbeiteter Statuten nach dem Kriege neu organisirt hat, in den engsten Beziehungen zum Hülfsvereine. Das Corps ist aus einem fliegenden und einem Lazarethcorps zusammengesetzt. Ersteres aus höchstens 45 Mann bestehend, soll sich jedem Dienste eines im Felde stehenden Sanitätsdetachements unterziehen, eventuell selbst innerhalb der Gefechtslinie den Transport der Verwundeten von den Verbandplätzen zu den Feldlazarethen besorgen, Verwendung bei Etablirung der Feldlazarethe finden, sowie den Transport der Verwundeten und Kranken von den Feldlazarethen zu den Bahnzügen und nöthigenfalls von letzteren zu den Reservelazarethen besorgen. Das Lazarethcorps hat seine Thätigkeit im Falle eines Krieges in den in Offenbach a. M. errichteten Reservelazarethen

---

Ausrüstung und die Ernennung und Anstellung des weitern Personals dieser Colonne.

Die Bildung und Zusammenstelluug der freiwilligen Begleitcolonne erfolgt sofort, die der freiwilligen Transportcolonne alsbald nach der Zusage der Zulassung. Dic Reserveabtheilung formirt sich neu aus dem Reste der Mannschaft.

Ueber die Bereitstellung der beiden Colonnen und der Reserveabtheilung sind möglichst frühzeitig Meldungen an den Kaiserlichen Commissar und Militärinspecteur der freiwilligen Krankenpflege zu erstatten und dabei die Bitte zu stellen:

a. bei dem Armee-Obercommando den Anschluß der freiwilligen Transportcolonne, wenn thunlich an ein Sanitätsdetachement des XIV. Armeecorps, zu erwirken; ebenso

b. die Ueberweisung der freiwilligen Begleitcolonne wenn thunlich an eine Etappeninspection zu veranlassen, in deren Bereich muthmaßlich das XIV. Armeecorps operirt; und endlich

c. die Reserveabtheilung ausschließlich nur der Reservelazareth-Direction Karlsruhe zuzutheilen.

Außerdem enthalten die Satzungen noch Vorschriften über die Dienstkleidung und Ausrüstung, über die Kassenverwaltung, Löhnung, Verpflegung und Unterstützung, und über die Dienst- und Disciplinarordnung.

zu entfalten, den Transport Verwundeter und Kranker von der Bahn in die Spitäler, die Verpflegung durchgehender Verwundeten- und Krankenzüge zu besorgen, und solche Züge auch weiter zu begleiten. Endlich bildet es den Ersatz für das fliegende Corps heran. Die Ausbildung ist eine theoretische und eine praktische durch Uebungen.

In den übrigen deutschen Ländern finden sich derartige bereits im Frieden vollkommen organisirte Sanitätscorps nicht. Nur daran sei noch erinnert, daß der Vertreter des Altonaer Vereins auf dem II. Vereinstage versicherte: daß er sich anheischig mache, beim Ausbruche eines Krieges binnen einer Woche in Altona eine ausreichend starke, aus tüchtigen Männern und Jünglingen zusammengesetzte Colonne aufzustellen, die Alles das leisten werde, was er von einer solchen Colonne verlange.

Soviel geht aus dem bisher Ausgeführten mit Bestimmtheit hervor, daß die Ausrüstung derartiger Sanitätscorps möglich, auch nicht mit zu großen Opfern für die Vereine verbunden ist, und daß diese Einrichtung da, wo sie getroffen worden, sich nach Ansicht der Betheiligten vollkommen bewährt hat. Man muß daher der Männer, welche ihre Kräfte zur Erreichung eines solchen Zieles eingesetzt haben, stets mit Anerkennung und Dankbarkeit gedenken, und lebhaft wünschen, daß dort die Ausbildung solcher Colonnen festgehalten und weiter fortgebildet werde.

Für die Vorstände derjenigen Vereine aber, die dieser Aufgabe zur Zeit noch nicht näher getreten sind, erwächst unter allen Verhältnissen die Verpflichtung, diese Angelegenheit scharf ins Auge zu fassen, und zu erwägen, ob es die an dem betreffenden Orte vorliegenden Verhältnisse gestatten, daß auch dieser Zweig kultivirt werde.

Allein in dieser Beziehung sind noch einige Bemerkungen hinzuzufügen.

So sehr eine Verallgemeinerung der in Bayern, Baden und Hessen geschaffenen Organisation wünschenswerth erscheint, so dürfte es doch für die Vereine, welche hier etwas völlig Neues schaffen wollen, sich empfehlen, zunächst noch abzuwarten, wie jetzt, nach dem Inkrafttreten der Kriegssanitätsordnung, die Militärbehörden und der Kaiserliche Commissar sich zu den Sanitätscolonnen und ihrer Verwendung stellen werden. Gewißheit über die beabsichtigte Verwendung dieser Colonnen in künftigen Kriegen zu erhalten ist für die Vereine von höchster Bedeutung, und darum würde es allerseits nur dankbar anzuerkennen sein, wenn das deutsche Centralcomité die Initiative ergreifen und sich hierüber mit dem Kaiserlichen Commissar eingehend ins Vernehmen setzen wollte.

Wie die Sachen jetzt liegen, kann man lediglich die Bestimmungen der Kriegssanitätsordnung zu Grunde legen, und nach dieser giebt es nur drei Arten der Verwendung:

1) als Krankenträger bei einem Sanitätsdetachement (§ 209, 4), wo dann die Colonne dem militärischen Sanitätsdetachement vollkommen eingeordnet wird;[1]
2) als Begleitpersonal für Krankentransporte rc. (§ 250 sub 1), wo die betreffenden Colonnen der betreffenden Etappeninspection zur Verfügung gestellt werden; und
3) als Personal für die ausnahmsweise Thätigkeit der freiwilligen Pflege im Bereiche der mobilen Armee (Sanitätszüge, Vereinslazarethe, Verband- und Erfrischungsstationen und eventuell Depôts).

Bei wirklichen Sanitätscolonnen, für deren Mitglieder, wie z. B. in Bayern, eine möglichst vollkommene Ausbildung im militärärztlichen Dienste und in den im Felde vorkommenden wirthschaftlichen Verrichtungen ins Auge gefaßt und als oberstes Ziel dieser Ausbildung festgehalten wird, daß „sie möglichst selbstständig alle für den ersten Beistand bei Verwundeten und Erkrankten nothwendigen Maßregeln ausführen können", wird vorzugsweise die Verwendung bei den Sanitätszügen in Frage kommen. Die Einfügung derartiger wohlorganisirter Corps in den militärischen Organismus wird schon um deswillen mit geringeren Schwierigkeiten verbunden sein, weil die Mitglieder bereits an

[1] Ueber die specielle Dienstanweisung für die Krankenträger bei Sanitätsdetachements vergl. Kr.S.O. Theil V., § 202 sub B.

Disciplin und Ordnung gewöhnt sind, und unter einheitlichem Commando stehen. Eine Schwierigkeit kann allerdings entstehen, wenn die Corps zu stark sind, und fragt es sich in dieser Beziehung, ob nicht die Formation kleinerer Abtheilungen sich nützlich erweisen würde. Und wo die vorhandenen Kräfte nicht ausreichen, förmliche Colonnen auszurüsten und bereitzustellen, mag man sich begnügen, wenigstens die erforderlichen Cadres zu schaffen.

Im Allgemeinen werden aber die Vereine zu erwägen haben, ob es für sie nicht überhaupt vortheilhafter ist, sich ein leichter erreichbares Ziel zu stecken, von der Ausbildung wirklicher Sanitätscorps abzusehen, und sich auf die Ausbildung und Ausrüstung von

2. Transport- und Begleitscolonnen

zu beschränken. Der Schwerpunkt für die Thätigkeit dieser Colonnen wird in Zukunft in der Dienstleistung beim Verwundetentransporte und bei der Verladung der Verwundeten und Kranken liegen. Nur ausnahmsweise wird eine Verwendung bei der Absuchung und Evacuirung der Schlachtfelder in Frage kommen. Eine Verwendung während der Schlacht selbst erscheint dagegen ausgeschlossen. Sie werden daher in der Regel der Etappeninspection resp. den dort befindlichen Delegirten der freiwilligen Pflege zur Verfügung gestellt werden. Hiernach braucht die Ausbildung dieser Leute nicht auf die gesammte Krankenpflege erstreckt zu werden, sondern kann sich beschränken auf das Heben, Tragen, Ein- und Ausladen der Patienten, Anlegung von Nothverbänden und Assistenz bei den Aerzten, wozu allerdings ebenfalls ein gewisses Minimum medicinischer Kenntnisse und Fertigkeiten erwünscht erscheint. Und auch für den dritten Zweck werden derartig vorgebildete Mannschaften völlig brauchbar erscheinen.

Es erledigt sich dann auch das immerhin schwierige Erforderniß, daß die freiwilligen Sanitätscolonnen möglichst gleichmäßig mit den militärischen ausgebildet und ausgerüstet sein müssen, namentlich aber auch der von mehreren Seiten ausgesprochene

Wunsch einer Heranziehung der Sanitätscolonnen zu den Friedensmanövern, „damit die Truppen diese Organisation kennen lernen und sich daran gewöhnen."

Wenn der Verfasser hier für eine weise Beschränkung plaidirt, so wird er hierbei von der auf Erfahrung begründeten Ueberzeugung geleitet, daß die Verhältnisse in Süddeutschland für die Bildung von Sanitätscorps günstiger liegen als im Norden, wo die Bevölkerung diesen Bestrebungen ziemlich kühl gegenüber steht.

Und wo bei einem Vereine die persönlichen und materiellen Mittel nicht vorhanden sind, sofort ein ganzes „Corps" auszubilden und auszurüsten, da beschränke man sich auf die Ausbildung kleinerer Abtheilungen, um einen Kern heranzuziehen und zu erhalten, der geeignet ist, die seinerzeitige Heranbildung zahlreicherer Mannschaften in verhältnißmäßig schneller Zeit zu ermöglichen. Ein solcher Kern ist aber unentbehrlich.

Im Jahre 1870 hatten sich nach einer Verfügung des Königlichen Commissars vom 21/27. Juli diejenigen, welche als Krankenträger und Transportbegleiter verwendet werden wollten, bei ihrem Bezirksdelegirten zu melden. Dieser hatte eine vorläufige Sichtung vorzunehmen, die notorisch Unfähigen und Ungeeigneten zurückzuweisen, und die Zeugnisse derjenigen, die er für geeignet hielt, abzugeben an den betreffenden Landes- und Provinzialdelegirten. Letzterer sendet nach nochmaliger Prüfung und Sortirung die Zeugnisse an den Königlichen Commissar, und dieser verfügte sodann über die Leute. Dennoch sind viele unbrauchbare Leute zur Verwendung gelangt, die voraussichtlich brauchbarer geworden sein würden, wenn sie an Ordnung und Disciplin gewöhnt gewesen wären und wenn sie sich um einen Kern wirklich geschulter Leute hätten gruppiren können. Es ist eine auf die Erfahrung begründete Thatsache, daß, wenn unter den einzelnen nach dem Kriegsschauplatze entsendeten Leuten und Trupps der Geist der Zusammengehörigkeit fehlt, die Leistungsfähigkeit und demzufolge auch die Verwendbarkeit derselben eine geringere bleibt. Dieser Geist der

Zusammengehörigkeit läßt sich aber nur im Frieden anbahnen. Denn schließlich ist die ganze, unentbehrliche Disciplin nichts Anderes, als das durch gemeinsame Friedensarbeit anerzogene Bewußtsein von der inneren Zusammengehörigkeit von Vorgesetzten und Untergebenen.

Bei der Auswahl der für diese Colonnen bestimmten Leute muß freilich mit Umsicht und Vorsicht zu Werke gegangen werden. Auch hier ist Militärfreiheit ein unumgängliches Erforderniß, und gilt sonach Alles das, was bei den Krankenpflegern hierüber gesagt worden ist. In körperlicher Beziehung sind starke Nerven, Rüstigkeit, Widerstandsfähigkeit und eine gewisse Gewandheit unentbehrlich; in geistiger: Intelligenz, Kaltblütigkeit und einige Bildung. Moralisch müssen die Mitglieder der Colonnen nicht nur bürgerlich unbescholten sein, sondern Herz und Kopf auf der rechten Stelle haben. Groß sind die Versuchungen, denen ein Krankenträger ausgesetzt ist, — ein Griff in die Brusttasche eines Sterbenden ist rasch geschehen, gering dagegen die Möglichkeit einer fortwährenden Ueberwachung und Controle seitens der Vorgesetzten. Mit einem Worte: man braucht hier physisch, geistig und moralisch tüchtige Männer.

Die Heranziehung der Turnvereine erscheint nach den gemachten Erfahrungen gerathen. Und wenn Dr. Kuby vorzüglich in den freiwilligen Feuerwehren das tüchtigste Material gefunden hat, so wird auch diese Erfahrung eines gewiegten Praktikers ihre Verwerthung finden. Dem Einwande jedoch, daß in den Turnvereinen ein größerer Wechsel der Mitglieder stattfinde, und daß dies dieselbe Consequenz für die Colonnen nach sich ziehen werde, darf kein zu großes Gewicht beigelegt werden, weil die Herausgehenden die erworbenen Kenntnisse mitnehmen, und dieselben dann eintretenden Falls wohl verwerthen können. Solche geschulte Leute liefern, wenn sie sich dann im Kriegsfalle wieder zur freiwilligen Thätigkeit melden, sehr verwerthbares und darum hochwillkommenes Material.[1]

[1] Neuerdings ist auch die Heranziehung der „deutschen Kriegervereine" in Frage gekommen. Zu den vom deutschen Kriegerbunde und den zu ihm

Auch die Verwendbarkeit dieser Colonnen im Frieden hat sich bereits praktisch bewährt. In Bayern werden sie an den Colonnen- und Abtheilungssitzen zu Hülfeleistungen bei besonderen Unglücksfällen und Nothständen verwendet.[1]

gehörigen Vereinen verfolgten Zwecken gehört u. A.: im Fall eines Krieges sich im Sinne der Genfer Convention dem Staate zur Verfügung zu stellen. Bereits im Jahre 1881 ist vom deutschen Centralcomité die Frage erwogen worden, ob nicht ein Anschluß der Kriegervereine zu erreichen sein möchte. Zu diesem Zwecke hat das Centralcomité an 19 in Preußen bestehende Kriegervereine unterm 25. Juni d. J. ein Schreiben gerichtet und dasselbe auch den außerpreußischen Landesvereinen mit dem Ersuchen mitgetheilt, sich in ähnlicher Weise an die in dem betreffenden Lande bestehenden Kriegervereine zu wenden. Die betreffende Correspondenz ist noch nicht abgeschlossen. Auch im Vorstande des vaterländischen Frauenvereins ist in Erwägung gezogen worden, ob es nicht möglich sein sollte, daß der Verein mit den Kriegervereinen beziehungsweise dem Verbande derselben zur Förderung der beiderseitigen Interessen in eine gewisse Verbindnng träte? Auch diese Frage ist dem geschäftsführenden Ausschusse zur weiteren Erörterung und Vorbereitung einer definitiven Beschlußfassung überwiesen worden. Endlich hat Ihre Majestät die Kaiserin-Königin als Protectorin des deutschen Centralcomités in einem an den Ehrenpräsidenten des provinzial-sächsischen Kriegervereines „Kameradschaft" gerichteten Allerhöchsten Cabinetsschreiben vom 17. November 1882 dem Vereine eröffnen lassen, daß der Gedanke der Herstellung einer organischen Verbindung zwischen dem Centralcomité der deutschen Vereine vom rothen Kreuze und den deutschen Kriegervereinen freudig zu begrüßen sei, und daß die dahin gehenden Bestrebungen bereits im Frieden eifrig gefördert werden müßten, da eine jede für den Fall eines Krieges bestimmte Thätigkeit schon im Frieden mit Umsicht vorbereitet werden müsse. Namentlich erscheine ein Abkommen dahin erwünscht: daß die Kriegervereine mit dem Centralcomité die Gestellung von brauchbaren Mannschaften für den Dienst der freiwilligen Sanitätspflege vereinbarten. Gerade die Kriegervereine würden in der Lage sein, von den nicht mehr zur Fahne berufenen Mitgliedern dem Centralcomité solche zur Verfügung zu stellen, welche, die Kriegsverhältnisse aus eigener Erfahrung kennend, für die mannichfaltigsten Liebesdienste der freiwilligen Sanitätshülfe besonders geeignet erscheinen müßten.

[1] Beim letzten deutschen Bundesschießen in München war der gesammte Sanitätsdienst auf dem Festplatze der freiwilligen Sanitätscolonne von Oberbayern übertragen. Im Allgemeinen ist zu bemerken, daß die bayerischen Colonnenmitglieder Legitimationskarten ausgehändigt erhalten, welche von der Polizeibehörde mit ausgestellt sind. Durch Vorzeigen dieser Karte legitimirt sich der Einzelne, der bei einem Unglücksfalle z. B. Ueber-

In Baden wurde infolge verschiedener bei Brandunglücksfällen vorgekommener Verletzungen mit dem Commando der Karlsruher freiwilligen Feuerwehr ein Abkommen dahin getroffen, daß jeder Kompagnie eine vollständig ausgerüstete Patrouille mit Tragbahre zugetheilt wird, welche sich bei Ausbruch eines Brandes zur Verfügung zu stellen hat. Diese Einrichtung hat sich seither aufs Beste bewährt, und waren die Krankenträger wiederholt in der Lage, Verletzten die erste Hülfe zu bringen. Aehnlich werden die Mannschaften bei Festen und anderen Gelegenheiten, wo große Menschenmassen zusammenströmen, benutzt zur Beziehung von Sanitätswachen.[1] Die neuen, abgeänderten Satzungen (vergl. oben Seite 184, Anmerkung 2) enthalten dementsprechend für die Verwendung des Krankenträgercorps während des Friedens folgende Bestimmung:

> „Die ausgebildete Mannschaft desselben kann außerdem auch schon im Frieden, bei besonderen Unglücksfällen und Nothständen zur Hülfe angeboten und bei Ansammlung größerer Volksmengen (bei Festlichkeiten und Ausstellungen) zur Hülfe bereit gehalten werden. Für Brandfälle werden besondere Patrouillen den einzelnen Compagnien der freiwilligen Feuerwehr zugetheilt und deren Ausrüstung in den Feuerhäusern bereit gehalten. Ebenso werden Mannschaften bezeichnet, um für den Fall eines Eisenbahn-Unglücks dem Großh. Bahnamte Karlsruhe zur Hülfeleistung verfügbar zu sein, und entsprechende Ausrüstungsgegenstände im Bahnhofe aufbewahrt."

---

fahrenwerden einer Person gerade zugegen ist, um sodann, von der Polizei anerkannt, die erste Hülfe zu leisten.

[1] Nach dem Berichte des badischen Landeshülfsvereines auf die Jahre 1878 bis 81 wurde anläßlich der bei der silbernen Hochzeit J. K. H. des Großherzoges und der Großherzogin stattgehabten Festlichkeiten im Rathhause zu Karlsruhe eine ständige Sanitätswache von dem Corps bezogen. Auch hier sind dessen Dienste wiederholt in Anspruch genommen worden, und fanden dieselben die ehrende Anerkennung der zuständigen Behörden.

In Hessen hat sich das Offenbacher Corps die Aufgabe gestellt, bei plötzlich eintretenden Unglücksfällen, wie Eisenbahnunglücken, Explosionen u. s. w. hülfreich einzugreifen.

Zum Schlusse sei noch darauf aufmerksam gemacht, daß der Besitz einer geeigneten Begleitcolonne eine nothwendige Voraussetzung für die selbstständige Ausrüstung und Uebernahme von Lazarethzügen bildet.

Aus dem vorstehend Ausgeführten wird sich wohl jeder Vereinsvorstand die erforderlichen Unterlagen zu einer Beschlußfassung darüber, ob der Verein seine Kräfte, oder wenigstens einen Theil derselben auf die Ausbildung und Formirung von Sanitäts- und Begleitcolonnen verwenden solle, entnehmen können. Die Verhältnisse in den verschiedenen Ländern liegen allerdings verschieden, und darum wird das Maß, der Umfang und die Art dieser Friedensthätigkeit bei den einzelnen Vereinen eine verschiedene sein. Allein: gänzlich davon abzusehen, könnte leicht sehr bedenkliche Consequenzen für die Kriegsthätigkeit nach sich ziehen.

III. Die Ausrüstung von Sanitäts- und Krankenzügen.

1) Lazarethzüge.

Das Institut der Lazarethzüge involvirt eine der bedeutsamsten Verbesserungen der amtlichen Sanitätseinrichtungen. Die in den früheren Feldzügen gemachten Erfahrungen berechtigen zu der Annahme, daß die Zahl der etatmäßig einzustellenden Lazarethzüge eine wichtige Beihülfe bringen wird zur Befriedigung des ersten, dringendsten Bedürfnisses, daß aber die große Masse der umfassenden Evacuationsarbeit durch sie allein gewiß nicht überwunden werden kann. Für Jeden, der sich mit der freiwilligen Hülfe praktisch beschäftigt hat, wird daher die derselben gestattete Einstellung selbstständiger Lazarethzüge als etwas höchst Wünschenswerthes, ja Nothwendiges erscheinen. Näheres Eingehen auf die Sache selbst zeigt aber, daß es sich hier um ein kaum erreichbares Ideal handelt.

Lazarethzüge müssen im Frieden soweit vorbereitet werden, daß deren Ausrüstung im Augenblicke der Mobilisirung binnen kürzester Frist vollendet ist, damit sie mit dem Ausmarsche der Armee thatsächlich in den Etat eingestellt werden können. Sie müssen aber gleichzeitig in jeder Beziehung den Anforderungen entsprechen, welche an die amtlichen Lazarethzüge gestellt werden. Die Kriegssanitätsordnung zeigt, um welch ein Object es sich hier handelt. Es sei nur daran erinnert, daß nur solche Lazarethzüge eingestellt werden dürfen, die aus 41 Wagen = 82 Axen bestehen (§ 144).

Die zunächst liegende Frage ist daher offenbar die: wie soll es den Vereinen möglich sein, bereits im Frieden in den Besitz dieses umfangreichen Wagenmateriales zu gelangen? Der Staat verfügt über den größten Theil des Eisenbahnmateriales; braucht er es zu einem bestimmten Zwecke, so genügt ein gegebener Befehl, und das Gewünschte ist da. Die erforderliche Anzahl von Personenwagen vierter Classe und von gedeckten Güterwagen wird der bezeichneten Commission zur Verfügung gestellt und zu Lazarethwagen eingerichtet. Außerdem müssen nach der Vorschrift der Kriegssanitätsordnung die fehlenden Ausrüstungsstücke auf Kosten der Militärverwaltung durch die betreffenden Eisenbahnverwaltungen beschafft werden.

Der freiwilligen Krankenpflege steht kein Eisenbahnmaterial zu Gebote. Daß die Eisenbahnverwaltung nicht daran denken kann, ihr im Frieden ein umfassendes Wagenmaterial auf die Dauer zur Verfügung zu stellen, liegt in der Natur der Sache. Es würde also nichts weiter übrig bleiben, als daß die Vereine, wenn sie wirklich solche Lazarethzüge schon im Frieden ausrüsten wollten, die dazu erforderlichen Wagen käuflich erwerben. Der Ankauf von 41 Wagen erfordert eine solche Summe, daß diese Frage ernstlich wohl kaum in Erwägung gezogen werden kann. Dazu würden dann noch die gesammten Ausrüstungskosten kommen. Ein solches Unternehmen würde in den meisten Fällen die finanziellen Kräfte der Vereine übersteigen, unter allen Verhältnissen müßte es aber dazu führen, daß die enorme, auf die Ausrüstung eines solchen Zuges verwendete Summe vielleicht Jahre lang todt, ohne irgend einen Nutzen zu bringen, da liegt. Es tritt nun noch die weitere Frage hinzu: wo sollen die Vereine solche Lazarethzüge während des Friedens aufstellen und aufbewahren? Es liegt daher auf der Hand, daß die Vereine aus finanziellen Gründen auf die Ausrüstung eigentlicher Lazarethzüge während des Friedens verzichten müssen. Wollen sie die Gestellung von Lazarethzügen überhaupt ins Auge fassen, so wird dies nur in der Weise möglich sein, daß die Ausrüstung im Falle des Bedarfes, also nach Ausbruch des Krieges und nach geschehener Mobilisirung der Armee, erfolgt.

Die Vereine können daher nur die eventuelle Indienststellung von

2) Hülfslazarethzügen

anstreben, und müssen ihre vorbereitende Friedensthätigkeit auf diese beschränken. Es sind auf dem Frankfurter Vereinstage auch dagegen Bedenken erhoben worden. Man hat darauf aufmerksam gemacht, daß die Ausrüstung und vor Allem der Betrieb, der den Vereinen obliege, die finanziellen Kräfte beinahe aller Vereine überschreiten, und zwar so überschreiten würde, daß wahrscheinlich ein derartiges Unternehmen in kurzer Zeit bankerott werden müßte. Allein diese Bedenken gehen doch etwas zu weit, wenn auch von vornherein zuzugeben ist, daß die Ausrüstung eines Hülfslazarethzuges ebenfalls ganz erhebliche finanzielle Mittel in Anspruch nehmen muß. Vereine, denen nur geringe Mittel zur Disposition stehen, werden daher diesem Theile der Thätigkeit, so nutzbringend sie auch ist, entsagen müssen. Die Ausrüstung derartiger Züge wird in der

Hauptsache den Centralstellen und den Vereinen, welche über ein erhebliches Vermögen disponiren, vorbehalten bleiben müssen.

Allein im Kriege, wenn die allgemeine Nothlage alle Herzen bewegt und zugleich die Beutel selbst der Geizigen öffnet, werden die Mittel bei Weitem leichter zu beschaffen sein, als im Frieden. Im Falle dringenden Bedarfes dürften auch die an einen solchen Zug nach dem Wortlaute der Kriegssanitätsordnung zu stellenden Ansprüche einigermaßen modificirt werden; man wird voraussichtlich dann jeden Zug als verwendbar acceptiren, der überhaupt so eingerichtet ist, daß er seinen Zweck erfüllen kann, ohne die Schwerverwundeten und Schwerkranken zu schädigen. Endlich wird es während des Krieges schon eher möglich sein, die erforderlichen Wagen durch die Vermittelung des Kaiserlichen Commissars und des Chefs des Eisenbahnwesens von der Eisenbahnverwaltung leihweise zu erhalten, vielleicht, wie dies 1870/71 in Württemberg und Baden geschehen, gegen Entrichtung einer Wagenmiethe, wenn der betreffende Verein die ausdrückliche Verpflichtung übernimmt, innerhalb einer gewissen Frist diese Wagen zu Lazarethwagen einzurichten.

Aber auch dies bedingt entsprechende Vorbereitungen im Frieden, abgesehen von der Aufstellung des Personenetats, von dem schon bei dem Abschnitte über den Mobilisirungsplan die Rede gewesen ist. Hier handelt es sich namentlich um die Vorbereitungen, welche die Sammlung des Materiales im Auge haben, das eintretenden Falls nothwendig sein würde zur möglichst raschen Einrichtung eines Hülfslazarethzuges: Lagerungsmaterial, namentlich Bahren, Fixations- und Suspensionsapparate nach den Vorschriften in den Beilagen 42 und 44 zu § 145 und § 163 der Kriegssanitätsordnung, die Einrichtungsstücke für den Küchenwagen wie für die anderen in § 114 aufgeführten Wagen. Um z. B. die Einrichtung eines Küchenwagens in praktischer Weise vorzubereiten (Beilage 42 sub d), empfiehlt es sich, einen Wagen vierter Classe, welchen der betreffende Verein auf kurze Zeit von einer Eisenbahnverwaltung leicht geliehen erhalten wird, vollkommen vorschriftsmäßig einzurichten, die Einrichtung sodann wieder herauszunehmen und gesondert aufzubewahren. Für dieses Material werden ohne besondere Schwierigkeiten Aufbewahrungsorte zu finden sein. Freilich ohne erhebliche Opfer an Geld und Arbeitskraft werden auch diese Vorbereitungsarbeiten nicht zweckentsprechend durchgeführt werden können. Die Ausrüstung eines Württembergischen Sanitätszuges kostete z. B. 3000 Gulden. Geschieht dies aber, so liegt dann die Möglichkeit vor, sämmtliche Geräthschaften und Ausrüstungsgegenstände in eine verhältnißmäßig geringe Anzahl Wagen verpackt nach dem Etappenhauptorte oder nach Befinden nach weiter vor belegenen Orten des Kriegsschauplatzes zu schaffen, und dort das vorhandene Wagenmaterial: leere Transportwagen und Güterwagen nach Maßgabe der vorhandenen Mittel zweckentsprechend einzurichten. Die Wagen müssen vorher tüchtig gereinigt und nach Befinden desinficirt werden. Weitere Vorbereitungen sind nicht erforderlich.

In diesen mit Bahren versehenen Wagen können dann die Verwundeten und Kranken rasch in die Heimath befördert werden, ohne wesentlich schlechter gelagert, gebettet, untergebracht und gepflegt zu sein, als in wirklichen Lazarethzügen. Auf diese Weise sind z. B. 1870 Hunderte von Verwundeten ohne jeden Schaden für ihr Befinden nach Hamburg transportirt worden. — In Süddeutschland ging wiederum Bayern mit gutem Beispiele voran, indem es bereits am 7., 8., 11. und 26. August vier ausgerüstete Sanitätszüge absendete, welche in 39 Fahrten 10800 Mann in die Heimath zurückbeförderten. Das bayerische Centralcomité trug einen erheblichen Theil der hierdurch erwachsenden Kosten. Der Württembergische Sanitätsverein rüstete unter Benutzung der nach amerikanischem Systeme gebauten Personenwagen einen Sanitätszug aus, der bereits am 16. August seine erste Fahrt antrat, und von da an in 22 Fahrten 4313 Kranke und Verwundete nach 45 Evacuationsstationen beförderte. Baden rüstete ebenfalls einen solchen Zug aus, der in 20 Fahrten 116 Offiziere und 4287 Mann nach der Heimath brachte. Das wesentlichste Verdienst des badischen Vereins besteht aber darin, daß er zuerst das Beispiel praktischer Improvisation gab, indem er in Güterwagen möglichst viele Bahren, Matratzen, Strohsäcke, überhaupt alle zur Lagerung und Pflege erforderlichen Gegenstände auf den Kriegsschauplatz schaffte, und dort leere Güterwagen zu Verwundeten-Transportwagen einrichtete. — Frankfurt a. M. und Mainz (7 Fahrten, 1466 Kranke und Verwundete) rüsteten ähnliche Züge aus.

In Norddeuschland fuhr zuerst (am 8. September 1870) der Rittergutsbesitzer von Hönika-Herzogswalde mit einer vollständig von ihm beschafften Lazaretheinrichtung nach Novéant, wo er 7 Packwagen zu Verwundetentransportwagen einrichtete, und so nach und nach die Lazarethe zu Gorze und St. Marie aux Chênes evacuirte. Nach diesem Beispiele richtete der Berliner Hülfsverein für die Armee im Felde Sanitätszüge ein, die von Professor Virchow und Herrn von Hönika (Ende October bis Mitte December) geführt wurden. Auch ein in Cöln a. R. ausgerüsteter Zug trat in Thätigkeit.

Alle diese Züge waren mehr oder weniger im Wege der Improvisation entstanden, sie wurden ausgerüstet und in Dienst gestellt nach beendeter Mobilisirung; sie waren daher Hülfslazarethzüge in der jetzt geltenden Bedeutung des Wortes. Das Beispiel, welches die freiwillige Hülfe im Jahre 1870 gegeben hat, kann und wird nicht verloren gehen; die Vereine werden auch in künftigen Kriegen auf diesem Felde thätig sein wollen, und darum müssen sie dazu die nothwendigen Vorbereitungen treffen.

Die nothwendigen Vorbereitungen! Seit dem letzten Kriege sind in Bezug auf den Eisenbahntransport und die Ausrüstung der Wagen ganz wesentliche Fortschritte gemacht, namentlich die umfassendsten Erörterungen darüber angestellt worden: welches ist das beste Lagerungssystem, welches ist der zweckmäßigste Wagen für den Transport der Verwundeten. In Wien und Brüssel waren wahrhaft ideale Wagen ausgestellt. Der sächsische Landesverein im Verein mit dem Albertvereine hatte u. A. in Brüssel einen zu einem Transportwagen für Schwerverwundete umgewandelten Personenwagen 2. Classe nach dem Systeme Heusinger von Waldegg ausgestellt, der als äußerst zweckmäßig anerkannt wurde. Aber alle diese vortrefflichen Einrichtungen sind im Großen nicht aus- und durchführbar. Das Bessere ist auch hier nur zu leicht ein Feind des Guten. Die Vereine können die Erörterung der Frage, welches System das beste sei, den Sachverständigen überlassen, welche sich unausgesetzt mit deren Lösung beschäftigen. Es giebt so viele Systeme, die brauchbar sind, daß man füglich sagen kann, es liegt embarras de richesses vor. Man braucht nur zuzugreifen und zu bezahlen, dann wird sich ein gewaltiger Fortschritt in dem Transportwesen ganz von selbst bewerkstelligen. Wenn aber die Vereine im Nichtsthun abwarten wollen, bis endlich festgestellt sein wird, welches Material wirklich das beste sei, dann können sie beim Ausbruche eines Krieges leicht in die Lage kommen, Nichts zu haben. Man strebe also nur nach dem Erreichbaren, vermeide jeden unnützen Luxus, und wenn man das Beste nicht haben kann, so sorge man dafür, daß man doch nicht das Schlechteste, und vor allen Dingen soviel Material besitze, um eintretenden Falles verhüten zu können, daß die Verwundeten wiederum auf offenen Wagen oder in Wagen transportirt werden müssen, die mit zweckentsprechenden Lagerstätten überhaupt nicht versehen sind. Und in diesem Sinne kann den Vereinen nur zugerufen werden: frisch und so rasch als möglich ans Werk.[1]

Dagegen erscheint eine vorbereitende Thätigkeit für

3) die Krankenzüge

der Natur der Sache nach ausgeschlossen.

[1] Ueber den Eisenbahntransport verwundeter und erkrankter Krieger ist neuerdings ein ausführliches Werk, herausgegeben von Dr. zur Nidden, erschienen (Landsberg a. W. 1882).

IV. Die Fürsorge für den Landtransport zu Wagen bis zur Eisenbahn.

Von der Wichtigkeit einer Mitwirkung der freiwilligen Hülfe bei dem Transporte der Verwundeten und Kranken aus den Feldlazarethen bez. sogar unmittelbar von den Verbandplätzen der Sanitätsdetachements nach der Eisenbahn ist bereits im vierten Kapitel des ersten Theiles die Rede gewesen. Ebenso ist dort darauf aufmerksam gemacht worden, daß die Kriegssanitätsordnung eine regelmäßige Mitwirkung der freiwilligen Hülfe zwar nicht ins Auge faßt, daß aber eine Ablehnung vorhandener Hülfsmittel, sobald sie an sich geeignet erscheinen und dem militärischen Organismus eingefügt werden können, kaum zu befürchten steht. An dieser Stelle bleibt nur zu erörtern übrig, auf welche Weise die Vereine, wenn sie den Entschluß gefaßt haben, auch diesem so überaus bedeutsamen Theile der Hülfeleistung im Kriege ihre Thätigkeit zuzuwenden, hierfür bereits im Frieden sachliche Vorbereitungen treffen müssen und sollen.

Diese Vorbereitungen können in doppelter Weise geschehen.

1. Einmal dadurch, daß die Vereine bereits im Frieden Wagencolonnen zu diesem Zwecke ausrüsten. Hierin ist der bayerische Landesverein mit einem leuchtenden Beispiele vorangegangen, indem er nach dem Modelle des Oberstabsarztes Dr. Friedrich (verbessertes System von Hönika) bis jetzt 16 Wagen gebaut und bereit gestellt hat. Viel weiter ist man indeß in Oesterreich gegangen, wo die Gesellschaft vom rothen Kreuze die allmälige Aufstellung von dreißig Blessirten-Transportcolonnen in Angriff genommen hat. Bis jetzt hat die Gesellschaft 88 Wagen (60 Blessirtenwagen, 4 Fourgons und 24 Deckelwagen zum Transporte des Materials) gebaut, und in der ihr vom Staate unentgeldlich überlassenen neunten Galerie der Weltausstellungshalle aufgestellt. Die nach dem Systeme Dietrich-Lohmer erbauten Blessirtenwagen enthalten vier Tragbahren (Hängesystem), und sind bestimmt zum

Transporte von vier Schwerverwundeten, oder acht Leichtverwundeten, oder endlich für den gleichzeitigen Transport von zwei Schwer- und vier Leichtverwundeten. Im Fourgon befinden sich der Operationsapparat und alle Labemittel. Die Deckelwagen sind bestimmt zum Transporte der Verbandmittel. Die Colonne enthält die vollständige Ausrüstung für ein Feldspital von 200 Blessirten, und ist außerdem bestimmt für den Transport aus den Feldlazarethen nach der Eisenbahn. Den Transport vom Hauptverbandplatze nach dem Feldspitale hat der deutsche Ritterorden übernommen, der an demselben Orte bereits 40 Wagen nach dem Systeme von Mundy aufgestellt hat. Die Bespannung sämmtlicher Wagen, sowie die Gestellung des erforderlichen Personals hat das Kaiserlich Königliche Kriegsministerium auf den Staat übernommen.

Das ist gewiß eine ganz bewunderungswürdige Leistung der freiwilligen Hülfe. Aber ganz abgesehen davon, daß die Verhältnisse in Oesterreich überhaupt anders liegen, so ist doch eine derartige Friedensbereitstellung mit einem so bedeutendem Kostenaufwande verbunden, daß einzelne Vereine nur in den seltensten Fällen in der Lage sein werden, sich derartige Ausgaben für nur eine Seite ihrer Thätigkeit zu gestatten. Die Ausrüstung eines Blessirtenwagens kostet 826 Gulden 13 Kr., die eines Fourgons mit dem dazu gehörigen Doppelzelte 1035 Gulden, die eines Deckelwagens 265 Gulden (exclusive Materials). Die Ausrüstung der aus 88 Wagen bestehenden vier Colonnen hat demnach eine Summe von über 60 000 Gulden in Anspruch genommen, einschließlich des Materiales ungefähr 100 000 Gulden. Da 30 Colonnen ausgerüstet werden sollen, so ergiebt sich ein Summe, welche für die deutschen Vereine doch zur Vorsicht mahnt. Unter allen Verhältnissen würde die Ausrüstung von Transportcolonnen, auch wenn dieselben nicht von den Landesvereinen, sondern von der Centralstelle aus in die Hand genommen werden sollte, nur in bei Weitem beschränkterer Weise stattfinden können. Bleiben aber die Vorbereitungen auf einen zu kleinen Umfang beschränkt, so werden sie verhältnißmäßig nur geringen Nutzen schaffen.

Darum empfiehlt sich für die deutschen Verhältnisse mehr der zweite Weg:

2. die Verbesserung des bisher benutzten, und auch in Zukunft immer wieder in den Vordergrund tretenden Transportmateriales: der requirirten Bauerwagen im Wege der improvisirten Umformung. Und zu dieser Improvisation treffe man im Frieden umfassendere Vorbereitungen durch Anstellung praktischer Versuche der Umwandelung verschiedener Gegenstände des gewöhnlichen Gebrauches zu Transportmitteln, namentlich aber durch Anschaffung von Geräthschaften zur Verbesserung der Lagerung, und durch Schaffung eines Schutzdaches gegen die Unbilden der Witterung, denen die Verwundeten und Kranken in den offenen Wagen preisgegeben sind. In der ersten Beziehung müssen praktische Bahren, welche sich in den Wagen suspendiren und fixiren lassen, in letzterer Beziehung wasserdichte Planen u. s. w. angeschafft werden. Diese Dinge lassen sich ohne große Beschwerniß an den Ort des Bedarfes schaffen, und durch ihre praktische Anwendung kann unendlich viel zur Abhülfe der jetzigen beklagenswerthen Uebelstände beigetragen werden. Das Wie? hier ausführlich zu erörtern, würde zu weit führen. Das wird einer zu diesem Zwecke zusammenzuberufenden Sachverständigencommission und namentlich der Entscheidung erfahrener Militärärzte anheimzugeben sein. Es genügt als erläuterndes Beispiel an einen auf der Brüsseler Ausstellung ausgestellten Wagen zu erinnern, wo eine besonders zu diesem Zwecke construirte Bahre durch Stricke und andere Vorrichtungen in sehr zweckdienlicher Weise auf einen einfachen Leiterwagen suspendirt war. Ferner an die Improvisation von Verwundeten-Transportwagen nach dem Systeme des Dr. Léon Lefort, wo praktisch construirte Federn an die Leitern des Wagens befestigt, und in diese sodann die Tragen eingehängt werden (Le matériel de secours de la société Française à l'exposition de 1878 par le dct. A. Riant, Paris 1878), oder endlich nach dem Systeme des Grafen Beaufort, nach welchem auf Federn ruhende Rahmen

in die Wagen eingefügt werden, in denen sodann die Tragbahren an Ketten hängen (Questions Philantropiques, Paris, Imprimerie Nationale 1875). Gegen die vorschriftsmäßige Strohschüttung repräsentiren alle diese Auskunftsmittel einen nennenswerthen Fortschritt.

Schließlich sei noch aufmerksam gemacht auf die vom internationalen Comité in Genf ausgeschriebene Preisaufgabe (2000 Frs.) für eine Arbeit über die Improvisationen zum Zwecke des Transportes der Verwundeten und Kranken: Umwandlung von anderen zu diesen Transportzwecken nicht im Voraus hergerichteten Geräthschaften zu Tragbahren, die Benutzung vorhandener Lastthiere durch Anwendung von an Ort und Stelle hergestellten Packsätteln oder Tragkörben, die Applicirung gewöhnlicher Wirthschaftswagen zu Verwundeten-Transportwagen u. s. w. — Eine Codificirung Alles dessen, was in dieser Richtung bereits geschehen, und eine Vervollkommung des bisher Geleisteten würde allerdings großen Nutzen schaffen können.

V. Die Gründung von Vereinslazarethen.

Der Vorschlag des Verfassers als Referenten auf dem Vereinstage in Frankfurt a. M.: daß sich die Errichtung von Vereinslazarethen bereits im Frieden empfehle, hat aus der Mitte der Versammlung lebhafte Angriffe erfahren. Zunächst wurde bestritten, daß die Vereinslazarethe besonders dazu geeignet seien, eine Pflanzschule für die Krankenpfleger und Pflegerinnen zu bilden. Dieser Einwand hat insofern eine gewisse Berechtigung, als eine Gründung von Vereinslazarethen lediglich zu diesem Zwecke dann nicht zu empfehlen sein dürfte, sobald derselbe Zweck auf andere Weise mit geringeren Opfern erreicht werden kann. Allein es dürfte doch darauf aufmerksam zu machen sein, daß auch die gegentheilige Ansicht ihre gewichtigen Vertreter hat, indem z. B. Dr. J. Naundorff

(Friedens- und Kriegshospitäler in dem Handbuche der deutschen Frauenvereine unter dem rothen Kreuze) die Unentbehrlichkeit der eigenen Krankenhäuser für die Vereine mit dem Hinweise begründet, daß eine Pflegerinnenschule in größerem Umfange und mit vollem Erfolge nur in Vereinskrankenhäusern denkbar erscheine.

Weitere Bedenken wurden auf die Kostspieligkeit derartiger Lazarethe gegründet. Auch dieser Einwand hat seine Berechtigung: die Errichtung und Unterhaltung eines Lazarethes kostet Geld, viel Geld. Dr. Naundorff berechnet die Kosten für die Errichtung eines Krankenhauses auf je 3000 M. für das Bett, exclusive der Betriebsanlagen, und den jährlichen Aufwand für einen Kranken mit 5—600 M., sodaß er den Werth der Errichtung eines Krankenbettes an den Hospitälern der freiwilligen Hülfe mit 12000 M. capitalisirt. Diese Berechnung ist gewiß nicht zu hoch gegriffen. Es verhält sich hier nicht anders, wie mit anderen Dingen in der Welt; ist ein Unternehmen an sich auch noch so gut und nützlich, es fehlt aber zu seiner Ausführung an den dazu erforderlichen Mitteln, so muß es eben unausgeführt bleiben. Es folgt aber daraus keineswegs, daß von vornherein jeder Versuch zur Herbeischaffung dieser Mittel aufgegeben werden müsse. Darüber sich klar zu werden, ob die Errichtung eines Vereinslazarethes finanziell ausführbar erscheine oder nicht, wird in jedem einzelnen Falle Sache des oder der betreffenden Vereine sein.

Die Errichtung von Vereinslazarethen im Frieden ist, wo sie überhaupt ausführbar erscheint, vor allen Dingen aus der Erwägung zu empfehlen, daß die in der Kriegssanitätsordnung erwähnte Bildung von Vereinslazarethen im Kriege kaum ausführbar sein wird, wenn nicht schon im Frieden gewisse Grundlagen dazu geschaffen werden. Die Gründung von Vereinslazarethen im Frieden ist von berufener Seite, z. B. Dr. Esmarch, bereits früher unter ausführlicher Darlegung der dafür sprechenden Gründe angeregt und befürwortet worden. Es sind auch in der That eine Anzahl Vereinslazarethe ins Leben getreten: in Carlsruhe, Dresden

(Carolahaus), Loschwitz (Deutsche Heilstätte), Hamburg, Hannover, Bremen, Cassel u. s. w., in gewisser Beziehung auch in Coburg (Begründung eines Siechenhauses durch den Landesverein). Auch das vom Frauenlazarethvereine gegründete und unterhaltene Augusta-Hospital in Berlin ist hierher zu rechnen. In Darmstadt wird ein Lazareth vom dortigen Hülfsvereine mit Gelde unterstützt. Die Erfahrungen sind verschiedene; die Gründung dieser Anstalten hat viel Geld gekostet, die Herbeischaffung der erforderlichen Mittel hat den Männern, welche sich dieser Aufgabe widmeten, so manche schwere Stunden bereitet, und auch die Fortführung und Unterhaltung dieser Krankenhäuser ist zum Theil mit den größten Schwierigkeiten verbunden. Allein: daß die Anstalten nützlich wirken, daß sie bereits im Frieden ein Segen sind, daß sie die Vereinsthätigkeit fördern durch die Eröffnung einer wirkungsvollen und gemeinsamen Friedensthätigkeit der Frauen- und Männervereine zum Heile der Kranken und Armen: das vermag Niemand zu leugnen. Der Schwerpunkt unter den für die Gründung von Vereinsfriedenslazarethen sprechenden Momenten liegt aber nach Ansicht des Verfassers darin: daß sie für den Kriegsfall ein Centrum bilden, an welches sich dann die weitere Ausbildung eines Vereinskriegslazarethes anschließen kann. Zur Erreichung dieses Zweckes bedarf es keiner umfassenden Krankenanstalten, keiner sogenannten Musterspitäler. Auch ein kleineres, bescheideneren Verhältnissen angepaßtes Lazareth wird genügen: es wird die Möglichkeit bieten, die vorhandenen zur Aufnahme von Verwundeten und Kranken bestimmten Bauten durch Errichtung von Barracken und Zelten zu erweitern. Die Hauptsache bleibt: der ganze Verwaltungsapparat ist vorhanden; es sind geschulte Leute da, die mit den Verhältnissen vertraut sind und den Grundstock für die umfangreichere Kriegsverwaltung bilden können. Jedenfalls wird, wenn die Thätigkeit in dieser Weise vorbereitet ist, das Zusammenwirken mit den staatlichen Behörden und namentlich mit der staatlichen Lazarethcommission eintretenden Falls ein leichteres und für die Sache selbst ersprießlicheres sein.

Wenn daher der Verfasser auch nicht soweit gehen möchte, wie Generalarzt Dr. Niese, welcher den Vereinen empfiehlt:

> „in ihren Distrikten alle ihre Kräfte anzusetzen, auf daß in den kleinen Städten und in den Landgemeinden überall kleinere Lazarethe erbaut würden, sei es nun nach englischem Muster Hüttenlazarethe, oder die nach unserem Dafürhalten besser bewährten Barracken- oder Pavillonlazarethe,“

so befürwortet er doch eine möglichst eingehende Berücksichtigung auch dieses Theiles der vorbereitenden Friedensthätigkeit in der bestimmten Ueberzeugung, daß die Mittel, welche auf die Errichtung von Vereinslazarethen verwendet werden, vorausgesetzt, daß die Errichtung in praktischer Weise erfolgt und die Verwaltung im richtigen Geiste geführt wird, ganz erheblichen Nutzen schaffen werden.

VI. Die Fürsorge für Depôts.

1) Die sachliche Fürsorge.

Die Fürsorge für die Depôts im Frieden, welche den Frauen- und Männervereinen Gelegenheit zu einer höchst ersprießlichen gemeinsamen Thätigkeit bietet, ist eine doppelte, nämlich

a. eine erhaltende, und

b. eine ergänzende.

Zu a. In Bezug auf die Erhaltung liegt die Sache ziemlich einfach. Die Vereine haben an sich gewiß die Verpflichtung, das, was sie haben, auch zu conserviren; sie haben dabei sorgfältig zu erörtern, was ist der Erhaltung werth, was ist ihrer fähig, und dafür zu sorgen, daß diese Sachen immer in gutem Stande bleiben, und daß sie, soweit sie durch die Lagerung dem Verderben ausgesetzt sind, rechtzeitig ausgeschieden werden. Vorzugsweise wird sich das auf die Wäschedepôts beziehen, und diese gehören ganz eigentlich zum Ressort der Frauenvereine. Die Wäschedepôts sind daher wohl überall, soweit es die Verhältnisse gestatten, in gutem Zustande, und zu Besorgnissen für die Zukunft liegt in dieser Beziehung keinerlei Veranlassung vor. Freilich darf die Fürsorge hierfür niemals einschlafen.

Es ist dabei in Erwägung zu ziehen, daß für gewisse Verbandgegenstände gebrauchte, oft gewaschene Leinwand das wünschenswertheste, oft allein verwendbare Material bietet, und daß im Kriegsfalle diese und verwandte Gegenstände in solcher Massenhaftigkeit gebraucht werden, daß sie dann weder durch Veranstaltung von Sammlungen noch durch Geld und Kauf rasch genug beschafft werden können. Die Herstellung, Aufsammlung und zweckmäßige Zusammenstellung dieses Verbandmateriales erfordert demgemäß unausgesetzte Thätigkeit auch im Frieden.

Mit dieser Erhaltung der vorhandenen Bestände steht die gesammte Depôtverwaltung im engsten Zusammenhange, und erscheint es zweckmäßig, diese Thätigkeit einer besonderen aus Männern und Frauen zusammengesetzten Section zu übertragen. Die vorhandenen und die neu angeschafften Gegenstände sind kaufmännisch in der Art zu buchen, daß die Depôtverwaltung in jedem Augenblicke im Stande ist, über die Bestände genaue Auskunft zu geben. Es empfiehlt sich weiter eine Sonderung der bleibenden Bestände (Lagergut) von denjenigen Gegenständen, die nur bis zu ihrer Weiterbeförderung an die Zweigvereine oder aber an Centralstellen vorübergehend aufbewahrt werden (Passirgut). Diese Einrichtung wird im Kriege ganz besondere Bedeutung gewinnen. Sehr zu befürworten ist die Erwerbung und Einrichtung geeigneter Depôträume. Bei der Einrichtung sind die Gegenstände nach ihren Gattungen getrennt aufzubewahren, und ist hierbei möglichste Uebersichtlichkeit anzustreben.

Ist ein solches wohleingerichtetes Depôt im Frieden bereits vorhanden, so bedarf es für den Kriegsfall nur einer Erweiterung und Vergrößerung bez. der Vermehrung des Personals. Die leitenden Persönlichkeiten sind vorhanden, die Grundsätze, nach denen verfahren werden soll, stehen fest, und der Rahmen, innerhalb dessen das Ganze sich einfügen muß, ist gegeben. Die Schwierigkeiten sind dann viel geringer, als wenn im plötzlichen Bedarfsfalle Alles aus roher Wurzel neu geschaffen werden muß. Das ist gewiß nicht zu unterschätzen.

Außer dieser erhaltenden Thätigkeit wird

b. die Thätigkeit der **Ergänzung**

ins Auge zu fassen sein.

Diese Frage liegt nicht so einfach. Nach den eingehenden Verhandlungen des I. Vereinstages, des Centralcomités und der ad hoc einberufen gewesenen Delegirtenversammlung kann der Grundsatz als feststehend angenommen werden, daß bei Neubeschaffungen im Frieden auszuschließen sind alle Sachen, welche dem Verderben ausgesetzt sind, zweitens Alles, was im Bedürfnißfalle, den Besitz von Geld vorausgesetzt, rasch gekauft und angeschafft werden kann. Die Anschaffung muß daher in der Regel auf solche Gegenstände beschränkt werden, welche im Bedürfnißfalle nur schwer und ohne Zeitaufwand nicht zu beschaffen sein würden; also in der Hauptsache auf chirurgische Instrumente und auf Lazareth- und Transportapparate.

Allein es wird niemals zu umgehen sein, daß auch von den schädlichen Einflüssen zugängigen Gegenständen, wie z. B. Flanell, Gaze, Kautschuk- und Gummisachen, wollenen Decken, ein gewisser, auf das streng Nothwendige beschränkter Vorrath vorhanden ist. Die Friedensthätigkeit wird Gelegenheit bieten, diese Gegenstände in nützlichster Weise bei der Kranken- und Armenpflege zu verwerthen, ehe sie durch fernere Aufbewahrung leiden. Die allmälige Anschaffung größerer Wäschevorräthe durch eigene Arbeit der Frauenvereine ist im hohen Grade praktisch, da Wäsche durch längere Aufbewahrung nicht leidet. Dagegen ist dies bei der Charpie der Fall, und deshalb ist eine große Anhäufung von Charpie in Friedensdepôts zu vermeiden.

Die Neubeschaffung des Materials würde ebenfalls einer besonderen, aus sachverständigen Männern und Frauen zusammengesetzten Section zu übertragen sein. Diese Section wird niemals vergessen dürfen, daß Alles, was die Vereins- oder Privatwohlthätigkeit liefert, den bestehenden Vorschriften genau entsprechen muß, und diese Gegenstände eventuell bei nicht vorschriftmäßiger Lieferung zurückgewiesen werden können. Für die Vereine ist es daher von größter Wichtigkeit, darüber Klarheit zu gewinnen: „was gehört überhaupt in ein Depôt der freiwilligen Krankenpflege, und wie müssen die dahin gehörigen Gegenstände beschaffen sein?

Diese theoretische Erörterung der Frage über die Feststellung eines Verzeichnisses derjenigen Gegenstände, welche in ein Depôt der freiwilligen Krankenpflege gehören, führt zu dem letzten Punkte:

2) der Errichtung von Musterdepôts.

Es handelt sich hier keineswegs um Musterdepôts in dem Sinne, in welchem auf dem internationalen Congresse im Jahre 1869 davon gesprochen wurde, nämlich von der Herstellung großer internationaler Museen, in welchen alle Gegenstände der freiwilligen Krankenpflege zur weitesten und allgemeinsten Belehrung aufgestellt, und die ähnlich wie andere Museen dem Zutritte des großen Publikums geöffnet werden sollten. Der Ausdruck „Musterdepôts“ ist von dem Centralcomité und den Vorständen der Frauen-Vereine bei ihren Bestrebungen in dieser Richtung bereits gebraucht worden. Es ist daher hier ein feststehender Begriff vorhanden.

Man versteht unter Musterdepôts eine Sammlung derjenigen Gegenstände der freiwilligen Krankenpflege, welche für die Anlegung von Depôts als Muster im strengsten Sinne des Wortes zu betrachten sind, d. h. Gegenstände, welche von den verschiedenen Vereinen als Muster benutzt werden sollen, um nach ihnen für ihre Depôts Gegenstände anzufertigen. Durch die Schaffung derartiger Musterdepôts sollte einem während der letzten Kriege nicht selten wahrgenommenen großen Uebelstande abgeholfen werden. Unter der Fülle von Naturalgaben, die im Interesse der Kranken- und Verwundetenpflege in opferwilligster Weise gespendet wurden, befanden sich vielfach wenig nutzbringende Gegenstände, auf die, ohne daß ein praktischer Nutzen durch sie erzielt werden konnte, Geld, Zeit und Arbeitskraft verwendet worden war. Auf Veranlassung Ihrer Majestät der Kaiserin-Königin trat am 6. November 1875 in Berlin eine Sachverständigencommission zusammen, zu welcher Delegirte des deutschen Centralcomités und des vaterländischen Frauenvereins hinzugezogen worden waren. Dieser Commission wurde das in den Vorverhandlungen (22. Mai) gesammelte und gesichtete Material in von den Referenten bereits aufgestellten Entwürfen zur Schlußberathung vorgelegt. Ebenso wurden die ausgestellten Modelle einer eingehenden Prüfung unterworfen. Als Resultat ging aus diesen Berathungen der in Beilage III mitgetheilte „Nachweis der Verbandmittel, Apparate, Lazarethutensilien, Medikamente und Labemittel“ hervor, in welchem vier Hauptabtheilungen für das Material der Musterdepôts festgesetzt sind, nämlich:

1. Verbandgegenstände und chirurgische Instrumente,
2. Lagerungs- und Bekleidungsgegenstände (insbesondere solche, welche durch Frauenvereine beschafft werden können),
3. sonstige Lazarethutensilien,
4. Arznei-, Desinfektions-, Nahrungs- und Genußmittel.

Alle diese Gegenstände sind wieder in zwei Hauptkategorien geschieden:

a. in nothwendige und
b. in nützliche.

Gleichzeitig wurde eine Sammlung derjenigen Muster zusammengestellt, nach welchen die Vereine im Kriege und vorbereitend im Frieden arbeiten bez. arbeiten lassen können.

Nachdem das Königlich Preußische Kriegsministerium, Abtheilung für Militärmedicinal-Angelegenheiten, mittelst Erlasses vom

14*

19. Januar 1876 diesen Nachweis als Richtschnur bei Beschaffung des Materiales für die Vereine der freiwilligen Krankenpflege empfohlen, ist derselbe sämmtlichen Vereinen des rothen Kreuzes durch Circular des deutschen Centralcomités und des vaterländischen Frauenvereins vom 31. Mai 1877 als Richtschnur zugefertigt, und denselben dabei eröffnet worden, daß ein Musterdepôt in den Geschäftsräumen des deutschen Centralcomités aufgestellt sei. (Vergleiche Beilage IV). Der Nachweis soll selbstverständlich in regelmäßigen Zeiträumen einer Revision unterworfen werden.

So praktisch diese Maßnahme ist, und so sehr es auf der Hand liegt, daß die Ausnutzung des Musterdepôts den Vereinen in hohem Grade bei der Einrichtung und Erhaltung ihrer Depôts förderlich sein muß, so findet diese Ausnutzung zur Zeit in ausreichender Weise nicht statt. Es wird vielmehr noch Manches zu thun sein, um eine Verwerthung der Institution in der Weise zu erzielen, wie sie bei ihrer Inangriffnahme von Ihrer Majestät der Kaiserin-Königin beabsichtigt wurde. Nur die Vereine von Württemberg und Hessen haben sich Mustersammlungen schicken lassen, und auch der Verein von Waldeck hat in dieser Beziehung eine Thätigkeit entwickelt. Nach dem Frankfurter Vereinstage, auf welchem den Vereinen das Bestehen dieser Einrichtung in eindringlichster Weise ins Gedächtniß zurückgerufen worden ist, hat sich nur ein einziger Verein, der Lokalverein zu Groß-Salza, ein solches Depôt, soweit es die von weiblichen Händen zu liefernden Arbeiten anlangt, angeschafft. Der Bayerische Frauenverein ist wegen Anschaffung eines solchen Depôts mit dem Centralcomité in Verhandlung getreten, ohne jedoch zu einem praktischen Resultate zu gelangen.

Die Vereine werden daher in ihrem eigenen Interesse gut thun, mehr als bisher diese Institution zu benutzen, um sich völlig klar zu werden, was und wie sie eintretenden Falls zu liefern haben. Es genügt, ein Ersuchen an das deutsche Centralcomité zu richten, diejenigen Gegenstände, welche das Centralcomité in das Musterdepôt in Berlin aufgenommen hat, an den heimathlichen Verein als nachzuahmende Muster zu senden. Die dadurch erwachsende Geldausgabe ist, wie die Akten ergeben, eine minimale, und selbst der kleinste Verein wird in der Lage sein, sich eine solche Mustersammlung anzuschaffen. Gerade hier ist ein Punkt, wo ein Zusammenwirken der Männer- und Frauenvereine in der Anlegung eines solchen Depôts als Mustersammlung angezeigt erscheint.

Hiermit sind die Gegenstände, auf welche sich die vorbereitende Thätigkeit der Vereine im Frieden in sachlicher Beziehung zu richten haben wird, erschöpft. Denn sachliche Vorbereitungen für die eventuellen Einrichtungen von Nachweisebüreaus bereits im Frieden zu treffen, dürfte sich kaum empfehlen. Wenn aber schließlich das Darmstädter Comité auf der internationalen Conferenz in Berlin den von Virchow warm befürworteten Antrag einbrachte, daß sich die Vereine für freiwillige Krankenpflege an der Förderung der öffentlichen Gesundheitspflege (Hygiene) betheiligen sollten, und hierin eine der nützlichsten Institutionen für Kriegs- und Friedensthätigkeit erblickte, so sind zwar die hierfür geltend gemachten Gründe für Jedermann einleuchtend und überzeugend. Allein es ist dabei, ganz abgesehen von der Thatsache, daß neuerdings vielfach selbstständige Vereine für öffentliche Gesundheitspflege und Hygiene ins Leben getreten sind, doch zu erwägen, daß bei dem weiten Felde, welches der vorbereitenden Friedensthätigkeit offen steht, und welches in vielen hochwichtigen Theilen einer sorgfältigeren Bearbeitung noch dringend bedarf, eine größere Extension der anzustrebenden Ziele zur Zeit kaum rathsam erscheint. Bis jetzt haben der Hülfsverein des Großherzogthums Hessen und der Coburger Landesverein die Verfolgung dieses Zweckes in ihre Statuten aufgenommen; in Kiel hat sich unter dem Einflusse Esmarch's beim Hülfsvereine eine hygienische

Abtheilung gebildet. Die Versuche des Centralcomités, der Fürsorge für öffentliche Gesundheitspflege unter die Ziele der Friedensthätigkeit der Pflegevereine Aufnahme zu verschaffen, sind, wie oben Seite 159 in der Anmerkung nachgewiesen, von günstigem Erfolge nicht begleitet gewesen. Immerhin ist aber die Möglichkeit nicht ausgeschlossen, daß man darauf seitens des Centralcomités oder einzelner Vereine später zurückkommt. Der gegenwärtige Zeitpunkt erscheint jedoch hierzu nicht geeignet.

Beilagen.

I. Gegenüberstellung

der die freiwillige Krankenpflege betreffenden Bestimmungen in der

Kriegssanitätsordnung vom 10. Januar 1878

und in der

Instruction über das Sanitätswesen der Armee im Felde vom 29. April 1869.

Die Kriegssanitätsordnung.

§ 9.

Freiwillige Krankenpflege.

1. Sie bezweckt die Unterstützung der Militärkrankenpflege durch Privatwohlthätigkeit und persönliche Hülfeleistung; sie wirkt im engsten Anschluß an die staatlichen Organe nach deren Weisung.

2. Die leitende Spitze der freiwilligen Krankenpflege ist der jedesmalige Kaiserliche Commissar und Militärinspecteur der freiwilligen Krankenpflege.

§ 49.

Etatmäßige Ausstattung der Sanitätsdetachements.

3. Wegen der Gaben der freiwilligen Krankenpflege siehe §§ 212 und 213.

Die Instruction über das Sanitätswesen der Armee im Felde vom 29. April 1869.

Feldlazarethe.

§ 63.

3. Wegen der Gaben der freiwilligen Krankenpflege siehe §§ 212 und 213.

Ueber die empfangenen oder entnommenen freiwilligen Gaben ist von jedem Feldlazarethe ein allgemeiner Nachweis mit kurzer Angabe von Ort, Tag und Gegenstand des Empfanges und der Angabe des Verbleibes zu führen, und bei den Dienstakten aufzubewahren.

Sanitätsdienst bei der Etappen-Inspection.

§ 101.

Leitung.

Der Etappen-Generalarzt hat:

9. den besonderen Bestimmungen gemäß ...... die geeignete Verwendung des ...... Personales der freiwilligen Krankenpflege mit Hülfe des Delegirten bei der Etappeninspection (§ 208. 1) herbeizuführen. Etappeninstruction § 30.

16. Die Thätigkeit der freiwilligen Krankenpflege leitet er mit Hülfe des Delegirten bei der Etappeninspection. Etappeninstruction § 30.

Etappenlazarethe.

§ 104.

3. Alin. 2. Das Pflegepersonal wird aus der freiwilligen Krankenpflege zu entnehmen sein.

Stehende Kriegslazarethe.

Hier finden die Vorschriften über die Feldlazarethe Anwendung.

Nachschub von Sanitätsmaterial.

Lazarethreservedepôts.

§ 113 sub 4.

Es ist sämmtlichen Aerzten, namentlich den Chefärzten der Feld-, stehenden Kriegs- und Etappenlazarethe zur Pflicht gemacht, den Ersatz für etatmäßige Erfordernisse bei dem Lazarethreservedepôt oder einem anderen staatlichen Depôt zu beziehen, während der freiwilligen Krankenpflege ausschließlich die Lieferung derjenigen Gegenstände anheimgegeben ist, welche der Staat bestimmungsmäßig nicht zu liefern hat und auch ausnahmsweise nicht zu liefern beabsichtigt. Etappeninstruction § 30.

§ 35.

Im Anschluß an die Transporte der Lazarethreservedepôts erfolgt auch die Zufuhr der Gaben aus den von der freiwilligen Krankenpflege errichteten Depôts an die Lazarethe, jedoch unter Begleitung von Vereinsmitgliedern, von welchen die Gaben direct an die bei den Feldlazarethen stationirten Delegirten der freiwilligen Krankenpflege überwiesen werden (§ 71).

Evacuation.

Krankentransportcommission.

§ 128, Punkt 5 Alin. 2.

Außerdem wird der Krankentransportcommission ein zulängliches Begleitpersonal aus der freiwilligen Krankenpflege (freiwillige Begleitcolonne) zugetheilt (§ 210).

6. Die freiwilligen Begleitcolonnen werden von der Etappeninspection beziehentlich dem Etappengeneralarzte der Krankentransportcommission überwiesen, und von dieser nach Bedürfniß an den Einladepunkten für Verwundete und Kranke beziehentlich an den Uebernachtungs- und Verpflegungsstellen, oder zur Begleitung der Hülfslazareth-, beziehentlich Krankenzüge verwandt.

NB. Punkt 7. Das Personal der Krankentransportcommission kann nach

§ 43, Absatz 4.

Für den weiteren Eisenbahntransport (von der 1. Eisenbahnstation ab) wird von der Etappencommandantur ein militärisches Begleitcommando gestellt.

Das Pflegepersonal für diese Transporte wird aus dem Personal der freiwilligen Krankenpflege entnommen (§ 69).

Dasselbe wird von der Generaletappeninspection resp. dem Etappengeneralarzte der Kommandantur des Etappenhauptortes überwiesen, und von derselben nach dem Bedürfniß den Etappencommandanturen derjenigen Orte zugetheilt, wo die Krankentransporte auf die Eisenbahn übergehen (§ 42).

Bedarf in denjenigen Etappenlazarethen verwendet werden, welche sich an den Standorten der Krankentransportcommission oder ihren Sectionen befinden. Zur Begleitung von Krankentransportzügen darf eine Verwendung des etatmäßigen Personales der Krankentransportcommission in der Regel nicht stattfinden.

§ 130 sub 1.

Da wo eine Krankentransportcommission, beziehentlich Section derselben ihren Standort hat, ist sofort von der Etappencommandantur auch eine Erfrischungs- und Verbandstelle, sowie eine Krankensammelstelle einzurichten.

Geeigneten Falls kann die Erfrischungsstation sogleich oder später auf Veranlassung der Krankentransportcommission im Einvernehmen mit dem Militäreisenbahndirector, beziehentlich der Liniencommandantur statt von dem staatlichen Personal von der freiwilligen Krankenpflege übernommen werden.

In der Regel sind auf je 100 Verwundete und Kranke

1—2 Aerzte,
2 Lazarethgehülfen,
13 Krankenwärter

erforderlich.

(Der Arzt wird nicht aus dem Personale der freiwilligen Krankenpflege entnommen.)

§ 44, Absatz 2.

Für das Pflegepersonal ist die Anleitung zur Beförderung verwundeter und kranker Militärs auf Eisenbahnen — Beilage 13 — maßgebend.

Daraus § 17:

Der Führer des Begleitpersonals hat unter eigener Verantwortlichkeit dafür zu sorgen, daß dasselbe nach Abgabe der Kranken sofort wieder zurückkehrt, und daß die zum Transport benutzten Lager u. s. w., Geräthe und Utensilien — mit Ausnahme der Strohsäcke, die von dem aufnehmenden Lazareth übernommen werden — namentlich mit den betreffenden Waggons zurückgelangen.

Lazarethzüge.

§ 143.

Beorderung des Personals.

3. Auch von geeigneten Anerbietungen seitens der freiwilligen Krankenpflege wird in solchen Fällen (i. e. wenn die Zahl der verfügbaren Lazarethgehülfen und Militärkrankenwärter resp. die unter Benutzung der staatlichen Annahmestellen [§ 197] vertragsmäßig angenommene Leute nicht ausreichen) Gebrauch zu machen sein.

§ 160.

Lazarethzüge der freiwilligen Krankenpflege.

1. Ist der freiwilligen Krankenpflege auf den Antrag des Kaiserlichen Commissars und Militärinspecteurs die Gestellung eines Lazarethzuges aus eigenen Mitteln und unter eigener Verwaltung und Leitung gestattet, so finden in Betreff des Fahr- und Dienstbetriebes im Allgemeinen die in den §§ 141 bis 160 für die staatlichen Lazarethzüge gegebenen Bestimmungen entsprechende Anwendung.

Darüber, ob ein Bedürfniß zur Aufstellung solcher Züge vorliegt, und ob dieselben für Armeezwecke zugelassen werden sollen, entscheidet der Generalinspecteur des Etappen- und Eisenbahnwesens.

2. Der Leiter des Zuges hat alle Anordnungen für den inneren Dienst des Zuges zu treffen.

Etwaige Fälle von Unbotmäßigkeit seitens eines Kranken u. s. w. hat er der nächsten Bahnhofscommandantur, welche nach Befinden Abhülfe schafft, zu melden.

3. Für die genaue Ausführung der durch die staatlichen Organe betreffs der Beförderung und Ablieferung der Kranken ihm gegebenen Anweisungen ist der Leiter des Zuges der Krankentransportcommission beziehentlich der Etappeninspection, welcher diese Commission unterstellt ist, verantwortlich.

Hülfslazarethzüge.

§ 165 sub 3.

Sofern das staatlicherseits überwiesene Personal für den Hülfslazarethzug nicht ausreicht, wird der Bedarf aus dem Personal der freiwilligen Krankenpflege entnommen (§ 210).

Krankenzüge.

§ 173, 1.

In der Regel wird den Krankenzügen ein besonderes ärztliches Personal nicht beigegeben. Das erforderliche Pflegepersonal stellt die freiwillige Begleitcolonne (§ 128, 5 und 6).

Festungslazarethe.

§ 181, Punkt 10.

Soweit als irgend möglich sind die Kräfte der Einwohnerschaft für den Sanitätsdienst in der Festung nutzbar zu machen. (Streng genommen bezieht sich diese Bestimmung nicht oder wenigstens nicht direkt auf die freiwillige Krankenpflege.)

Reservelazarethe.

§ 193.	§ 61.
1. Aus dem Reservelazarethe können nach Ermessen des betreffenden Chefarztes oder der Lazarethcommission	Aus dem Reservelazarethe können unter Zustimmung des dirigirenden Arztes auch Kranke und Verwundete,

Kranke und Verwundete an Vereins-lazarethe (§ 215), solche Kranke, welche einer besonderen ärztlichen Behandlung zur Zeit und voraussichtlich überhaupt nicht mehr, dagegen noch einer längeren Pflege und Erholung bedürfen, auf entsprechende Anerbietungen in Privatpflege (§ 221) gegeben werden.

Ausgeschlossen sind ansteckende Kranke beziehentlich Reconvalescenten innerhalb ansteckungsfähiger Stadien, und solche Kranke, deren Leiden voraussichtlich zur Dienstunbrauchbarkeit führt, welche aber einer Lazarethbehandlung noch bedürftig, sowie solche, deren Krankheitsangaben von zweifelhafter Glaubwürdigkeit sind.

§ 196.

Das Personal für die Reserve-Lazarethe.

5. Wird durch die Beorderung, durch staatliche Annahmestellen für Pflegepersonal (§ 197) oder durch die freiwillige Krankenpflege (§ 209, 1) der Bedarf nicht gedeckt u. s. w., so werden Civilheilgehülfen und Civilkrankenwärter angenommen.

jedoch mit Ausschluß solcher, welche an ansteckenden Krankheiten leiden, oder voraussichtlich bald Invalide werden, Vereinslazarethen (§ 75) überlassen, und solche Reconvalescenten, welche einer besonderen ärztlichen Pflege nicht bedürfen, in Privatpflege (§ 74) gegeben werden.

Freiwillige Krankenpflege.

§ 205.

Im Allgemeinen.

Bei ausbrechendem Kriege kann die nach den bisherigen Erfahrungen von dem Patriotismus des deutschen Volkes zu erwartende rege Betheiligung an der Fürsorge für die Pflege der Verwundeten und Kranken des Heeres die Militärverwaltung nur dann in wirksamer Weise unterstützen, wenn einerseits die Organe der Privatwohlthätigkeit stets schnell und sicher erfahren,

§ 62.

Bei ausbrechendem Kriege kann die nach den bisherigen Erfahrungen von dem Patriotismus der Nation zu erwartende rege Betheiligung an der Fürsorge für die Pflege der Verwundeten und Kranken der Armee die Militärverwaltung nur dann in wirksamer Weise unterstützen, wenn einerseits die Organe der Privatwohlthätigkeit stets schnell und sicher erfahren, in welcher in welcher Richtung und in welcher Weise sie ihre Fürsorge zweckentsprechend entfalten können, und wenn andererseits die Vertheilung der freiwillig dargebotenen Dienste und Spenden auf die von den amtlichen Organen bezeichneten Bedarfspunkte entsprechend geregelt ist.

Richtung und in welcher Weise sie ihre Fürsorge zweckentsprechend entfalten können, und wenn andererseits die Vertheilung der freiwillig dargebotenen Dienste und Spenden auf die von den amtlichen Organen bezeichneten Bedarfspunkte zweckmäßig organisirt ist.

§ 206.

Verhältniß zu den staatlichen Organen.

Die freiwillige Krankenpflege darf kein selbstständiger Faktor neben der staatlichen sein; es kann ihr eine Mitwirkung nur insoweit eingeräumt werden, als sie dem staatlichen Organismus eingefügt und von den Staatsbehörden geleitet werden kann; andernfalls würde sie nicht fördernd, sondern hemmend auf den Betrieb des Krankendienstes einwirken.

§ 63.

Die freiwillige Krankenpflege darf aber kein selbstständiger Factor neben der amtlichen sein, sie muß vielmehr, wenn sie nicht hemmend und verwirrend auf den Betrieb des Pflegewesens einwirken soll, dem staatlichen Organismus eingefügt und von den Staatsbehörden geleitet werden.

§ 207.

Der Kaiserliche Commissar und Militärinspecteur der freiwilligen Krankenpflege.

1. Die leitende Spitze der freiwilligen Krankenpflege ist der Kaiserliche Commissar und Militärinspecteur der freiwilligen Krankenpflege. Derselbe hat sich dauernd mit den bezüglichen Kriegsministerien und dem Chef des Feldsanitätswesens in Verbindung zu erhalten, um für seine Thätigkeit die leitenden Gesichtspunkte zu erfahren.

§ 64.

Die leitende Spitze der freiwilligen Krankenpflege ist der jedesmalige Königliche Commissar und Militärinspecteur der freiwilligen Krankenpflege.

§ 65.

„Derselbe hat“

4. sich dauernd mit dem Kriegsministerium in Verbindung zu erhalten, um für seine Thätigkeit die leitenden Gesichtspunkte zu erfahren.

2. Seine Aufgabe ist es:

§ 65.

Der Königliche Commissar wird demgemäß:

a. von allen zur Unterstützung des Heeres oder einzelner Theile desselben sich bildenden Vereinen über ihre Absichten und ihre Statuten sich Kenntniß zu verschaffen;

b. die Wünsche Einzelner über ihre Thätigkeit entgegenzunehmen;

1. von allen zur Unterstützung der Armee oder einzelner Theile derselben sich bildenden Vereinen, von ihren Absichten und ihren Statuten sich Kenntniß verschaffen;

2. die Gaben und die Wünsche Einzelner über ihre Thätigkeit entgegennehmen;

c. die Thätigkeit der Vereine und einzelner Opferwilliger möglichst zu concentriren, und jeder dem Interesse der gemeinsamen Sache schädlichen Zersplitterung vorzubeugen;

§ 64, Absatz 2.

Seine Aufgabe ist es, die Thätigkeit der Vereine und einzelner Opferwilligen zu concentriren und jeder dem Interesse der gemeinsamen Sache schädlichen Zersplitterung vorzubeugen.

d. den Vereinen anzugeben, worauf sich ihre Thätigkeit besonders zu richten hat, und nach welchen Orten und an welche ihrer heimathlichen Depôts u. s. w. die für die Krankenpflege bestimmten Gaben zu senden sind, damit sie ihre Bestimmung erreichen.

§ 65 sub 3.

Den Vereinen angeben, worauf sich ihre Thätigkeit besonders zu richten hat, und nach welchen Orten und an welche Depôts, Personen u. s. w. die für die Armee oder die Lazarethe bestimmten Gaben zu senden sind, damit sie ihre Bestimmung erreichen.

3. Das Büreau des Kaiserlichen Commissars, welches in Berlin etablirt wird, bildet den Centralpunkt. Von hier aus wird die einheitliche Leitung der Vereine in den sämmtlichen deutschen Staaten beziehentlich in den Provinzen u. s. w. derselben gehandhabt.

4. Der jedesmalige Vorsitzende des Centralcomités der deutschen Vereine zur Pflege im Felde verwundeter und erkrankter Krieger gilt von selbst als Mitglied der Centralstelle des Kaiserlichen Commissars, und steht an dieser Stelle der Bearbeitung der bezüglichen Depôt- und Rechnungssachen vor.

§ 66, Absatz 1.

Das Büreau des Königlichen Commissars, welches in Berlin etablirt wird, bildet den Centralpunkt. Von hier aus wird die einheitliche Leitung der Vereine in den sämmtlichen Provinzen des Staates gehandhabt, und durch Provinzialdelegirte vermittelt.

Delegirte der freiwilligen Krankenpflege.

§ 208.

1. Zur Vermittelung und Leitung der Thätigkeit der freiwilligen Krankenpflege wird der Kaiserliche Commissar, welcher seinen Aufenthalt am geeignetsten im unmittelbaren Anschluß an den Generalinspecteur des Etappen- und Eisenbahnwesens beziehentlich an den Chef des Feldsanitätswesens nimmt, nach den Bestimmungen des ersteren den Etappeninspectionen Delegirte zusenden.

2. Diese Delegirten haben ihre Thätigkeit stets im unmittelbaren Anschlusse an die von den leitenden Aerzten getroffenen Anordnungen auszuführen, namentlich auch wegen Zutheilung eigener Delegirten an Feldsanitätsformationen das Erforderliche mit den leitenden Aerzten zu vereinbaren.

3. Ueber die Bedürfnißfrage in diesen, wie in allen sachlichen Beziehungen, entscheiden die für den Betrieb des Feldsanitätswesens eingesetzten, militärärztlichen Organe (§§ 7 und 206), erforderlichen Falls die betreffenden Commandobehörden.

§ 67.

Letzter Absatz.

Zur Vermittelung und Leitung der zu 1 bis 3 bezeichneten Thätigkeit wird der Königliche Commissar jeder Generaletappeninspection einen Delegirten zutheilen, welcher nach den Anleitungen der Inspection die näheren Directiven giebt. (Vergleiche unten § 65, 1—3).

4. Die Delegirten des Kaiserlichen Commissars werden von demselben vorzugsweise aus solchen Genossenschaften und Vereinen gewählt, die schon im Frieden den Zwecken der Krankenpflege sich gewidmet haben.

5. Diese Verbände sind berechtigt, dem Kaiserlichen Commissar Personen in Vorschlag zu bringen, welche sie für die Uebernahme der Functionen von Delegirten für geeignet halten.

§ 64, Absatz 3.

Die Delegirten des Königlichen Commissars werden von demselben vorzugsweise aus der Zahl der Johanniter- und Malteserritter bestellt.

6. Die Delegirten für die einzelnen Staaten oder Provinzen (§ 207, 3) haben ihren Sitz am geeignetsten an demjenigen Orte, welcher von dem stellvertretenden Generalcommando als Etappenanfangsort des betreffenden Armeecorps bezeichnet wird.

§ 66, Absatz 2.

Der Sitz des Provinzialdelegirten wird am geeignetsten derjenige Ort sein, wo die nach der operirenden Armee führende Etappenstraße ihren Anfang nimmt.

Thätigkeit der freiwilligen Krankenpflege zur Unterstützung des Krankendienstes.

§ 209.

1. Die freiwillige Krankenpflege wird im Rücken der Feldarmee, d. h. im Bereiche der Etappeninspection, sowie im Bereiche der heimathlichen, stellvertretenden Commandobehörden das geeignete Feld für ihre Thätigkeit finden, und zwar ausschließlich bei der eigentlichen Krankenpflege, d. h. bei den Lazarethen und bei den Krankentransportzügen.

Diese Thätigkeit besteht:

a. in der Gestellung des Pflegepersonales für die Transporte der Kranken und Verwundeten aus dem Bereiche der Etappeninspectionen nach den Reservelazarethen (§ 128, 6);

b. in der Bereitstellung von ausgebildeten Krankenpflegern und Krankenpflegerinnen für die Reservelazarethe, Etappen-, stehenden Kriegs- und Feldlazarethe; für letztere nur, wenn dieselben längere Zeit etablirt bleiben und die Heranziehung solcher Personen seitens der Commandobehörden erforderlich erachtet wird (siehe auch § 211);

c. in der Sammlung und Zuführung der freiwilligen Gaben für

§ 67.

Die freiwillige Krankenpflege wird vorzugsweise im Rücken der operirenden Armee das geeignetste Feld für ihre Thätigkeit finden und zwar:

1. in der Gestellung des Begleitungspersonals an Pflegern für die Transporte der Kranken und Verwundeten aus den Feldlazarethen und den stehenden Kriegslazarethen nach den rückliegenden Reservelazarethen (§ 69);

2. in der Bereitstellung von Reserven an vollständig ausgebildeten Krankenpflegern und Krankenpflegerinnen für die Feld- und stehenden Kriegslazarethe (§ 70);

3. in der Sammlung, Zuführung und Vertheilung der freiwilligen

die Krankenpflege; Etappeninstruction § 9, 3 und § 13, 3 und 5;

d. in der Unterstützung der Reservelazarethe, sei es durch die Uebernahme einzelner Zweige der Lazarethverwaltung (§ 214), oder durch Einrichtung besonderer (Vereins-) Lazarethe (§ 215), oder endlich durch die Aufnahme von Genesenden (§ 221);

e. in der Vermittelung von Nachrichten über die in den Lazarethen befindlichen Verwundeten oder Kranken an die Angehörigen derselben (§ 223).

2. Der freiwilligen Krankenpflege kann auch auf den Antrag des Kaiserlichen Commissars die Ausrüstung und Herstellung eines geschlossenen Lazarethzuges aus eigenen Mitteln und unter eigener Verwaltung und Leitung gestattet werden, jedoch nur dann, wenn seitens der zuständigen Behörden ein Bedürfniß hierzu anerkannt wird und den im § 160 gestellten Bedingungen entsprochen werden kann. Für diese Züge würden die dort gegebenen Vorschriften entsprechende Anwendung finden.

3. Ein geeignetes Feld ihrer Thätigkeit würde die freiwillige Krankenpflege auch in belagerten Festungen finden.

4. Den Armeeobercommandos steht das Recht zu, ausnahmsweise der freiwilligen Krankenpflege den Anschluß einer für die Verwundeten bestimmten Transportcolonne an die Armee im Bereich der fechtenden Truppen zu gestatten. Dieselbe wird in diesem Falle einem Sanitätsdetachement ange-

Gaben an die Feldlazarethe. Letzteres durch die bei den einzelnen Feldlazarethen hierzu bestellten Delegirten (§§ 71, 72);

4. in der Unterstützung der Reservelazarethe, sei es durch die Uebernahme einzelner Zweige der Lazarethverwaltung (§ 73) oder durch die Aufnahme von Reconvalescenten (§ 74), oder endlich durch Einrichtung besonderer (Vereins-) Lazarethe (§ 75).

5. in der Vermittelung von Nachrichten über den Verbleib verwundeter oder erkrankter Krieger an die Angehörigen derselben (§ 76).

§ 68, Absatz 3.

Gestattet das Armeeobercommando ausnahmsweise der freiwilligen Krankenpflege den Anschluß einer für die Verwundeten bestimmten Transportcolonne an die Armee, so wird diese Colonne entweder einem Stabe oder einem Sanitätsdetachement angeschlossen, und es muß alsdann

schlossen, und dem Commandeur desselben, auch auf Märschen, Cantonnements u. s. w. unterstellt. Sie darf sich von demselben nicht ohne vorgängige Genehmigung der betreffenden Commandobehörde trennen. Das Personal der Colonne ist vor seiner Entsendung damit bekannt zu machen, daß es bei Zuwiderhandlungen gegen die Befehle des Commandeurs und gegen die militärischen Bestimmungen überhaupt nach der Disciplinarstrafordnung für das Heer Strafe, beziehentlich seine unverzügliche Entfernung zu gewärtigen habe.

5. Einer besonderen Ermächtigung seitens des Generalinspecteurs des Etappen- und Eisenbahnwesens bedürfen für jeden einzelnen Fall auch die Krankenpflegevereine, welche die Einrichtung einzelner Lazarethe auf dem Kriegsschauplatze beabsichtigen, und wird solche Genehmigung zur Errichtung derartiger Lazarethe nur ausnahmsweise bei dringendem Bedürfnisse und mit Vorbehalt des Widerrufs ertheilt.

bei einem Gefechte den Anordnungen desjenigen Arztes unbedingte Folge geleistet werden, welcher auf dem zunächst gelegenen Verbandplatze die Disciplin hat.

§ 68, Absatz 1 und 2.

Im Bereich der fechtenden Truppen wird sich zur Thätigkeit der freiwilligen Krankenpflege nur ausnahmsweise geeignete Gelegenheit bieten. Wird indeß in besonderen Fällen von ihren guten Diensten Gebrauch gemacht, so ist der engste Anschluß an die betreffenden staatlichen Organe und die vollständige Unterordnung unter deren Anweisungen unerläßliche Bedingung.

Dasselbe gilt in den besonderen Fällen, wo seitens der Krankenpflegevereine auf dem Kriegsschauplatze eigene Lazarethe eingerichtet werden sollten.

Begleitpersonal für Krankentransporte, Erfrischungs- und Verbandstationen.

§ 210.

1. Das zur Unterstützung des staatlichen Personals für Krankentransportzwecke gestellte Personal, welches nur aus vollständig geeigneten Persönlichkeiten bestehen darf, wird im Einverständniß mit dem Chef des Feldsanitätswesens durch den Kaiserlichen Com-

§ 69, Absatz 1.

Das für die Krankentransporte erforderliche Begleitungspersonal (§§ 43, 67 ad 1), welches nur aus vollständig geeigneten Persönlichkeiten bestehen darf, wird der im Rücken der operirenden Armee stationirten Generaletappeninspection zur Verfügung gestellt, welche

missar der betreffenden Etappeninspection zur Verfügung gestellt, welche die weiteren Bestimmungen über dasselbe durch den Etappengeneralarzt treffen läßt. (Etappeninstruction § 30.)

2. Dieses Personal hat gleich dem staatlichen alle auf die Wartung und Pflege der Kranken und Verwundeten während des Transports bezüglichen Anordnungen des leitenden Arztes auszuführen.

3. Die Einrichtung von Verband- und Erfrischungsstationen auf den Bahnhöfen kann geeigneten Falls an Orten, wo sich nicht staatliche befinden, durch die freiwillige Krankenpflege unter Leitung der von dem Kaiserlichen Commissar dazu bestimmten Delegirten veranlaßt werden; doch ist hierzu im Bereiche der Krankentransportcommission die Einwilligung der letzteren im Einvernehmen mit dem Militär-Eisenbahndirector, im Bereiche der Liniencommandantur aber die Zustimmung dieser erforderlich.

dasselbe der Commandantur des Etappenhauptorts zur weiteren Verwendung zuweist.

Absatz 2.

Das Begleitungspersonal hat für die Wartung und Labung der Kranken und Verwundeten während des Transports nach den Reservelazarethen zu sorgen.

Absatz 3.

Die Einrichtung von Verband- und Erfrischungsstationen auf den Bahnhöfen wird durch Vermittelung von Delegirten des Königlichen Commissars bewerkstelligt.

Die Transportmittel und das militärische Begleitungspersonal, sowie der hierzu gehörige Arzt werden vom Staate gestellt. Delegirte des Königlichen Commissars führen die Aufsicht über das Begleitungspersonal (§ 43).

Das freiwillige Pflegepersonal. Gerichtsbarkeit.

§ 211.

1. Das freiwillige Pflegepersonal (§ 209) wird gleichfalls der Etappeninspection zur Verfügung gestellt, und von dieser nach Bedarf den Feld-, stehenden Kriegs- und Etappenlazarethen zugewiesen. (Etappeninstruction § 30.)

2. Nur ausgebildete, unbescholtene und zuverlässige, durch Bescheinigungen der Ortsbehörde und der Centralstelle

§ 70, Absatz 1.

Das Reservepflegepersonal (§ 67 ad 2) wird gleichfalls der Generaletappeninspection zur Disposition gestellt, und von dieser nach dem Bedarf den Feldlazarethen und den stehenden Kriegslazarethen zugewiesen.

Absatz 2.

Nur vollständig ausgebildete und durchaus unbescholtene und zuverlässige Krankenwärter und Krankenwärterinnen

der freiwilligen Krankenpflege sich ausweisende Krankenwärter und Krankenwärterinnen dürfen zugelassen werden. In der Ausübung ihrer Berufsthätigkeit, sowie in disciplinarischer Beziehung sind dieselben den Chefärzten unterstellt. (Discipl.-O. §§ 2, 3 und 38.)

3. Der Chefarzt weist jeder dieser Personen einen bestimmten Wirkungskreis zu. Er ist berechtigt, selbstständig die Entlassung derjenigen Pfleger und Pflegerinnen anzuordnen, welche nach seinem Urtheile zur Verwendung in ihrem Berufe nicht mehr geeignet erscheinen.

Die freiwillige Krankenpflege verpflichtet sich, das einmal überwiesene freiwillige Pflegepersonal nur dann plötzlich zurückzuziehen, wenn seitens der betreffenden Etappeninspection, bei welcher sich Delegirte befinden, Bedenken hiergegen wegen der Möglichkeit sofortigen Ersatzes nicht geltend gemacht werden.

4. Die Chefärzte der Lazarethe haben den Pflegern und Pflegerinnen bei ihrer Entlassung auf Verlangen eine Bescheinigung über ihre Führung, die Art ihrer Verwendung und die Dauer ihrer Dienstleistung auszustellen. Dieselben haben sich über dieses Personal die erforderlichen Notizen zu machen.

5. Das freiwillige Begleit- und Pflegepersonal ist bei der Annahme ausdrücklich damit bekannt zu machen, daß es beim Beginn seiner Thätigkeit auf dem Kriegsschauplatze unter die Militärgerichtsbarkeit, Kriegsgesetze und die Disziplinarverordnung tritt.

Militär-Strafgesetzbuch für das Deutsche Reich § 155, und Discipl.-O. §§ 2, 3 und 38.

dürfen zugelassen werden. In der Ausübung ihrer Berufsthätigkeit sind dieselben den Chefärzten unterstellt, in d i s c i p l i n a r i s c h e r B e z i e h u n g d e m b e t r e f f e n d e n V e r e i n e resp. d e m D e l e g i r t e n d e s s e l b e n.

Absatz 3.

Doch ist der Chefarzt berechtigt, selbstständig die Entlassung derjenigen Pfleger und Pflegerinnen anzuordnen, welche nach seinem Urtheile zur Verwendung in ihrem Berufe nicht mehr geeignet erscheinen. Ein freiwilliger Austritt darf nur dann gestattet werden, wenn daraus Nachtheile für den geordneten Krankenpflegebetrieb nicht zu besorgen sind, namentlich aber die Möglichkeit des etwa nöthigen Ersatzes vorhanden ist.

§ 70, Absatz 4.

Die Chefärzte der Lazarethe haben den Pflegern und Pflegerinnen bei ihrer Entlassung ein Attest über ihre Führung und die Dauer ihrer Dienstleistung auszustellen.

Sammlung und Weiterführung der Lieferungen der freiwilligen Krankenpflege und sonstiger freiwilliger Gaben nach dem Kriegsschauplatze.

§ 212.

1. Es ist wünschenswerth, daß alle freiwilligen Gaben für die Krankenpflege, wie für das Heer überhaupt, zunächst bezirk- oder provinzweise gesammelt werden, am zweckmäßigsten wohl durch Vereine, deren Sendungen sich die einzelnen Personen anzuschließen hätten.

2. Für jede Provinz bez. jeden größeren Bezirk bezeichnet der Kaiserliche Commissar oder der Provinzialdelegirte im Einvernehmen mit dem stellvertretenden Generalcommando einen Ort und eine Abnahmestelle an demselben, wohin die Sachen zu schicken sind. Es ist dazu in der Regel der Etappenanfangsort oder ein demselben nahe gelegener Ort zu wählen, und als Abnahmestelle an demselben ein Lazareth der Militärverwaltung. (Etappeninstruction § 13, 4.)

Der gleichzeitig zu überweisende Frachtbrief muß den Inhalt der Sendungen, den Bestimmungsort und die empfangende Stelle genau angeben; ferner muß jedes Gepäckstück mit derselben Aufschrift wie der Frachtbrief versehen sein und zwar mindestens auf zwei Seiten.

3. Von den Abnahmestellen werden die freiwilligen Gaben an diejenige Sammelstation geschickt, welche dem Corpsbezirke angewiesen oder für gewisse Gegenstände besonders bezeichnet ist. (Etappeninstruction § 9.)

§ 71.

Die freiwilligen Gaben (§ 67 ad 3) sind in Depôts zu sammeln, welche an geeigneten Orten, insbesondere an den zur Armee führenden Eisenbahnlinien von der freiwilligen Krankenpflege anzulegen und von deren Delegirten zu verwalten sind.

An den Stationsorten der staatlichen Lazarethreservedepôts sind gleichfalls Vereinsdepôts zu etabliren, welche zunächst bestimmt sind, die von den Delegirten bei den Feldlazarethen nach vorheriger Kommunikation mit den Chefärzten requirirten Gegenstände diesen Delegirten zu überweisen.

Die Versendung der Gaben aus diesen Vereinsdepôts geschieht im Anschluß an die von den Lazarethreservedepôts zu den Feldlazarethen abgehenden Transporte unter Begleitung von Vereinsmitgliedern, welche die Uebergabe an die Delegirten bei den Feldlazarethen zu bewirken haben.

Die selbstständige Führung von Transporten mit Erfrischungsgegenständen seitens der freiwilligen Krankenpflege unmittelbar zu den Truppen darf nur ausnahmsweise mit Erlaubniß des General-Etappeninspecteurs und nur genau nach dessen Befehlen stattfinden.

4. Den zur Unterbringung aller für die staatliche und freiwillige Krankenpflege bestimmten Gegenstände an den Sammelstationen errichteten Güterdepôts kann auf Antrag des Kaiserlichen Commissars bei dem Chef des Feldsanitätswesens ein Delegirter der freiwilligen Krankenpflege zugetheilt werden, welchem von dem Vorstande des Güterdepôts die Verwaltung und die von den staatlichen Organen unabhängige Rechnungslegung über die freiwilligen Gaben bei der Centralstelle der freiwilligen Krankenpflege übertragen werden kann.

5. Sache des betreffenden Delegirten wird es jedenfalls sein, die Centralstelle betreffs des stattfindenden Abgangs aus jenen Beständen auf dem Laufenden zu erhalten.

6. Die von den Sammelstationen mit Lieferungen der freiwilligen Krankenpflege vorzuführenden Züge werden nach Anordnung des Chefs des Feldsanitätswesens beladen und dahin geschafft, wo der Bedarf sich geltend macht. Solche Züge können durch geeignete Mitglieder der freiwilligen Krankenpflege begleitet werden. (Etappeninstruction § 13, 3.)

7. Die von den einzelnen Personen oder Vereinen der freiwilligen Krankenpflege etwa für das Dienstpersonal der Sanitätsformationen bestimmten freiwilligen Gaben werden nach den im § 13, 5 der Etappeninstruction im Allgemeinen für die Truppen getroffenen Bestimmungen behandelt und zunächst nach der Sammelstation befördert.

Art der zu liefernden Gegenstände.

§ 213.

1. Der Kaiserliche Commissar wird von Zeit zu Zeit ein Verzeichniß der-

§ 72.

Der Königliche Commissar wird von Zeit zu Zeit ein Verzeichniß derjenigen

jenigen Lazarethbedürfnisse und Erquickungsgegenstände veröffentlichen lassen, deren Beschaffung durch die freiwillige Krankenpflege und die Privatwohlthätigkeit besonders erwünscht ist.	Lazarethbedürfnisse und Erquickungsgegenstände veröffentlichen lassen, auf welche die freiwillige Krankenpflege resp. die Privatwohlthätigkeit ihr Augenmerk vornehmlich zu richten hat.
2. Dies sind im Allgemeinen Gegenstände, welche die Militärverwaltung in der Regel nicht selbst liefert. (Etappeninstruction § 30.)	
3. Alles, was die Privatwohlthätigkeit an Labe- und Lebensmitteln, an Verbandmitteln, Apparaten und Instrumenten (die drei letzteren möglichst nur nach den zu veröffentlichenden Beschreibungen und Bezeichnungen), und an Wäsche u. s. w. liefert, *kann*, wo es erforderlich erscheint, zur Vermeidung unnützen Transports seitens der Militärbehörden einer Prüfung unterzogen werden.	Alles, was die Privatwohlthätigkeit an Labe- und Lebensmitteln, an Verbandmitteln, Apparaten und Instrumenten (letztere drei Gegenstände möglichst nur nach den zu veröffentlichenden Beschreibungen und Bezeichnungen) und an Wäsche u. s. w. liefert, *muß* einer genauen Prüfung unterzogen werden.
Eine gleiche Berechtigung haben die Chefärzte bezüglich der für die Feldlazarethe bestimmten Gegenstände, wobei jedoch die Prüfung nicht auf kleinliche Beurtheilungen auszudehnen ist.	Die Chefärzte der Feldlazarethe können nicht nur diese übrigens nicht auf kleinliche Beurtheilungen auszudehnende Prüfung der Gegenstände vor deren Ueberweisung an die Feldlazarethe anstellen, *sondern werden auch bestimmen, ob, resp. welcher Gebrauch von den freiwilligen Gaben zu machen ist.*
4. Ueber die empfangenen Gaben hat der Chefarzt auf Verlangen Empfangsbescheinigung zu geben.	
5. Den, den Güterdepôts, Lazareth-Reservedepôts, Feldlazarethen u. s. w. zugetheilten Delegirten wird die Gelegenheit gegeben werden, von der Verwendung der Gaben Kenntniß zu nehmen.	Die Delegirten bei den Feldlazarethen werden sich deshalb bezüglich der Verwendung der freiwilligen Gaben des Einverständnisses der Chefärzte versichern, andererseits werden die Chefärzte den Delegirten bereitwilligst die Gelegenheit geben, von der richtigen Verwendung der Gaben Ueberzeugung zu nehmen.

Uebernahme von Verwaltungszweigen in den Reservelazarethen.

§ 214.

1. Die Thätigkeit der Vereine in den Reservelazarethen (§. 209) ist in ihrem ganzen Umfange dem Lazarethvorstande unterstellt, dessen Anordnungen maßgebend sind.

2. Auch für die Reservelazarethe sind nur vollständig ausgebildete und zuverlässige Krankenpfleger und Krankenpflegerinnen (§ 211) zuzulassen.

3. Wird etwa seitens des Vereins für diese Thätigkeit in dem Reservelazarethe eine Geldentschädigung beansprucht, so ist selbige vorher durch ein Abkommen mit der betreffenden, stellvertretenden Intendantur im Einvernehmen mit dem stellvertretenden Generalarzt festzustellen.

4. Bei Feststellung dieser Geldentschädigung sind sämmtliche Leistungen, für welche die Entschädigung beansprucht und gewährt wird, in jedem Falle ersichtlich zu machen.

§ 73.

Die Thätigkeit der Privatvereine in den staatlichen Reservelazarethen (§ 67 ad 4) ist in ihrem ganzen Umfange dem Lazarethvorstande unterstellt, und es muß den Anordnungen desselben unbedingte Folge gegeben werden.

Auch für die Reservelazarethe sind nur vollständig ausgebildete und zuverlässige Krankenpfleger und Krankenpflegerinnen (§ 70 am Schluß) zuzulassen.

Wird etwa seitens des Vereins für diese Thätigkeit in dem Reservelazarethe eine Geldentschädigung beansprucht, so wird selbige durch ein Abkommen mit der betreffenden Provinzialintendantur festgestellt.

Vereinslazarethe und deren Einrichtung.

§ 215.

1. Die im Inlande von Genossenschaften, Vereinen oder einzelnen Personen aus Privatmitteln zu errichtenden Krankenheilanstalten (Vereinslazarethe § 209), welchen in Gemäßheit des § 193 Kranke aus den Reservelazarethen überwiesen werden können, werden in der Regel auf mindestens 20 Betten einzurichten sein.

Die Aufnahme solcher kranken Mannschaften, welche den Vereinslazarethen

§ 75.

Die etwa im Rücken der operirenden Armee von Genossenschaften oder einzelnen Personen aus Privatmitteln zu errichtenden Hospitäler (Vereinslazarethe § 67 ad 4) werden in der Regel auf mindestens 20 Betten einzurichten sein.

nicht aus Reservelazarethen überwiesen werden, ist der militärischen Controle halber nicht statthaft.

2. Ueber diese Lazarethe, welche der Mitaufsicht des Kaiserlichen Commissars unterstehen, wird die ärztliche und medicinalpolizeiliche Aufsicht durch den Chefarzt bez. dirigirenden Arzt des am Ort vorhandenen, oder des nächst belegenen, staatlichen Reservelazareths, oder in größeren Garnisonen durch die besonders ernannten Reservelazarethdirectoren, weiter aber durch den stellvertretenden Generalarzt ausgeübt.

Diese Lazarethe stehen unter der speciellen militärischen Oberaufsicht des Königlichen Commissars, in ärztlich-technischer und medicinal-polizeilicher Beziehung aber unter der Controle des Staats, welche entweder durch den vorstehenden Arzt des am Ort vorhandenen staatlichen Reservelazareths, oder in größeren Garnisonen durch besonders zu ernennende Lazarethdirectoren, sonst aber durch den Corpsgeneralarzt oder dessen Commissarien ausgeübt wird.

3. Für die Handhabung der Disciplin unter den Kranken in den Vereinslazarethen, sowie für die Vertretung der übrigen staatlichen Interessen sorgt entweder der Chefarzt bez. die Commission des am Orte schon bestehenden oder des zunächst gelegenen Reservelazareths, oder eine besonders einzusetzende, aus einem Offizier und dem dirigirenden Arzte des Vereinslazareths bestehende Commission.

Für die Handhabung der Disciplin unter den Kranken in den Vereinslazarethen, sowie für die Vertretung der übrigen staatlichen Interessen sorgt entweder die Commission des am Orte schon bestehenden, resp. des zunächst gelegenen Reservelazareths oder eine besonders einzusetzende, aus einem Offizier und dem dirigirenden Arzte des Vereinslazareths bestehende Commission.

4. Die etwa von einem Verein für die Einrichtung und Unterhaltung solcher Lazarethe einschließlich der Krankenbehandlung beanspruchte Vergütung muß vorher durch einen zwischen der stellvertretenden Intendantur im Einvernehmen mit dem stellvertretenden Generalarzt und dem Verein abzuschließenden Vertrag festgestellt werden.

Die etwa von einem Vereine beanspruchte Geldentschädigung wird durch einen zwischen der betreffenden Provinzialintendantur und dem Vereine abzuschließenden Contract festgestellt.

§ 95.

5. Die Ausstattung der Vereinslazarethe erfolgt durch den Verein, oder die betreffenden einzelnen Personen. Es können hierzu auch Geräthe von der Militärverwaltung mit Zustimmung der betreffenden, stellvertretenden In-

Die Ausstattung der Vereinslazarethe erfolgt durch den Verein. Es können dem Verein hierzu auch Utensilien von der Militärverwaltung mit Zustimmung der betreffenden Provinzialintendantur überwiesen werden,

tendantur überwiesen werden, die bei der Auflösung des Lazareths nach Abzug des erweislich unbrauchbar Gewordenen zurückzugeben sind.

6. Ob überdies die Ueberweisung von militärischen Gebäuden angängig ist, daüber hat die stellvertretende Intendantur, bez. nach Anhörung des Garnisoncommandos, die Entscheidung des stellvertretenden Generalcommandos einzuholen.

die derselbe bei der Auflösung des Lazareths nach Abzug der erweislich unbrauchbar gewordenen, zurückgegeben hat.

Lazarethverwaltung der Vereine.

§ 216.

1. Die Verwaltung des Haushaltes in den Vereinslazarethen wird durch die von dem Vereine bestellten Personen allein und selbstständig geführt.

2. Eine Einwirkung der' staatlichen Organe auf die ökonomischen Angelegenheiten der Vereinslazarethe tritt daher nur insofern ein, als dabei sanitätliche Rücksichten in Betracht kommen.

3. Uebernehmen Vereine in Reservelazarethen einzelne Zweige der Wirthschaft (§ 214) — z. B. die Beköstigung, Wäschereinigung u. s. w. —, so wird in der nach den Normen des Friedens-Lazarethreglements zu führenden Verwaltung dieser Lazarethe Nichts geändert, es fallen alsdann nur die für die betreffenden Geschäftszweige vorgeschriebenen Nachweisungen u. s. w. fort und es sind nur die dem Vereine etwa zu zahlenden Entschädigungsbeträge rechnungsmäßig nachzuweisen.

§ 166, Absatz 2.

Die Verwaltung des Haushaltes in den Vereinslazarethen wird durch die von dem Vereine bestellte Commission durchaus selbstständig geführt.

Absatz 3.

Eine Einwirkung der staatlichen Organe auf die ökonomischen Angelegenheiten der Vereinslazarethe tritt daher nur insofern ein, als dabei sanitätliche Rücksichten in Betracht kommen.

Absatz 1.

Uebernehmen Vereine in Reservelazarethen einzelne Zweige der Wirthschaft (§ 73) z. B. die Beköstigung, Wäschereinigung u. s. w., so wird in der nach den Normen des qu. Reglements zu führenden Verwaltung dieser Lazarethe Nichts geändert, es fallen alsdann nur die für die betreffenden Geschäftszweige vorgeschriebenen Nachweisungen u. s. w. fort, und es sind eventuell nur die dem Vereine zu zahlenden Entschädigungsbeträge rechnungsmäßig nachzuweisen.

Beorderung des militärischen Commissionsmitgliedes der Vereinslazarethe. Gebührnisse desselben.

§ 217.

1. Wegen Beorderung des militärischen Mitgliedes der Commission für die Vereinslazarethe finden die Bestimmungen des § 196, 1 und 2 Anwendung.

2. Hinsichtlich der Gebührnisse der betreffenden Offiziere gilt das in Beilage 47b I. Gesagte.

Verwaltungsform.

§ 218.

1. Die bei einem Vereinslazarethe eingesetzte Commission vollzieht ihre mit den Unterschriften beider Mitglieder versehenen Verhandlungen unter der Bezeichnung:

„Königliche Lazarethcommission des Vereinslazareths zu N. N.“

und führt ein entsprechendes Dienstsiegel.

2. Das Correspondenzjournal wird unter Aufsicht des militärischen Mitgliedes von dem commandirten Unteroffizier (§ 219, 3) geführt.

§ 169.

Die bei einem Vereinslazarethe eingesetzte Commission vollzieht ihre mit den Unterschriften beider Mitglieder versehenen Verhandlungen unter der Firma:

„Königliche Lazarethcommission des Vereinslazareths zu N. N.“

und führt ein entsprechendes Dienstsiegel.

Das Correspondenzjournal wird unter der Controle des militärischen Mitgliedes von dem als Schreiber commandirten Unteroffizier geführt.

Dienstbetrieb. Commandirung von Unteroffizieren. Rapporte.

§ 219.

1. Die Vereinslazarethe sind unter den im § 215 bezeichneten Bedingungen in Bezug auf die ärztliche Behandlung, Beköstigung und Arzneiverpflegung lediglich der Verwaltung unterstellt, welche der Verein dazu bestimmt.

Derselben werden dabei die Bestimmungen des Friedens-Lazareth-

§ 139.

Die Vereinslazarethe sind unter den in § 75 bezeichneten Modalitäten in Bezug auf die ärztliche Behandlung, Beköstigung und Arzneiverpflegung lediglich der Verwaltung unterstellt, welche der Verein dazu bestimmt.

Derselben werden dabei die Bestimmungen des Friedens-Lazarethreglements sowie der Arzneiinstruction einen erwünschten Anhalt bieten.

2. Im Uebrigen gelten auch für diese Vereinslazarethe die in den §§ 189, 190, 191 und 194 gegebenen Bestimmungen, jedoch mit folgenden Abänderungen:

a. Die Aufnahme der Kranken erfolgt auf Grund eines von dem Reservelazareth anzufertigenden Lazarethscheins nach Art des für die Friedenslazarethe vorgeschriebenen.

Der aufzunehmende Kranke bringt außer einem vollständigen Anzug, wozu auch zwei Hemden und bez. eine Unterjacke gehören, keine sonstigen Kleidungsstücke mit.

Hat er zum Reservelazareth mehr dergleichen mitgebracht, so werden dieselben ebenso wie die Depositen des Kranken dort aufbewahrt.

b. Zu entlassende Kranke werden demjenigen Reservelazareth zurück überwiesen, von welchem sie an das Vereinslazareth abgegeben waren.

c. In Sterbefällen wird der unter a. erwähnte Lazarethschein — durch Angabe des Orts, des Tages und der Stunde des erfolgten Todes vervollständigt — unter Mittheilung des Zeitpunktes der Beerdigung dem betreffenden Reservelazarethe zur weiteren Veranlassung (§ 189, 1) übersandt.

Befindet sich das Vereinslazareth an demselben Orte, so hat ersteres die erforderliche Anzeige beim Standesbeamten direct zu veranlassen, und dem Reserve-

reglements einen erwünschten Anhalt bieten.

Im Uebrigen gelten auch für diese Vereinslazarethe die in den vorstehenden §§ 135—138 gegebenen Bestimmungen, jedoch mit folgenden Modificationen:

1) Die Aufnahme der Kranken erfolgt auf Grund eines nach Beilage J. des Friedens-Lazarethreglements von der Commission des Militärreservelazareths auszufertigenden Lazarethscheins.

Der aufzunehmende Kranke bringt außer einem vollständigen Anzug, wozu auch zwei Hemden gehören, keine sonstigen Bekleidungsstücke mit. Letztere sind ebenso wie die Depositen des Kranken bei der Commission des Militär-Reservelazareths aufzubewahren.

2) Zu entlassende Kranke werden demjenigen Militär-Reservelazareth überwiesen, von welchem sie zu den Vereinslazarethen abgegeben sind.

3) Der auszustellende Todtenschein ist an die Commission des Militär-Reservelazareths zu übersenden.

lazareth gleichzeitig entsprechende Mittheilung zu machen, ebenfalls unter Angabe des Zeitpunktes der Beerdigung.

3. Zur polizeilichen Aufsicht, sowie zur Führung des Hauptkrankenbuches und des Todtenregisters, welche bei der Auflösung des Lazareths zur Weiterbeförderung dem Reservelazareth einzusenden sind, werden Unteroffiziere und zwar vorzugsweise solche, welche nicht felddienstfähig sind, in die Vereinslazarethe abcommandirt, die unter der Aufsicht des Reservelazareths bez. der Commission stehen (§ 215). Die Commandirung dieser Unteroffiziere, welche auch die einschlägigen schriftlichen Arbeiten ausführen, veranlaßt die stellvertretende Intendantur bei dem stellvertretenden Generalcommando. (Siehe auch Beilage 47b VI. 7, Anmerkung.)

4) Die Vereinslazarethe haben die im § 195 bezeichneten Rapporte u. s. w., auch die Krankenblätter (Beil. 7), an diejenigen Reservelazarehe einzureichen, an welche sie vom stellvertretenden Generalarzt gewiesen sind.

§ 195 lautet:

1. Am Schlusse eines jeden Monats haben die Reservelazarethe dem stellvertretenden Generalarzte den für die Feldlazarethe vorgeschriebenen Rapport nebst Medicinalbericht (§ 95, 1 und 2) einzureichen. Wegen der beizufügenden Zählkarten u. s. w. vergl. § 182, 2.

2. Außer diesen Rapporten sind an den stellvertretenden Generalarzt die in § 93 näher angegebenen fünftägigen Zugangs- und Abgangsmeldungen (Beil. 22 und 23) einzusenden. Wegen des Verbleibes der Krankenblätter siehe Beilage 7.

(Zu 3.) Zur Führung des Hauptkrankenbuchs und des Todtenregisters, welche bei der Auflösung des Lazareths ebenfalls an das Kriegsministerium, Militär-Medicinalabtheilung, einzusenden sind, werden Unteroffiziere in die Vereinslazarethe abcommandirt, die unter der Aufsicht des Reservelazareths event. der Commission des Vereinslazareths stehen (§ 75). Die Commandirung dieser Unteroffiziere, welche auch die übrigen schriftlichen Arbeiten ausführen, veranlaßt die Provinzialintendantur bei dem stellvertretenden Generalcommando.

§ 140.

Am 1., 11. und 21. eines jeden Monats haben die Reservelazarethe:

a. Dem stellvertretenden Generalarzt die für die Feldlazarethe in § 132 vorgeschriebenen zehntägigen Rapporte resp. den Medicinalbericht einzureichen, in welchem sub rubr. „Bemerkungen" noch aufzunehmen ist, wie viele Lagerstellen noch disponibel sind und ob, resp. welche Maßregeln für weitere Lazaretheinrichtungen nöthig erscheinen.

3. Die Rapporte sind mit den etwaigen Bemerkungen des stellvertretenden Generalarztes versehen und gesammelt zugleich mit den gedachten Meldungen an das preußische Kriegsministerium zu befördern.

4. Ergiebt sich aus der Einsicht der Rapporte die Nothwendigkeit weiterer Maßnahmen, so hat der stellvertretende Generalarzt, bez. die stellvertretende Intendantur, welcher er die ihr Ressort berührenden Rapportbemerkungen im Auszuge mittheilt, die Ausführung derselben sofort anzuordnen.

Diese Rapporte sind mit den Bemerkungen des stellvertretenden Generalarztes versehen, aufs Schleunigste an das Kriegsministerium, Militär-Medicinalabtheilung, zu befördern, von dem stellvertretenden Generalarzt aber — event. von der Provinzialintendantur, welcher der Generalarzt ohne Verzug die ihr Ressort berührenden Rapportbemerkungen im Auszuge mitzutheilen hat, — sogleich die nach Einsicht der Rapporte erforderlich erscheinenden Maßnahmen anzuordnen;

b. dem Central-Nachweisebüreau (§ 76) Ab- und Zugangsnachweisungen einzusenden, welche die Kranken namentlich und nach Truppentheilen aufführen.

5. Die Reservelazarethe haben ferner den Liniencommandanturen, welchen sie überwiesen sind, am 1., 6., 11., 16., 21. und 26. jeden Monats Meldungen über die belegten und noch verfügbaren Lagerstellen nach Beilage 48 einzureichen (§ 137, 4).

6. Gleiche Meldungen haben sie in den angegebenen Fristen dem stellvertretenden Generalcommando zu machen, welches dieselben nach Mittheilung an den stellvertretenden Generalarzt und an die stellvertretende Intendantur dem Königlich preußischen Kriegsministerium wegen der Bereitstellung von Lagerstätten vorlegt.

7. Welche Reservelazarethe die gleichen Eingaben von Vereinslazarethen einzuliefern haben, bestimmt der stellvertretende Generalarzt (§ 219).

§ 140 (Alin. 2).

Die gleichen Eingaben für die Vereinslazarethe werden von den Reservelazarethen, denen selbige beigegeben sind, resp. von den besonderen Commissionen der Vereinslazarethe (§ 75) gemacht.

Kassen-, Oekonomie-, Buch- und Rechnungswesen.

§ 220.

1. Zur Bestreitung der persönlichen und sachlichen Ausgaben, soweit solche die Staatskasse übernimmt, werden den Vereinslazarethen, bei welchen eine besondere Commission eingesetzt ist, von der stellvertretenden Intendantur angemessene Vorschüsse gewährt.

Die Verwaltung der Kasse erfolgt nach den Bestimmungen der §§ 409 und ff. des Friedens-Lazarethreglements.

2. Die persönlichen und sachlichen Ausgaben bei den übrigen Vereinslazarethen leisten die bezüglichen Reservelazarethe.

3. Von der Commission der Vereinslazarethe werden alle Einnahmen und Ausgaben durch ein nach Beilage AA. des Friedens-Lazarethreglements zu führendes Geldjournal nachgewiesen, welches unter Aufsicht des militärischen Mitgliedes der Lazarethcommission durch den commandirten Unteroffizier (§ 219, 3) geführt wird. Kassenabschluß siehe § 498 des Friedens-Lazarethreglements.

Für den Nachweis der Einnahme und Ausgabe an Büreaugeräthen wird ein einfaches Inventar geführt.

Ueber andere Geräthe, ferner über Materialien, Lebensmittel, Arznei- und

§ 153.

1. Zur Bestreitung der persönlichen und sachlichen Ausgaben bei den Vereinslazarethen, soweit selbige die Staatskasse zu übernehmen hat (§ 75), werden den Vereinslazarethen, bei welchen eine besondere Commission eingesetzt ist, von der Provinzialintendantur angemessene eiserne Verpflegungsvorschüsse gewährt. Die Verwaltung dieser Kassen erfolgt nach den Bestimmungen der §§ 409—418 des Friedens-Lazarethreglements.

2. Diese Ausgaben bei den übrigen Vereinslazarethen leisten die Militär-Reservelazarethe.

§ 173.

3. Bei den Reservelazarethen kommen die Vorschriften des Friedens-Lazarethreglements in Anwendung. Von der Commission der Vereinslazarethe werden alle Einnahmen und Ausgaben durch ein nach Beilage AA. des Friedens-Lazarethreglements zu führendes Geldjournal nachgewiesen. Dieses Journal wird unter specieller Aufsicht des militärischen Mitgliedes der Lazarethcommission durch den als Schreiber commandirten Unteroffizier geführt.

§ 175. Absatz 2.

Die Bestimmung sub Nr. 4 des § 174 gilt auch hier. Von den Commissionen der Vereinslazarethe wird für den Nachweis der Einnahme und Ausgabe an Büreauutensilien ein einfaches Inventar geführt.

§ 174. Absatz 4.

Bei den Vereinslazarethen werden, da die Verwaltung Sache des Vereins

Verbandmittel werden, da die Verwaltung Sache des Vereins ist, seitens der Militärverwaltung keine besonderen Nachweisungen geführt.

ist, seitens der Militärverwaltung keine besonderen Nachweisungen geführt.

§ 176. Absatz 2.

Ueber den Verkehr mit Medikamenten nnd Verbandmitteln gilt hinsichtlich der Vereinslazarethe die Bestimmung sub Nr. 4 des § 174.

In Betreff des Registraturwesens sind für die Vereinslazarethe die einschlägigen Bestimmungen des Friedens-Lazarethreglements maßgebend.

4. Ueber sämmtliche Ausgaben eines Vereinslazareths, bei welchem eine besondere Commission eingesetzt ist, wird allmonatlich eine Rechnung von dieser Commission aufgestellt, welche umfaßt:

a. Gehalt und sonstige Gebührnisse des militärischen Kommissionsmitgliedes (§ 217, 2).

b. Die Zulage von 9 M. monatlich für den zu dem Lazarethe commandirten Unteroffizier.

c. Die nach §§ 78, 1 u. 190 und Beilage 15 zu zahlende Krankenlöhnung, welche durch eine Nachweisung, wie solche für die Reservelazarethe in Aussicht genommen (§ 198, 3) zu belegen ist.

d. Die an Offiziere und Beamte auf Grund ihrer Soldbücher gezahlten Geldgebührnisse (§ 78, 1 und 190).

e. Büreaukosten.

§ 181.

Ueber sämmtliche Ausgaben eines Vereinslazareths, bei welchem eine besondere Commission eingesetzt ist, wird allmonatlich eine Rechnung von dieser Commission aufgestellt, welche umfaßt:

1. Gehalt und sonstige Kompetenzen des militärischen Commissionsmitgliedes, welche nach den Bestimmungen der Beilage Nr. 42 geregelt werden;
2. die Zulage von 3 Thlr. monatlich für den zu dem Lazarethe zur Besorgung der schriftlichen Arbeiten commandirten Unteroffizier;
3. die nach § 348—351 des Friedens-Lazarethreglements und Beilage X. ibid. zu zahlende Krankenlöhnung, welche durch eine nach Schema Z. ibid. aufzustellende Liste zu belegen ist;
4. die nach dem Reglement über die Geldverpflegung der Armee im Kriege auf Grund des Soldbuchs an Offiziere, Beamte und Unterbeamte gezahlten Gehälter und Chargenfeldzulagen;
5. Büreaukosten;

f. Beerdigungskosten.

g. Die dem Verein etwa zu zahlende Geldentschädigung, welche mit der Quittung des Vereins und dem Krankenrapport zu belegen ist.

Die fragliche Rechnung ist der stellvertretenden Intendantur einzureichen.

6. Beerdigungskosten;

7. die dem Vereine zu zahlende Geldentschädigung, welche mit der Quittung des Vereins und dem Krankenrapport zu belegen.

§ 182.

Die im § 181 gedachte Liquidation der Vereinslazarethe ist der Provinzialintendantur zur Abnahme einzureichen.

Privatpflegestätten.

§ 221.

1. Anerbietungen zur Aufnahme von Reconvalescenten (§§ 193 u. 209) in Privatpflege sind durch Vermittelung der Ortsbehörden oder Bezirkscommandos an das stellvertretende Generalcommando zu richten.

2. Den Anerbietungen ist eine Bescheinigung der Ortsbehörde und bez. des Vorstandes eines vom Staate anerkannten Pflegevereins darüber beizufügen, daß die betreffende Persönlichkeit vollständige Gewähr für die ordnungsmäßige Pflege des oder der Aufzunehmenden bietet.

§ 74.

Anerbietungen zur Aufnahme von Reconvalescenten (§ 61) sind durch Vermittelung der Ortsbehörden resp. Vereine und Bezirkscommandos an das stellvertretende Generalcommando zu richten.

Den Offerten ist eine Bescheinigung des Vorstandes eines vom Staate anerkannten Pflegevereins (Centralverein in Berlin, Provinzialverein; deren Delegirte) oder der Ortsbehörde beizufügen, daß die betreffende Persönlichkeit vollständige Garantie für die ordnungsmäßige Pflege des oder der Aufzunehmenden gewährt.

Die Reservelazarethe senden solche Reconvalescenten ihrem betreffenden Ersatztruppentheile durch die nächste Etappencommandantur entweder mit Anschluß an Transporte oder mittelst Marschroute zu. Von dem Tage des Eintreffens ab werden diese Leute dem Ersatztruppentheile attachirt. Der Ersatztruppentheil beantragt, nachdem durch nochmalige ärztliche Untersuchung die Abgabe der Leute in Privatpflege für zulässig und nothwendig befunden worden, direct bei dem stellvertretenden Generalcommando die Zutheilung der

3. Diejenigen, welche Pflegestätten gewähren, sind verpflichtet, von Zeit zu Zeit, namentlich bei voller Wiederherstellung der Reconvalescenten, Mittheilungen an die controlirende Commandobehörde zu machen, sowie auf Erfordern derselben Auskunft zu geben und im Bedarfsfalle ärztliche Bescheinigungen auf eigene Rechnung einzusenden.

Auch sind die Civilverwaltungsbehörden befugt, auf Erfordern der Militärbehörden bei der Controle der in Privatpflegestätten befindlichen Mannschaften mitzuwirken.

4. Erweist sich für den Reconvalescenten eine längere als die bestimmte Pflegedauer erforderlich und ist die Privatpflegestätte bereit, denselben zu behalten, so bleibt es ihr überlassen, einen entsprechenden Antrag bez. unter Beifügung eines ärztlichen Attestes rechtzeitig an die controlirende Commandobehörde einzusenden (§ 193, 2).

Rapport über die in Privatpflege befindlichen Kranken.

§ 222.

Die stellvertretenden Generalcommandos erhalten allmonatlich einen Rapport über die Zahl der in Privatpflege befindlichen Kranken durch die mit der Controle der Leute beauftragten Commandobehörden.

erforderlichen Anzahl Pflegestätten und dirigirt die Reconvalescenten demnächst dorthin.

Während ihres Aufenthaltes in Privatpflegestätten verbleiben die Reconvalescenten unter der Controle resp. unter dem Befehle ihres Ersatztruppentheils, welcher auch nach Anhörung des Arztes in jedem einzelnen Falle bestimmt, wenn der Reconvalescent zurückzukehren hat.

Ist aber die Pflegestätte in einem dem Stationsorte des Ersatztruppentheils entfernten Bezirke gelegen, so requirirt der letztere die nächst befindliche Etappenbehörde wegen Uebernahme der Controle u. s. w. über die dort untergebrachten Reconvalescenten.

§ 141.

Die stellvertretenden Generalcommandos reichen allmonatlich dem Kriegsministerium, Militär-Medicinalabtheilung, einen Rapport über die Zahl der in Privatpflege befindlichen Kranken ein (§ 74).

Vermittelung von Nachrichten über die Kranken. Centralnachweisebüreau.

§ 223.

1. Die freiwillige Krankenpflege wird durch ihre in den Lazarethen thätigen Mitglieder dahin wirken, daß die Verwundeten oder Kranken ihren Angehörigen möglichst selbst — sofern ärztlicherseits Bedenken nicht entgegenstehen — schriftliche Nachrichten geben. Sind die Kranken hierzu außer Stande, dann wird das betreffende Mitglied die schriftliche Benachrichtigung übernehmen (§ 209, 1e).

2. Die freiwillige Krankenpflege hat sich erboten, in Berlin ein Centralnachweisebüreau zu errichten, welches über den Aufenthalt der Verwundeten und Kranken des deutschen Heeres, der verbündeten und feindlichen Truppen den Angehörigen auf Anfragen Auskunft ertheilt.

3. Falls das Central-Nachweisebüreau von der freiwilligen Krankenpflege errichtet wird, erhält dasselbe dazu seitens des preußischen Kriegsministeriums die nöthige Räumlichkeit und das erforderliche Material.

4. Letzteres besteht aus den fünftägigen Zugangs- und fünftägigen Abgangsmeldungen der Lazarethe. (§§ 93, 195 u. Beil. 22 u. 23.)

5. Diesen zur Trennung in einzelne Abschnitte eingerichteten Zugangs- und Abgangsmeldungen entnimmt das Central-Nachweisebüreau die nöthigen Angaben für die ihm seitens des preußischen Kriegsministeriums zur Ver-

§ 76.

Die freiwillige Krankenpflege wird, zur Lösung der ihr zufallenden humanen Aufgabe, Nachrichten über den Verbleib verwundeter oder erkrankter Krieger (§ 67 ad 5) an deren Angehörige zu vermitteln, durch ihre in den Lazarethen thätigen Organe dahin wirken, daß die Verwundeten oder Kranken ihren Angehörigen möglichst selbst schriftliche Nachrichten geben. Sind die Kranken hierzu außer Stande, dann muß das betreffende Organ die entsprechende schriftliche Benachrichtigung übernehmen.

Ferner wird die freiwillige Krankenpflege in Berlin ein Central-Nachweisebüreau errichten, welches auf Grund der, seitens der Lazarethe ihm zukommenden Mittheilungen über den Aufenthalt von Verwundeten und Kranken auf Anfragen der Angehörigen Auskunft ertheilt.

fügung gestellten Karten, Beilage 49, und übermittelt darauf ohne Zeitverlust diese einzelnen Abschnitte, soweit sie Kranke oder Verwundete des deutschen Heeres betreffen, an die bezüglichen Ersatztruppentheile, damit durch letztere die mobilen Truppentheile über den Verbleib ihrer Verwundeten oder Kranken in Kenntniß bleiben.

6. Dazu werden dem Central-Nachweisebüreau Briefumschläge mit der Aufschrift:

An
das Königliche Commando
de .... Ersatz .... zu
Militaria! ....
Abs. Z. N. B.

vom Preuß. K.-M. zur Verfügung gestellt.

7. Die Zugangs- und Abgangsmeldungen über Kranke und Verwundete der verbündeten und feindlichen Truppen verbleiben in Verwahrung des Central-Nachweisebüreaus, und werden beim Aufhören desselben mit dem gesammten Material, einschließlich der für Invalidenangelegenheiten unentbehrlichen Zählkarten, an das Preußische Kriegsministerium zurückgegeben.

8. Eine anderweite Benutzung bez. Verwerthung dieses dienstlichen Materials seitens des Central-Nachweisebüreaus ist unter allen Umständen unstatthaft.

Diese Mittheilungen werden indeß den Verhältnissen entsprechend, nur von den, zur dauernden Pflege der Verwundeten und Kranken bestimmten, im Rücken der Armee befindlichen Reserve-, Vereins- und Privatlazarethen, sowie von Privatpflegestätten gegeben werden können (§ 140 b).

Beginn der Wirksamkeit der freiwilligen Krankenpflege.

§ 224.

1. Alle zur Uebernahme von Krankenpflegediensten bereiten Genossenschaften, Vereine und Personen — letztere, sofern sie sich noch nicht bei den für den Krankenpflegedienst in staatlichen Anstalten zu errichtenden Annahmestellen verpflichtet haben (§ 197) — werden seitens des preußischen Kriegsministeriums durch eine öffentliche Bekanntmachung ersucht werden, ihre Anerbietungen an den Kaiserlichen Commissar zu richten und dessen Einberufungsschreiben zu gewärtigen, sowie dessen weiteren Bestimmungen hinsichts ihrer Verwendung bei den Lazarethen Folge zu leisten.

2. In gleicher Weise wird an die Genossenschaften und Vereine das Ersuchen gerichtet werden, ihre Gaben an Lazarethbedürfnissen der von dem Kaiserlichen Commissar zu bezeichnenden Stelle zuzuweisen (§ 212).

§ 77.

Alle zur Uebernahme von Krankenpflegerdiensten bereiten Genossenschaften und Personen werden seitens des Kriegsministeriums durch eine öffentliche Bekanntmachung ersucht werden, ihre Anerbietungen an den Königlichen Commissar zu richten und dessen Einberufungsschreiben zu gewärtigen, sowie dessen weiteren Bestimmungen hinsichts ihrer Verwendung bei den Lazarethen Folge zu leisten.

An die Vereine für die freiwillige Krankenpflege wird in gleicher Weise das Ersuchen gerichtet werden, ihre Gaben an Lazarethbedürfnissen den von dem Königlichen Commissar zu bezeichnenden Bedarfsstellen zuzuweisen.

Gebührnisse des Personals.

§ 225.

1. Die freiwilligen Krankenpfleger und Krankenpflegerinnen erhalten für die Dauer ihrer Dienstleistung freie Unterkunft und freie Beköstigung.

2. Bei Dienstleistungen derselben in staatlichen Lazarethanstalten kann ihnen, jedoch nur auf Grund eines von dem Kaiserlichen Commissar befürworteten Antrags, eine Geldvergütung nach einem von dem preußischen Kriegsministerium zu bestimmenden Tagessatze, gewährt werden.

§ 78.

Die freiwilligen Krankenpfleger erhalten für die Dauer ihrer Dienstleistungen freie Unterkunft und freie Beköstigung.

Abzeichen für das Personal.

§ 226.

1. Während für die freiwillige Krankenpflege im Inlande eine besondere Tracht nicht vorgeschrieben ist, wird das für den Kriegsschauplatz bestimmte Personal derselben auf diesem nur in einer mit staatlicher Genehmigung zu bestimmenden, aus Vereins- oder Privatmitteln zu beschaffenden und zu ergänzenden Kleidung zugelassen.

2. Sämmtliche Mitglieder der freiwilligen Krankenpflege haben für die Dauer ihrer Dienstleistungen als solche eine von dem Kaiserlichen Commissar auszugebende, mit dessen Stempel deutlich bezeichnete, weiße Armbinde mit rothem Kreuz zu tragen, welche bei den auf dem Kriegsschauplatze Verwendeten einen unerläßlichen Theil der vorgeschriebenen Tracht bildet.

3. Mit dieser Armbinde wird von dem Kaiserlichen Commissar eine zum Tragen dieser Binde berechtigende, auf den Inhaber lautende Ausweiskarte ausgegeben, welche derselbe — zur Vermeidung von Weiterungen (Festnahmen u. s. w.) — stets bei sich zu führen hat.

4. Da, wo über den Bereich der Etappeninspection hinaus ein freier Verkehr bestimmungsgemäß ausgeschlossen ist, bedarf es zum Betreten solcher Bezirke, außer jenen Ausweiskarten noch einer besonderen, den bezüglichen Auftrag enthaltenden, schriftlichen Bescheinigung seitens des Kaiserlichen Commissars oder eines bei der Etappeninspection befindlichen Delegirten, mit der ausdrücklich vermerkten Zustimmung des betreffenden Armee-Obercommandos.

§ 79.

Die an das Personal der freiwilligen Krankenpflege auszugebenden Armbinden mit dem rothen Kreuz sind mit einem Stempel des Königlichen Commissars zu versehen.

Außerdem hat der Letztere jedem seinerseits mit der Armbinde versehenen Organe der freiwilligen Krankenpflege noch eine Legitimation über die Berechtigung zum Tragen dieses Neutralitätsabzeichens zu ertheilen.

Staatliche Vergünstigungen für die freiwillige Krankenpflege.

§ 227.

1. Dem Kaiserlichen Commissar und seinen Delegirten ist für den Briefwechsel in Angelegenheiten der freiwilligen Krankenpflege die Portofreiheit, und für die auf Staats-Telegraphenlinien (als Staatsdepeschen) abgesandten Depeschen die Gebührenfreiheit bewilligt.

§ 80.

Dem Königlichen Commissar für die freiwillige Krankenpflege und seinen Delegirten ist in Angelegenheiten der freiwilligen Militärkrankenpflege, die Portofreiheit für die eingehende und abgehende Correspondenz und die Gebührenfreiheit für die auf den Staats-Telegraphenlinien (als Staatsdepeschen) abgesandten telegraphischen Depeschen bewilligt.

2. Auch werden alle Frachtstücke, welche mit der Bezeichnung „für die freiwillige Krankenpflege" an die Depôts der Lokal- und Provinzialcomités zur Sammlung bezüglicher Gaben gerichtet sind, oder von diesen Depôts und Comités behufs Weitersendung an die Güterdepôts der Sammelstationen in den Besitz der Militärverwaltung übernommen werden (§ 212), auf den im militärischen Betriebe befindlichen, sowie auf den Staats- und unter Staatsverwaltung stehenden Eisenbahnen für Rechnung des Militärfonds befördert.

Auch ist die frachtfreie Beförderung aller Frachtstücke, welche an die Depôts und an die Lokal- und Provinzialcomités zur Sammlung patriotischer Gaben gerichtet sind, oder von diesen Depôts und Comités abgesendet und mit der Bezeichnung „für ausgerückte Truppen" im Frachtbriefe aufgegeben werden, auf den Staats- und unter Staatsverwaltung stehenden Eisenbahnen genehmigt.

3. Ebenso ist allen im Dienst der freiwilligen Krankenpflege stehenden Personen, auf Grund von Ausweiskarten des Kaiserlichen Commissars und Militärinspecteurs, freie Fahrt auf den vorbezeichneten Eisenbahnen in der zweiten oder dritten Wagenklasse — je nach den Betriebsverhältnissen und nach der in der Ausweiskarte angegebenen Bestimmung des Kaiserlichen Commissars — gewährt.

Dasselbe gilt für die Diener und Pferde der Delegirten innerhalb der hierfür bestimmten Zahl.

Außerdem ist allen im Dienste der freiwilligen Krankenpflege stehenden Personen auf Grund von Legitimationskarten des Königlichen Commissars und Militärinspecteurs freie Fahrt auf den vorbezeichneten Eisenbahnen in der zweiten oder dritten Wagenklasse — je nach der in der Legitimationskarte angegebenen Bestimmung des Königlichen Commissars gewährt.

Auf anderen als den vorbezeichneten Eisenbahnen sind für Beförderung von Personen und Gütern die tarifmäßigen Sätze zu zahlen.

4. Den Delegirten bei den Etappeninspectionen dürfen für ihre Pferde zwei Rationen aus Magazinen unentgeltlich verabreicht werden.

5. Hinsichtlich der Rationen u. s. w. des Kaiserlichen Commissars ergeht besondere Bestimmung.

6. Alle Staatsbehördeu werden in ihren Ressorts dem Kaiserlichen Commissar die zur Ausübung seiner Thätigkeit erforderliche Auskunft geben und diejenige Unterstützung und Hülfe gewähren, welche nach den bestehenden Vorschriften geboten und zulässig ist.

§ 81.

Alle Staatsbehörden werden in ihren Ressorts dem Königlichen Commissar die zur Ausübung seiner Thätigkeit erforderliche Auskunft geben und bereitwillig diejenige Unterstützung und Hülfe gewähren, welche nach den bestehenden Vorschriften zulässig ist.

II. Die Uebereinkunft

der Deutschen Vereine zur Pflege im Felde verwundeter und erkrankter Krieger

über

eine Gesammtorganisation.

Vom 20. April 1869.

Gesammt-Organisation

der Deutschen Vereine zur Pflege im Felde verwundeter und erkrankter Krieger.

I. Uebereinkunft vom 20. April 1869.

Die unter verschiedener Bezeichnung bestehenden Deutschen Landesvereine zur Pflege im Felde verwundeter und erkrankter Krieger fühlen sich auf das Engste verbunden durch die gemeinsame Aufgabe:

1) durch ihre Thätigkeit und ihre Mittel, die für einen Kriegsfall zur Aufnahme, Pflege und Heilung der im Felde Verwundeten und Erkrankten geeigneten Einrichtungen an Personal und Material vorbereitend zu vervollkommnen und zu verstärken, und
2) bei ausbrechendem Kriege die militärischen Sanitätsbehörden und Anstalten mit allen ihnen zu Gebote stehenden Kräften und Mitteln zu unterstützen;

unbeschadet der weiteren Aufgaben, welche die Landesvereine, kraft ihrer freien Entschließung, noch in den Kreis ihrer Thätigkeit ziehen wollen.

Aus diesem Grunde haben die unterzeichneten Bevollmächtigten sich über die folgenden Bestimmungen geeinigt:

§ 1.

Die gemeinschaftlichen Angelegenheiten der Deutschen Vereine zur Pflege im Felde verwundeter und erkrankter Krieger werden durch ein

„Centralcomité der Deutschen Vereine zur Pflege im Felde verwundeter und erkrankter Krieger"

besorgt, welches das Zusammenwirken der Vereine vermittelt.

§ 2.

Auf die Friedensthätigkeit der einzelnen Landesvereine hat dieses Centralcomité nur im Wege des Rathes oder der Anregung einzuwirken.

Ist ausnahmsweise schon während des Friedens Gemeinsames in Ausführung zu bringen, so wird für bestimmende Beschlüsse eine Zweidrittelmehrheit in dem Centralcomité erfordert.

§ 3.

Das Centralcomité vermittelt den Schriftwechsel mit ausländischen Vereinen in internationalen Angelegenheiten.

§ 4.

An internationalen Conferenzen der Vereine zur Pflege im Felde verwundeter und erkrankter Krieger können alle Deutschen Landesvereine stimmführend Theil nehmen, insoweit sie nicht für ihre Stimmführung besondere Verabredungen getroffen haben.

§ 5.

Sobald Deutsche Heere, unter dem Oberbefehle Seiner Majestät des Königs von Preußen, in kriegerische Action treten, liegt dem Centralcomité die einheitliche Vertretung der Deutschen Vereine zur Pflege im Felde verwundeter und erkrankter Krieger bei den Heeren und die Herbeiführung des einheitlichen Zusammenwirkens derselben ob.

Insbesondere hat das Centralcomité, nach Maßgabe des Bedürfnisses und der bereiten Mittel, an die betreffenden Landesvereine Aufforderungen in Bezug auf den Ort, wohin, und in Bezug auf die Art, wie die Hülfe zu leisten, zu richten.

§ 6.

Es bleibt den Landesvereinen dabei anheim gegeben, unter steter Communication mit dem Centralcomité:

1) den im eigenen Lande befindlichen Lazarethen und — insoweit als möglich und nöthig — den eigenen Landestruppen die nächste Fürsorge zuzuwenden, und
2) ihre Zufuhren durch eigene, jedoch dem Centralcomité zu bezeichnende Delegirte an den Ort ihrer Bestimmung begleiten und daselbst, im Einverständniß mit den betreffenden Militärbehörden, verwenden zu lassen.

§ 7.

In dem Falle eines Krieges, an dem Deutschland nicht Theil nimmt, hat das Centralcomité die helfende Wirksamkeit der Deutschen Vereine zu leiten, beziehungsweise zu vermitteln.

§ 8.

Das Centralcomité besteht aus Bevollmächtigten des Deutschen Landesvereins zur Pflege im Felde verwundeter und erkrankter Krieger.

Die Bevollmächtigten eines jeden Vereins führen darin, einzeln oder vereint, je nach Maßgabe ihrer Instructionen, so viele Stimmen, als dem Staate, in welchem derselbe besteht, und den Staaten, deren Vereine mit ihm verbunden sind, im Bundesrathe des Deutschen Zollvereins zustehen.

Die Beschlußfassung erfolgt, insoweit nicht ein Anderes bestimmt ist (vergl. oben § 2), durch absolute Mehrheit der bei der Abstimmung vertretenen Stimmen.

§ 9.

Das Centralcomité hat seinen Sitz in Berlin. Dasselbe tritt periodisch, in der Regel jährlich ein Mal, auf Berufung durch das Präsidium oder auf Antrag von wenigstens zwölf Stimmen (vergl. oben § 8) zusammen.

§ 10.

Es kann, wenn das Centralcomité nicht versammelt ist, über hierfür geeignete Gegenstände auch im Wege des Circulars abgestimmt werden; doch ist davon abzusehen, wenn sechs oder mehr Stimmen (vergl. oben § 8) die mündliche Berathung verlangen.

§ 11.

Das Präsidium des Centralcomités, so wie die Führung der laufenden Geschäfte, ist dem Preußischen Vereine zur Pflege im Felde verwundeter und erkrankter Krieger, beziehungsweise dessen Bevollmächtigten (vergl. oben § 8) übertragen.

§ 12.

In dringenden Fällen hat das Präsidium die Befugnisse des Centralcomiés nach eigenem Ermessen selbstständig auszuüben.

§ 13.

Wenn im Kriegsfalle das Centralcomité nicht versammelt ist und nicht füglich einberufen werden kann, so können die Landesvereine Bevollmächtigte nach Berlin absenden, um dem Präsidium des Centralcomités bei Ausübung seiner Befugnisse (vergl. oben § 11) zur Seite zu stehen.

§ 14.

Das Centralcomité veranlaßt von Zeit zu Zeit Deutsche Hülfsvereinstage in einem oder dem anderen Theile von Deutschland für den Gedankenaustausch der Vereinsmitglieder über Vereinsangelegenheiten. Dasselbe bereitet für diesen Zweck die Berathungsgegenstände vor.

So geschehen zu Berlin am zwanzigsten Tage des Monats April im Jahre Ein Tausend Acht Hundert und Neun und Sechzig.

R. v. Sydow. v. Wolff. Löffler. Dr. v. Held. Freiherr v. Reitzenstein.
Dr. Naundorff. v. Criegern. Dr. Hahn. E. Vierordt.
A. Ziegler. A. Weber. A. Buchner.

II. Protokoll vom 21. April 1869.

Geschehen Berlin am 21. April 1869.

Auf die Einladung des Centralcomités des Preußischen Vereins zur Pflege im Felde verwundeter und erkrankter Krieger sind, mit den Bevollmächtigten dieses Vereins,

dem Wirklichen Geheimen Rathe von Sydow,
dem Geheimen Regierungsrath von Wolff
und dem Generalarzte Dr. Löffler,

gestern Nachmittag um sechs Uhr die nachbenannten Bevollmächtigten Deutscher Vereine zur Pflege im Felde verwundeter und erkrankter Krieger:

der Königlich Bayerische Hofrath und Professor des Staatsrechts an der Universität Würzburg Dr. von Held,
Namens des Bayerischen Landesvereins;
der Königlich Sächsische Generalmajor von Reitzenstein
und der Königlich Sächsische Regierungsassessor und Referent im Ministerium des Innern von Criegern,
Namens des Sächsischen Landesvereins;
der Königlich Sächsische Major Dr. Naundorff,
Namens des Albertvereins zu Dresden;
der Pfarrer Dr. Hahn zu Heslach bei Stuttgart,
Namens des Würtembergischen Landesvereins;
der Großherzoglich Badische Finanzrath Vierordt
und der Großherzoglich Badische pharmaceutische Referent A. Ziegler,
Namens des Badischen Frauenvereins;
der Großherzoglich Hessische Hofgerichtsassessor Weber
und der Großherzoglich Hessische Hofgerichtsadvokat Buchner II.,
Namens des Hülfsvereins im Großherzogthum Hessen,

zu einer Berathung über eine Gesammtorganisation der Deutschen Vereine zur Pflege im Felde verwundeter und erkrankter Krieger zusammengetreten.

Es haben dieselben, nach mehrstündiger Berathung, sich, unter dem Vorbehalte der baldmöglichst beizubringenden Zustimmung ihrer Committenten, zu einer Uebereinkunft für diesen Zweck vereinigt, welche demnächst in Einem Exemplare ausgefertigt und heute Abend von ihnen unterzeichnet worden ist.

Sie haben verabredet, daß diese Uebereinkunft unverweilt gedruckt und jedem von ihnen in drei Exemplaren zugestellt werden soll, und werden sie die Gutheißung ihrer Committenten demnächst, so bald sie dies vermögen, zur Kenntniß des Centralcomités des Preußischen Vereins zur Pflege im Felde verwundeter und erkrankter Krieger bringen.

Das Original der Uebereinkunft wird bei dem zu bildenden Centralcomité der Deutschen Vereine zur Pflege im Felde verwundeter und erkrankter Krieger niedergelegt werden. Geschehen wie oben.

v. Sydow. v. Wolff. Dr. Löffler. Dr. v. Held. v. Reitzenstein.
v. Criegern. Dr. Naundorff. Dr. Hahn. Vierordt. Ziegler.
Weber. Buchner.

III. Nachweis

der

Verbandmittel, Apparate, Lazarethutensilien, Medicamente und Labemittel 2c.,

welche der freiwilligen Krankenpflege theils als nothwendige, theils als nützliche zur eventuellen Beschaffung oder zur Bereithaltung in

Muster-Depôts

zu empfehlen sind.

Festgestellt

in der Sachverständigen-Conferenz,

Berlin, den 6. November 1875,

und

mittels Erlasses des Königl. Kriegsministeriums an den Militär-Inspecteur der freiwilligen Krankenpflege vom 19. Januar 1876 als Richtschnur für die Vereine der freiwilligen Krankenpflege empfohlen.

Abschnitt I.

Verbandgegenstände, chirurgische Apparate u. s. w.

A. Nothwendige Verbandmittel und Apparate.

1) Leinwand (Leinen und Drell) und zwar ist alte, durch langen Gebrauch und vieles Waschen weich gewordene das beste Material. Auch gemischte und ganz baumwollene Stoffe, wie Shirting, Stouts, Gaze u. s. w. lassen sich sehr wohl für diese Zwecke verwenden. Absolute Bedingung bleibt es, nur ganz reine Stücke in Gebrauch zu nehmen und alle Stücke, welche Schmutzflecke oder irgend einen besonderen Geruch zeigen, vor ihrer Verwendung mit kochendem Wasser und Seife oder Lauge noch einmal durchzuwaschen. Im Interesse einer leichten Controle empfehlen sich weiße Stoffe vorzugsweise.

2) Dreieckige Tücher aus neuer oder gebrauchter noch starker Leinwand, Drell, Stouts u. s. w., zu Armtüchern oder anderen verschiedenen Verbänden.

Man schneidet sie, je zwei, aus quadratischen Stücken, deren Seiten 90 bis 120 Centimeter lang sind.

Aus alter Leinwand oder baumwollenem Stoff sind zu fertigen:

3) Compressen, viereckige Lappen von verschiedener Länge und Breite. Solche zum Einschlagen des warmen Verbandes (Cataplasmen) in der Größe von 60 bis 90 Centimeter im Quadrat, welche keine Löcher haben dürfen.

4) Salbenläppchen, ganz weiche Stücke Leinwand oder Shirting verschiedenster Größe, in die man mit einem Locheisen zahlreiche Löcher schlägt.

5) Stecklaken oder Unterlagen, große Stücke alter Leinewand, am besten ganze oder halbe Bettlaken.

6) Kissenbühren oder Kissensäcke 30 bis 40 Centimeter breit, 55 bis 85 lang. Das dazu verwendete Material muß fest sein. Sie bleiben an einem Ende offen und werden erst beim Gebrauch mit Haferspreu gefüllt.

7) Stromeyers Armkissen.

8) Binden. Man reißt dieselben oder schneidet sie nach dem Faden und der Länge nach aus den am besten erhaltenen Partien großer Stücke (Bett-, Tischtücher u. s. w.) und giebt ihnen bei einer Breite von 4 bis 12 Centimetern eine Länge von 2 bis 12 Metern. Die Länge kann sehr wohl durch Anstücken mittelst Hexenstich gewonnen werden und ist mit Tinte auf das Ende der Binde nach Metern zu notiren. Unnütz ist das Umsäumen der Binden und das Annähen von Bändern am Ende, dagegen darf das Ende nicht mit einem Faden, sondern muß immer mit einer Steck- oder Sicherheitsnadel befestigt sein. — Der Bedarf an Leinwandbinden ist weniger groß, als der an:

9) Gazebinden, mit denen sich, weil die Appretur der Gaze anklebt, festere Verbände selbst von technisch Ungeübteren herstellen lassen, als mit Leinwand, die sich schiebt und nicht so gut anschmiegt, wie Gaze.

10) Flanellbinden werden aus neuem feinem Flanell gerissen und dürfen nicht gestückt sein.

11) Charpie darf nur mit sorgfältig reingewaschenen und gesunden Fingern aus sauberer Leinwand gezupft werden, jede Beschmutzung, namentlich Berührung mit Eiter und ähnlichen Absonderungen machen sie gefährlich für Verwundete.

Geordnete, lange, glatte Charpie, die aus 10 bis 20 Centimeter langen und breiten Lappen hergestellt wird, indem man die Fäden alle in einer Richtung legt, ist als entbehrlich zu bezeichnen, verwendbar ist dagegen krause Charpie, zu deren Bereitung die aus spielkartengroßen Stücken gezupften Fäden nach allen Richtungen durcheinandergeworfen und zweckmäßig aus Fäden von gleicher Feinheit gemischt werden.

Jede Sorte ist für sich in sauberes Papier zu verpacken.

Da in der neueren Chirurgie der Grundsatz gilt, daß keine Stoffe mit Wunden in Berührung gebracht werden dürfen, welche nicht vorher antiseptisch gemacht worden sind, so ist zu empfehlen, daß sämmtliche Charpie nach Anweisung und unter Aufsicht eines Apothekers, Chemikers oder Arztes antiseptisch gemacht, d. h. mit Carbolsäure, Salicylsäure, Benzoësäure oder dergleichen imprägnirt, dann sorgfältig in Pergamentpapier eingehüllt und mit der Signatur des Vereins oder Mannes, unter dessen Aufsicht die Procedur vorgenommen worden, versehen werde. Statt der Charpie wird jetzt viel häufiger gebraucht:

12) Wundwatte, Watte=Charpie (entölte Wundwatte) und

13) Jute (Araukanischer Hanf), beide antiseptisch präparirt und wie die antiseptische Charpie verpackt.

Außerdem sind zu der in neuerer Zeit sich immer mehr einbürgernden Lister'schen Wundbehandlung noch folgende Gegenstände erforderlich:

a. Lister'sche Gaze, d. h. ungebleichte Baumwollengaze, welche in einem Trockenofen mit einer Mischung von einen Theil Carbolsäure, fünf Theilen Harz und sieben Theilen Paraffin imprägnirt wird.

   Diese Procedur kann sehr wohl nach Anleitung eines Apothekers von Frauenhänden vorgenommen werden.

b. Präparirter Wachstaffet (protective silk).

c. Feiner Kautschuk=Shirting (Mackintosh).

d. Carbolisirte Darmsaiten (antiseptic catgut), auch von Frauen zu präpariren. Darmseiten aus Därmen der Schafe, mindestens zwei Monate lang in einer Lösung von fünf Theilen Oel und einem Theil Carbolsäure aufbewahrt. Da die Bereitung Monate dauert, ist es besser, auf den Bezug durch Fabriken zu rechnen. Jeder Chirurg wird am liebsten mit Catgut unterbinden, allein es bleibt fraglich, ob im Kriegsfall die Fabriken in zureichender Menge zu liefern im Stande sind, deshalb wird gleichzeitig empfohlen:

e. Carbolisirte Nähseide aus ungebleichter Seide Nr. 3, welche eine Stunde lang in einer Mischung von geschmolzenem Wachs und Carbolsäure (10 : 1) gelegen hat und dann durch ein trockenes Tuch gezogen worden ist. Davon werden ein und einhalb Fuß lange Fäden geschnitten und je 25 Stück in schmale Hülsen von Pergamentpapier gepackt. Carbolisirtes Seegras wird zu gleichen Zwecken in der hiesigen Charité viel verbraucht.

f. Drainröhren verschiedener Dicke, sorgfältig gelöchert und in Carbollösung aufbewahrt.

g. Carbolzerstäuber (Spray=Apparate).

h. Carbolisirte Schwämme. Vorschrift zur Reinigung und Desinficirung von Schwämmen: Nachdem die Schwämme zwölf Stunden in einer starken Lösung von Kali hypermanganicum gelegen, werden sie in reinem kochendem Wasser gründlich ausgewaschen und dann in eine Mischung von Salzsäure (15,0), überschweflig=saurem Natron (10,9) und Wasser (5 Liter) ca. eine Viertelstunde gebracht und dann abermals in heißem Wasser ausgewaschen. Aufbewahrt werden die Schwämme in Carbollösung (1:20), vor dem Gebrauch in einer schwachen Lösung (1 : 40) ausgedrückt.

Die Gegenstände zum antiseptischen Verband müssen in aparten Kisten verpackt und letztere mit der Aufschrift:

„Zu antiseptischen Verbänden"
versehen sein.

Ferner sind für die Kriegslazarethe erforderlich:

14) Watte von guter Baumwolle gefertigt und noch nicht gebraucht.

15) Kopfnetze von Filet, aus groben baumwollenen Fäden gehäkelt und mit einem Zugband am Rande versehen.

16) Wasserdichte Stoffe zu Unterlagen, zum Schutz der Bettwäsche, Umschlägen — als Wachstuch, Krankenleder, Guttapercha und Pergamentpapier, Kautschukzeuge, gefirnißtes Seidenpapier und gefirnißter Shirting.

Ein guter Firniß zur Herstellung der beiden letztgenannten Stoffe wird dadurch bereitet, daß man in einem Pfunde kochenden Leinölfirnisses ein Loth weißes Wachs auflöst und nach Erkaltung der Masse zwei Loth Siccativ hinzurührt. Mittelst eines großen Malerpinsels bestreicht man das Seidenpapier einmal und hängt es dann auf feinen Fäden in einem luftigen Raume auf. In 24 bis 28 Stunden ist der Firniß trocken. Beim Shirting muß das Bestreichen dreimal in 24stündigen Zwischenräumen wiederholt werden. Frisch gefirnißte Stoffe in größerer Menge zusammenzupacken, ehe sie ganz trocken geworden sind, ist gefährlich, weil sie sich erhitzen können. Auch kleben die Flächen dann leicht aneinander. Durch Aufstreuen von Talkpulver läßt sich das Zusammenkleben verhüten.

17) Eisbeutel von vulkanisirtem Kautschuk mit probemäßigem Verschluß. Pergament-Eisbeutel wurden als nicht haltbar verworfen, dagegen die mit Gerbemitteln präparirten Thierblasen zum Versuch empfohlen.

18) Luftkissen von vulkanisirtem Kautschuk.

19) Kautschukringe zur Contraextension.

20) Kautschukschläuche und Kautschukbinden zur künstlichen Blutlehre. Alle Kautschuksachen sind erst bei der Mobilmachung von Fabriken zu beziehen, welche die Lieferung nach den gegebenen Mustern zu übernehmen sich vorher verpflichtet haben.

21) Gypsdosen nach Esmarch und Völkers, enthaltend alles Material zur Anlegung eines Gypsverbandes für das ganze Bein.

22) Tapetenspäne (Schusterspäne).

23) Bandeisen, 2—3 Fuß lang, so stark, daß man es mit Mühe über einer Stuhllehne biegen kann.

24) Telegraphendraht und zwar die stärkste Sorte. Von beiden letzteren sind Muster zu wählen.

25) Einfache Verbandtaschen für Wärter und Gehülfen, eine gute Scheere und Pincette enthaltend.

26) Schieberpincetten.

27) Holzkästchen mit sechs Messern verschiedener Größe.

28) Pravaz'sche Spritzen mit Gläschen einer Morphiumlösung (1 : 20), mit Signatur und dem Namen des Apothekers versehen.

29) Wunddouchen (Irrigatoren) von Blech mit elastischem Schlauch und Zinnspritze, dazu Ansätze von vulkanisirtem Kautschuk zum Einführen in die

Schußkanäle. Dieselben erhalten einen nach unten leicht konvexen Boden, in dessen Mitte sich die Ausflußröhre befindet, und stehen auf einem angelötheten Blechring.

30) Eiterbecken, nierenförmig, aus Messing, verzinntem Eisenblech oder Hartkautschuk von verschiedenen Größen. Einige von den größten und tieferen sind mit einer Ausflußöffnung (wie Irrigatoren) zu versehen, an der der Gummischlauch angesetzt werden kann bei länger andauernden Ausspülungen.

31) Badewannen von Zinkblech für Arme und Beine.

32) Chloroformapparate nach Esmarch einfacher Construction mit Zungenzange.

33) Vogelrollen.

34) Kisten oder Säcke mit Handwerkszeug (Zangen, Feilen, Hammer, Bohrer, Blechscheere und Nägel enthaltend).

35) Päckchen für den ersten Verband auf dem Schlachtfelde nach Esmarch, enthaltend: 1) ein dreieckiges Tuch, dessen Basis 130 Ctm., dessen Seitentheile 93 Ctm. lang sind, nebst einer großen Sicherheitsnadel; 2) ein Stück 10% salicylsaure Watte oder Jute (6 Gramm) in gefirnißtes Papier eingeschlagen; wiegt ca. 60 Gramm und bildet ein Packet von 12 Ctm. Länge und 8 Ctm. Breite.

36) Schienen und Lagerungsapparate. Gekerbte Holzschienen in vier Größen, Holzschienen mit Blechhülsen zum Zusammenstecken.

Armladen aus Pappe und gefirnißt.

Armlagerungsapparate nach Esmarch.

Drahtbügel (Reifenbahren) in drei Größen.

Beckenstützen (nach Bardeleben, Esmarch oder Volkmann).

Volkmann's Schlittenapparat.

Volkmann's Vorderarm-Holzschiene.

Volkmann's Blechschiene für Beine. (Die flachen Schienen sind den breiten, die unnöthig Polsterung erfordern, vorzuziehen, da sie sich der Extremität gut anlegen.)

v. Brunn's Lagerungsapparat für die untere Extremität.

B. Nützliche Verbandmittel und Verbandapparate.

1) Wasserkissen von vulkanisirtem Kautschuk. Die großen viereckigen sind den runden kranzförmigen bei Weitem vorzuziehen.

2) Gypskasten von Blech, gefüllt mit gutem, vorher geprüftem Gyps und eingegypsten Gazebinden, luftdicht verschlossen.

Als Handlungen, die guten Gyps liefern, wurden genannt: in Berlin Kühne, Lindenstraße, Gebrüder Micheli; die Gypsbindenfabrik von A. Moratzki in Neu-Bukow, Mecklenburg-Schwerin, der Apotheker C. Schlichteweg in Ellrich bei Nordhausen. Letzterer giebt den Centner guten Verbandgyps für 3 Mark (1 Thlr.) ab.

3) Gypskasten, jeder 25 eingegypste Binden, ein gespaltenes Brett zum Eingypsen der Binden und Gypspulver enthaltend. Aus der Fabrik Neu-Bukow wurden eingegypste Gazebinden, in Papierkapseln verpackt, vorgelegt (pro Stück 13 Pfennige) und gut befunden.

4) Besteck zum Aufschneiden des Gypsverbandes, eine Gypsscheere und Gypsmesser enthaltend.

Von Schienen und Beinladen und Lagerungsapparaten:

5) Gepolsterte Armschienen in zwei Formen.

6) Gepolsterte Handschienen. Die Befürchtung, daß sie leicht beschmutzt und deshalb unbrauchbar werden, läßt sich durch Ueberziehen mit wasserdichten Stoffen leicht beseitigen.

7) Doppelt geneigte Ebenen, jede mit einer Steppdecke und Fußkissen (nach Esmarch).

8) Sauter'sche Schweben mit Stepp- und Fußkissen. Nr. 8 und 9 werden in geringerer Zahl begehrt werden.

9) Beinschienen aus Blech. Dieselben können etwas tiefer und breiter gefertigt werden, als Volkmann's Schiene. Sie dienen zum Transport.

10) Gypsschwebeschienen für Resection des Kniegelenks (nach Watson).

11) Gypsschwebeschienen für Resection des Fußgelenks (nach Esmarch).

12) Gypsschwebeschienen für Resection des Ellenbogengelenks, links und rechts (nach Esmarch).

13) Gypsschwebeschienen für Resection des Handgelenks, links und rechts (nach Esmarch).

14) Doppelschienen mit Bügeln für Resection des Ellenbogengelenks, links und rechts (nach Esmarch).

15) Kranzkissen verschiedener Größe.

16) Kornzangen, Kugelzangen, Uniformscheere. Die Scheere möglichst stark.

17) Etuis mit Heftnadeln und guter gewichster und carbolisirter Seide.

18) Gutes Heftpflaster auf langen Stücken von Parchent gestrichen, zu Extensionsverbänden.

19) Sandbeutel.

20) Strohschienen (nach Beck) verschiedener Größe.

21) Zinktafeln, die mit Scheeren zu schneiden sind, wie sie Regimentsarzt Schön für die Oesterreichische Feldausrüstung empfohlen hat.

22) Schener's Verband: Holzkreuz mit drei Holzschienen, die mit Zapfenlöchern versehen sind, um sie über die Branchen des Kreuzes zu schieben. Die hintere Schiene hat einen Ausschnitt für die Hacke.

23) Taylor'sche Maschine von Holz (nach Wolff).

24) Gepolsterte mit Schnallen versehene Riemen verschiedener Breite und Größe.

25) Gepolsterte Kissen mit hufeisenförmigem Ausschnitt.

26) Bindfaden auf Spulen gewickelt.

Abschnitt II.

Lagerungs- und Bekleidungs-Gegenstände.

1) Lagerungs-Gegenstände.

A. Nothwendige Gegenstände.

1) Bettstellen. Im Allgemeinen wird es sich empfehlen, hölzerne Bettstellen zu wählen und dieselben erst im Falle und möglichst an dem Orte des Bedarfs zu beschaffen. Zweckmäßig dürfte es jedoch sein, für den ersten Bedarf, namentlich für gewisse Fälle schwerer Verwundung eine Anzahl eiserner Bettstellen vorräthig zu halten, von denen einzelne des leichteren Transportes wegen zusammenlegbar construirt werden könnten.

Jede Bettstelle muß ca. 193 Centimeter (6′ 2″) lang, 87 Centimeter (2′ 9″) breit, die eisernen müssen mit Oelfarbe gestrichen und mit einem Kopf- und Fußbrett versehen sein. Der Boden wird durch Schnüre, Bretter oder durch Drahtgeflecht, welches letztere vermöge seiner Elasticität eine besonders angenehme Lagerstätte darbietet, hergestellt.

Die in der Charité eingeführten, sehr solide gearbeiteten eisernen Bettstellen werden, excl. Kopf- und Fußbretter, Boden und Anstrich, zum Preise von 32 Mark pro Stück von dem Fabrikanten Esse in Teltow geliefert; Kopf- und Fußbretter polirt liefert der Tischler Kleemann, Berlin, Schumannstr. 14, zu 5 Mark pro Bett.

2) Strohsäcke und Strohkopfkissen. Der Strohsack, aus starker grauer Leinwand gefertigt, muß 2 Bund Stroh à 20 Pfd. aufnehmen können und gefüllt genau der Länge und Breite der Bettstelle entsprechen. Er muß daher ca. 200 Centimeter lang und 100 Centimeter breit sein. Der Preis stellt sich in der Charité auf 3,20 Mark. Ein Strohkissen, 70 Centimeter lang und ebenso breit, kostet 0,80 Mark.

3) Matratzen und Kopfpolster. Dieselben können mit Roßhaar, Indiafaser oder Seegras gestopft sein und müssen in Betreff ihrer Größe den Bettstellen angepaßt werden. Der größte Theil der Matratzen muß aus einem Stück bestehen, etwa 10 % sind dreitheilig herzustellen. Als Hülse für die Matratze ist Drillich zu wählen, für die Hülse des Kopfpolsters genügt starke graue Leinwand. Die Füllung mit Roßhaar oder Indiafaser muß ca. 20 Pfd. pro Stück betragen.

Die Kosten für eine Roßhaarmatratze berechnen sich, wie folgt:

20 Pfd. Roßhaare . .	26,70	Mark
$6^1/_2$ Meter Drillich . .	6,60	„
Macherlohn	2,20	„
Summa	35,50	Mark

Zu einem Roßhaarkopfpolster sind zu verwenden:

3 Pfd. Roßhaare	. .	4,01 Mark
$1^{1}/_{2}$ Meter Leinwand	.	0,83 „
Macherlohn	. . .	0,50 „
	Summa	5,34 Mark

Für diese angegebenen Preise liefert bisher der Tapezierer Sage, Berlin Invalidenstraße 42, Matratzen und Kopfpolster für die Charité.

4) Bettdecken aus Wolle oder Baumwolle gewebt oder als Steppdecke gearbeitet. Bei diesen Decken ist neben der Größe das Gewicht zu berücksichtigen. Eine gute wollene Decke — den weißen wird vor den gefärbten der Vorzug zu geben sein — muß, bei einer Länge von ca. 265 Centimeter und einer Breite von ca. 195 Centimeter $5^{1}/_{2}$ Pfd. schwer sein.

Die leistungsfähige Fabrik von Kotthaus und Brekerfeld in Burg a. d. Wupper liefert sehr gute derartige Decken zum Preise von 19 Mark pro Stück.

Sehr zu empfehlen sind auch baumwollene Decken, die sich gut waschen lassen, nur wenig dabei einlaufen und die von der Firma J. H. Horn in München-Gladbach zum Preise von 72 Mark pro Dutzend hergestellt werden.

5) Bettlaken aus starker Leinwand ca. 2,30 Meter lang, 1,55 Meter breit.

6) Deckenbezüge und Kopfpolsterbezüge, erstere 1,90 Meter lang und 1,30 Meter breit, letztere 0,82 Meter lang und 0,65 Meter breit.

7) Unterlagen von neuer oder gebrauchter Leinwand, etwa 1,3 Meter im Quadrat.

8) Wasserdichte Unterlagestoffe, gummirt, geölt oder gefirnißt. Die Fabrik von Fonrobert, Berlin Friedrichstr. 61, stellt einen gummirten Unterlagestoff für die Charité her, der zwar nicht sehr stark ist, aber vollkommen ausreicht und nur 2,10 Mark pro Meter kostet.

Diese Stoffe sind erst im Falle des Verdarfs zu beschaffen, ebenso:

9) Wasser- und Luftkissen von gummirten Stoffen in verschiedener Größe.

10) Rückenstützen, in der Breite der Bettstelle aus leichtem Holz und stellbar, nach Art eines Notenpultes construirt.

11) Schlummerrollen.

12) Oreillers, weiche, viereckige, am besten mit Pferdehaaren gestopfte Kissen verschiedener Größe, die zur bequemen Lagerung einzelner Körpertheile in großer Anzahl gebraucht werden. Der Ueberzug besteht am zweckmäßigsten aus weißer Leinwand.

B. Nützliche Gegenstände.

13) Lehnstühle, wo möglich zum Zusammenlegen.

2) Bekleidungsgegenstände.

A. Nothwendige Gegenstände.

1) Hemden, aus Shirting, Leinwand oder Wolle. Es ist darauf zu achten, daß die Aermel nicht zu enge und daß der Verschluß am Halse durch Bänder, nicht durch Knöpfe zu bewerkstelligen ist.

2) Socken, aus Wolle oder Baumwolle.
3) Unterbeinkleider, aus Leinwand oder Barchent.
4) Unterjacken, wollene, gestrickt oder gewebt.
5) Krankenkleider (Jacke, Rock und Beinkleid) aus Drillich oder Flanell.
6) Pantoffeln und Schuhe, aus Leder, Stroh, Tuchecken, Filz u. s. w.
7) Halstücher, aus baumwollenen oder wollenen Stoffen.
8) Taschentücher, von Leinwand oder Baumwolle.

Abschnitt III.

Die für die Lazarethpflege erforderlichen Gegenstände (Lazareth-Utensilien) mit Ausschluß der Verband-, Bekleidungs- und Lagerungs-Gegenstände.

Zu dieser Gruppe müssen eine größere Anzahl von Geräthschaften gerechnet werden, die mit der Krankenpflege im engeren Sinne des Wortes Nichts zu thun und eine mehr wirthschaftliche Bedeutung haben.

Sie betreffen die Oeconomie des Lazarethes, namentlich die Wäsche und Küche, sind aber für Kriegslazarethe, bei denen auf alle, auch die kleinsten Bedürfnisse Rücksicht genommen werden muß, von der größten Bedeutung.

Es lassen sich diese in den früheren Abschnitten nicht aufgeführten Geräthschaften in folgende Gruppen zusammenfassen:

1) Küchen-, Wasch- und Eßgeräthe.

Hierzu gehören:

Blechkrüge zu Trink- und Waschwasser, Blecheimer zu Wasser, Teller, Trinkbecher, Eßnäpfe, Messer, Gabeln, Löffel, kleine Kaffeekannen u. a. m. Namentlich ist auch auf solche Trinkgeschirre Rücksicht zu nehmen, die bequem im Liegen zu gebrauchen sind.

In diese Gruppe gehören auch vor Allem compendiöse Kochapparate, welche die Zubereitung einfacher Speisen und Getränke gestatten (Petroleum-Kochapparate und Theemaschinen).

Besonders anzuführen sind hier noch Kohlenfilter zum Reinigen des Trinkwassers, große Fleischmesser, ferner Korkzieher und Seife in Stücken.

2) Beleuchtungsgegenstände, zweckmäßige Feuerzeuge, Stearinlichter, Wachsstöcke, einfache Leuchter, Laternen und Lampen, letztere von einfachster Construction. Am meisten zu empfehlen sind die kleinen Petroleumlampen mit breitem Fuß und einem Handgriff, wie solche in den Kasernen allgemein gebraucht werden.

Nachtlichter müssen ebenfalls als nothwendige Beleuchtungsgegenstände hervorgehoben werden, ebenso Operationsleuchter mit Reflexspiegel nach Ravoth.

3) Schreibmaterialien, Lectüre, Spiele, Toilettengegenstände. Schreibpapier, Couverts, Federn, Bleistifte, Tintenfässer in zweckmäßiger Form; ferner Kämme, Bürsten, kleine Handspiegel, Bohrer (sog. Theaterbohrer) zum Aufhängen der Kleider, kleine Bestecke mit Nähzeug u. s. w.

In diese drei Gruppen lassen sich im Allgemeinen die hier in Rede stehenden Gegenstände zusammenfassen und würden die ersten beiden Gruppen die nothwendigen, die dritte Gruppe die wünschenswerthen Gegenstände enthalten.

Durch zweckmäßige und eingehende weitere Formation dieser Gruppen, welche dem weiblichen Gesichtskreise besonders nahe liegen, werden sich die Frauenvereine ein hohes Verdienst erwerben und bilden dieselben mit der Lazarethwäsche ein dankbares Feld präparatorischer Thätigkeit im Frieden.

Außer den in den drei Hauptgruppen angeführten und angedeuteten Gegenständen kommen für die Krankenpflege noch folgende Utensilien in Betracht:

A. Nothwendige.

1) Thermometer zur Messung der Körpertemperatur, am besten in hölzernen oder messingenen Hülsen. Die sogenannten Maximal-Thermometer sind für die Kriegslazarethe besonders zweckmäßig, weil vielfach ungeübten Händen und Augen die Messung anvertraut werden muß. Dieselben sind nicht von Instrumentenmachern, sondern von tüchtigen Mechanikern zu beziehen und müssen vor dem Ankauf von Sachverständigen sorgfältig geprüft werden. Dörffel in Berlin liefert im Dutzend das Stück à 3 Mark 50 Pf. (1 Thlr. 5 Sgr.).

2) Zimmer- und Badethermometer, für beide Zwecke dasselbe Instrument, ausschließlich in Holzrahmen.

3) Stechbecken. Dieselben müssen vorzugsweise von gutem Zinn und stark gearbeitet sein. Die Porzellan-Stechbecken, obgleich reinlicher, sind zu schwer und zerbrechlich.

4) Uringläser, birnförmige (Enten). Uringläser aus Guttapercha sind wegen des in denselben sich entwickelnden Geruches nicht anwendbar. Die Ringläser sind aus großen Glashandlungen oder Glashütten zu beziehen.

5) Spucknäpfe oder Spuckgläser. Gewöhnliche platte Schalen von Porzellan oder glasirtem Thon nach Art der Untersätze von Blumentöpfen, oder besondere, aus Glashandlungen zu beziehende Gläser.

6) Verbandeimer von Zinkblech mit sehr gutem Verschluß, vom Klempner anzufertigen.

7) Sitzwannen, ebenso.

8) Cataplasmenwärmer, ebenso.

9) Krücken, zweiarmig, mit Handgriff, besonders guter Polsterung und am Fußende mit Gummiunterlage.

10) Klystierspritzen.

B. Nützliche.

1) Bettvorleger, Fußdecken und Läufer aus Strohgeflechten oder Bast; auch Cocosmatten sind für Kriegslazarethe, die häufig steinerne Fuß-

böden haben, sehr erwünscht. Wollene Teppiche nur für Reconvalescentenzimmer geeignet.

2) Betttische einfachster Construction, aus einem Brett bestehend, das quer über dem Bette zu liegen kommt.

3) Nachtstühle können nur ausnahmsweise zu beschaffen sein. Bei denselben ist dann auf sicheren Verschluß und vollkommene Desinfectionsfähigkeit des Inhalts Rücksicht zu nehmen.

4) Einfache Nachttische, ebenfalls nur ausnahmsweise zu beschaffen.

5) Graduirte Gläser und Porzellanlöffel zum Einnehmen.

Abschnitt IV.

Arzneien, Desinfectionsmittel, Nahrungs- und Genußmittel.

In nachstehendem Verzeichniß sind enthalten:

1) Diejenigen Arznei- und Desinfectionsmittel, welche entweder den Feldlazarethen und Lazarethreservedepôts nicht mitgegeben, allein häufig von Aerzten im letzten Kriege verlangt wurden, oder solche Mittel, deren Anwendung so häufig und allgemein stattfindet, daß ihre Ergänzung von verschiedenen Seiten her und in leicht verwendbarer Form wünschenswerth erscheint.

Alle diese Mittel sind erst bei der Mobilmachung zu beschaffen und zwar die Droguen von den Handlungen Lampe & Kaufmann, Berlin; Gehe & Comp. Dresden. Die sog. Galeni'schen Präparate, Tincturen, Pflaster u. s. w. von Riedel, Berlin; Schering, Actiengesellschaft, Berlin.

Am zweckmäßigsten wird es sein, mit diesen Firmen im Voraus auf die Lieferung im Bedarfsfalle gehende Contracte zu schließen. Das Dispensiren der Arzneien, Pulver, Solutionen, sowie die Vertheilung der Droguen in einzelne Gläser u. s. w. sind am billigsten und zweckmäßigsten von den Vereinsmitgliedern, unter Aufsicht und Beihülfe von Apothekern, in den Vereinsdepôts vorzunehmen, da diese Arbeiten keine Fachkenntnisse erfordern.

2) Das Verzeichniß der Nahrungs- und Labemittel enthält die erfahrungsgemäß beliebtesten Gegenstände, deren Beschaffung selbstredend ebenfalls erst im Bedarfsfalle zu erfolgen hat, und schließt eine Erweiterung durch etwa bis dahin dargestellte Conserven verschiedener Art, sowie anderer Genußmittel, nicht aus.

1. Arzneimittel.

1) Acidum salicylicum in Gläsern zu 100 Gramm.
2) Acidum citricum in Gläsern zu 100 Gramm.
3) Adeps suillus (Schweinefett zu Salben) in Kruken zu 1 Pfd.
4) Acetum Plumbi in Flaschen zu 1 Pfd.

5) Cortex Cascarillae contus. in 1 Pfd.=Packeten.
6) Elixir Aurantiorum composit. in 1 Pfd.=Fläschen.
7) Emplastrum saponatum in 1 Pfd.=Packeten.
8) Ferrum lacticum in 100 Gramm=Gläsern.
9) Ferrum oxydatum saccharatum solubile in 100 Gramm=Gläsern.
10) Flores Sambuci in 1 Pfd.=Packeten.
11) Hydrargyrum chloratum mite vapore paratum in 20 Gramm=Gläsern.
12) Hydrargyrum praecipitatum album in 50 Gramm=Gläsern.
13) Kali nitricum depuratum in 1 Pfd.=Fläschen.
14) Kalium chromatum in 250 Gramm=Gläsern.
15) Opodeldoc in 50 Gramm=Gläsern.
16) Solutio Morphii acetici 1 : 20 in 10 Gramm=Gläschen.
17) Solutio Morphii hydrochlorati 1 : 20 in 10 Gramm=Gläschen.
18) Morphii hydrochlorati 0,015, Sacchari 0,5, M. f. pulv. in Packeten zu 100 Dosen.
19) Chinium sulphuricum 0,3 als Pulver ohne Beimischung in Packeten zu 100 solchen Dosen.
20) Pulvis Doveri 0,6 in Packeten zu 100 Stück.
21) Pulvis aërophorus in Gläsern zu 100 Gramm.
22) Pulvis ad Limonadam in Gläsern à 100 Gramm.
23) Charta sinapisata in Blechbüchsen à 12 Blatt, und für Lazarethe à 100 Blatt.
24) Spiritus Sinapis in Gläschen à 50 Gramm.
25) Tinctura Opii benzoïca in 50 Gramm=Gläschen.
26) Choleratropfen, bestehend aus Tinct. Opii simpl., Tinct. Semin. Strychn., Tinct. Valerianae aether. à 50 Gramm=MDS. 2 Mal täglich 20 bis 30 Tropfen (Choleratropfen).
27) Tinctura Rhei vinosa in 100 Gramm=Gläsern.
28) Eau de Cologne.
29) Eis.
30) Chloroform.
31) Gyps.
32) Chloralhydrat.
33) Krystallisirte Carbolsäure.
34) Argentum nitricum fusum.
35) „ „ c. Kali nitric. 1 : 2.
36) Cortex Chinae Calisayae.
37) Kamillen.
38) Glycerin.
39) Gummi arabicum.
40) Kali hypermanganicum depur.
41) Liquor Ferri sesquichlorati
42) Acidum tannicum.
43) Acidum hydrochloricum.

44) Oleum Olivarum.
45) Tartarus depuratus.
46) Tinctura aromatica amara.
47) Tinctura Opii simplex.
48) Collodium.
49) Natrum bicarbonicum.
50) Acidum phosphoricum purum.

2. Desinfectionsmittel.

1) Rohe Carbolsäure in 1 Pfd.=Flaschen.
2) Rohes übermangansaures Kali.
3) Chlorkalk in Fässern à 1 Ctr.
4) Schering'sches Desinfectionspulver in Fässern à 1 Ctr.

3. Labemittel, Nahrungsmittel.

1) Gewürze:
Zimmet, Gewürznelken, weißer Pfeffer, englisch Gewürz, Ingwer, Mostrich.
2) Condensirte Milch.
3) Cacao.
4) Chokolade.
5) Zucker.
6) Eier.
7) Fleischextract.
8) Kaffee, gemahlen in Pfd.=Büchsen.
9) Thee in Päckchen à 100 Gramm.
10) Rauchfleisch.
11) Schinken (Trichinenfrei).
12) Gothaer Schlagwurst (dsgl.)
13) Sardellen.
14) Holländischer und Schweizerkäse.
15) Maccaroni.
16) Mehl.
17) Graupen.
18) Gries.
19) Sago.
20) Englische Biscuits (Cakes).
21) Backobst.
22) Eingemachte Gurken (saure).
23) Eingemachte Früchte.
24) Himbeersaft.
25) Selters und Sodawasser.
26) Rum.

27) Cognac.
28) Ungarwein.
29) Xeres (Sherry).
30) Rothwein.
31) Porterbier.
32) Citronen.
33) Conservirtes Fleisch.
34) Dsgl. Gemüse.

Erlaß des Königl. Kriegs-Ministeriums, durch welchen der vorstehende Nachweis den Vereinen der freiwilligen Krankenpflege als Richtschnur empfohlen wird.

Berlin, den 19. Januar 1876.

Ew. Durchlaucht beehrt sich die unterzeichnete Abtheilung in Bezug auf das sehr gefällige Schreiben vom 11. Januar c., die Musterdepôts für die freiwillige Krankenpflege betreffend, ganz ergebenst zu erwidern, daß diesseits den Ideen beigetreten wird, welche der Aufstellung eines Nachweises desjenigen Materials zu Grunde gelegen haben, das der freiwilligen Krankenpflege theils als nothwendig, theils als nützlich zur Beschaffung oder Bereithaltung in Musterdepôts vorgeschlagen werden soll.

Die Abtheilung kann deshalb im Einverständniß mit dem Königlichen Allgemeinen Kriegsdepartement diesen Nachweis als Richtschnur bei Beschaffungen des Materials für die Vereine der freiwilligen Krankenpflege nur sehr empfehlen.

Kriegs-Ministerium:
Militär-Medicinal-Abtheilung.
gez. Grimm. gez. Flügge.

An
den Kaiserlichen Commissar und Militär-Inspecteur der freiwilligen Krankenpflege, Fürsten von Pleß Durchlaucht.

IV. Circular

des Centralcomités der deutschen Vereine vom rothen Kreuze

und

des Vorstandes des vaterländischen Frauenvereins

vom 31. Mai 1877,

den Nachweis der Verbandmittel u s. w. betreffend.

Berlin, den 31. Mai 1876.

In dem letzten Kriege ist mehrfach die Erfahrung gemacht worden, daß die der Arbeit unter dem rothen Kreuze sich widmenden Vereine, welche es sich zur Aufgabe gestellt hatten, das für die Depôts der freiwilligen Krankenpflege auf dem Kriegsschauplatze bestimmte Material anzufertigen oder sonst zu beschaffen, ihre Kräfte nicht überall auf die Anschaffung derjenigen Gegenstände verwendet haben, deren Lieferung vorzugsweise von der freiwilligen Krankenpflege erwartet wird, weil dieselben nach den bestehenden Bestimmungen staatlicher Seits theils gar nicht, theils nicht in den erforderlichen Quantitäten zur Verfügung gestellt werden. Andererseits hat das von der freiwilligen Krankenpflege gelieferte Material rücksichtlich seiner Beschaffenheit dem Bedürfnisse und der Anforderung der Aerzte nicht immer genügen können, sich nicht selten sogar als nicht brauchbar erwiesen, überdies durchgängig die von den Aerzten gewünschte Gleichmäßigkeit und Uebereinstimmung vermissen lassen.

Es sind auf diese Weise die durch die Opferwilligkeit der Nation in so reichem Maaße gespendeten Mittel unbestreitbar nicht überall in einer völlig zweckmäßigen Weise verwendet worden, zum Theil sogar für die Sache des rothen Kreuzes verloren gegangen. Deshalb erschien es den unterzeichneten Vorständen angezeigt, den Versuch zu machen, die durch ihre gemeinsamen Zwecke verbundenen Vereine mit einer genauen Anleitung zu versehen, sie auf diejenigen Gegenstände hinzuweisen, deren ausreichende Beschaffung in einem künftigen Kriege vorzugsweise von ihnen erwartet und gewünscht wird, und ihnen zugleich bestimmte Winke darüber an die Hand zu geben, wie diese Gegenstände beschaffen sein müssen, damit deren unbedingte Brauchbarkeit sicher gestellt sei.

Das Material für eine solche Anleitung zur zweckmäßigen Zusammenstellung der künftigen Depôts der freiwilligen Krankenpflege konnte nur durch eine Conferenz anerkannter Sachverständiger gewonnen werden. Ihre Majestät die Deutsche Kaiserin und Königin von Preußen, die erhabene Protectorin jedes auf die Linderung menschlichen Elends gerichteten Strebens, hat, die hohe Bedeutung und die Nothwendigkeit einer solchen Anleitung erkennend, durch Allerhöchst Ihre Initiative es ermöglicht, daß im verflossenen Jahre am 22. Mai und 6. November eine Anzahl hervorragender Fachmänner hierselbst zu Conferenzen [1] zusammengetreten sind. Aus den Berathungen derselben ist der in den beifolgenden Blättern enthaltene

Nachweis

„der Verbandmittel, Apparate, Lazarethutensilien, Medicamente und Labemittel u. s. w., welche der freiwilligen Krankenpflege theils als nothwendige, theils als zur eventuellen Beschaffung oder Bereithaltung in Musterdepôts zu empfehlen sind", hervorgegangen.

Dieser „Nachweis" ist demnächst durch die Vermittelung des Kaiserlichen Commissars und Militärinspecteurs der freiwilligen Krankenpflege der Militär-Medicinalabtheilung des Königlichen Kriegsministeriums zur näheren Prüfung unterbreitet worden, und hat die Abtheilung mittelst des ebenfalls beigefügten Erlasses vom 19. Januar 1876 diesen Nachweis als Richtschnur bei Beschaffungen des Materials für die Vereine der freiwilligen Krankenpflege empfohlen.

Es ist bei diesen Verhandlungen nicht verkannt worden, daß der Fortschritt der Wissenschaft stets neue Bedürfnisse schaffen und an die Stelle der früheren setzen werde. Wir haben deshalb auch von vornherein die Nothwendigkeit anerkannt, diese Nachweisung künftig periodischen Revisionen zu unterwerfen, und beabsichtigen die Resultate solcher Revisionen in gleicher Weise wie die gegenwärtige Nachweisung zur Kenntniß der Vereine zu bringen.

Das unterzeichnete Centralcomité und der unterzeichnete Vorstand des vaterländischen Frauenvereins, welche sich in dieser, sie selbst und die mit ihnen im Verbande stehenden Vereine in gleicher Weise interessirende Angelegenheit zu einem gemeinschaftlichen Vorgehen verständigt haben, gestatten es sich nunmehr, allen Vereinen des rothen Kreuzes auf das Angelegentlichste zu empfehlen, bei ihren Vorbereitungsarbeiten, sowie bei den für den Fall eines künftigen Krieges zu bewirkenden Neubeschaffungen sich möglichst genau an diesen „Nachweis" halten und sich die darin enthaltenen Angaben zur Richtschnur dienen lassen zu wollen.

---

[1] Die Protokolle dieser Conferenzen sind in der Frauen-Verbands-Zeitung (Berlin bei Heymann, München bei Kaiser) in Nr. 3, Jahrg. 1875 und Nr. 1, Jahrgang 1876 abgedruckt. Aus dem Protokoll der Schluß-Conferenz vom 6. November 1875 sind die Beschlüsse der Sachverständigen unten im Auszug beigefügt.

Da bei einer größeren Anzahl von Gegenständen eine genaue Beschreibung an dieser Stelle unthunlich, es gleichwohl aber geboten erschien, den Vereinen, welche dieselben demnächst beschaffen wollten, einen bestimmten Anhalt für eine möglichst zweckmäßige Herstellung derselben zu geben, so beabsichtigen das Centralcomité und der Vorstand des vaterländischen Frauenvereins allmälig eine Sammlung von Modellen dieser Gegenstände, welche unter sachverständiger Leitung herzustellen sein werden, anzulegen. Dieselben würden in der Folge den Vereinen auf deren Antrag zur Nachbildung gegen den Selbstkostenpreis überlassen werden können.

Die Gegenstände, rücksichtlich deren die Herstellung solcher Modelle ins Auge gefaßt ist, sind in einem besonderen diesem Schreiben beigedruckten Verzeichnisse aufgeführt.

Wir bemerken schließlich noch, daß die Fachcommission vorausgesetzt hat, daß von den in dem „Nachweis" aufgenommenen Gegenständen die chirurgischen Apparate vorzugsweise von denjenigen Vereinen zu beschaffen und zu liefern sein würden, welche an größeren Orten namentlich an Universitätsstädten ihren Sitz haben, an welchen es an den geeigneten Technikern, Instrumentenmachern und Bandagisten nicht fehlt, während die übrigen Gegenstände überall und von allen Vereinen in gleich guter Beschaffenheit hergestellt werden könnten.

Die Landes- und Provinzialvereine ersuchen wir ergebenst, den „Nachweis" bei den mit ihnen verbundenen Vereinen möglichst zu verbreiten und bei denselben auf dessen eventuelle Berücksichtigung hinzuwirken, indem wir uns zugleich bereit erklären, denselben hierzu eine größere Anzahl von Exemplaren des Nachweises und des gegenwärtigen Circulars zur Verfügung zu stellen.

Das Centralcomite der Deutschen Vereine zur Pflege im Felde verwundeter und erkrankter Krieger.
von Holleben.

Der Vorstand des vaterländischen Frauenvereins.
Charlotte Gräfin v. Itzenplitz.

An
die Landes-, Provinzial- und Zweigvereine zur Pflege im Felde verwundeter und erkrankter Krieger, an die zum Verbande der Deutschen Frauenvereine gehörigen Landesvereine und an die Zweigvereine des vaterländischen Frauenvereins.

Anhang.

I. Verzeichniß derjenigen Gegenstände, rücksichtlich deren die Herstellung von Modellen beabsichtigt und empfohlen wird.

Aus Abschnitt I. Verbandgegenstände, chirurgische Apparate u. s. w.

A. Nothwendige Verbandmittel und Apparate.

Nr. 2. Dreieckige Tücher.
„ 3. Compressen.
„ 4. Salbenläppchen.
„ 5. Stecklaken oder Unterlagen.
„ 6. Kissenbühren oder Kissensäcke.
„ 7. Stromeyers Armkissen.
„ 8. Binden.
„ 9. Gazebinden.
„ 10. Flanellbinden.
„ 11. Charpie als Muster in vorgeschriebener Verpackung.
Nr. 15. Kopfnetze.
„ 21. Gypsdosen nach Esmarch und Völckers.
Nr. 22. Tapetenspäne (Schusterspäne).
Nr. 23. Bandeisen.
„ 24. Telegraphendraht.
„ 29. Wunddouchen (Irrigatoren).
„ 30. Eiterbecken.
„ 31. Badewannen von Zinkblech.
„ 33. Vogelrollen.
„ 35. Päckchen für den ersten Verband nach Esmarch.
Nr. 36. Schienen und Lagerungsapparate, darunter:
Armladen,
Drahtbügel,
Volkmann's Vorderarm-Holzschiene.

B. Nützliche Verbandmittel und Apparate.

Nr. 2. Gypskasten.
„ 10. Gypsschwebeschienen (nach Watson).
Nr. 11. Gypsschwebeschienen (nach Esmarch).
Nr. 12. Gypsschwebeschienen für Resection des Ellenbogengelenks (nach Esmarch).
Nr. 13. Doppelschienen (n. Esmarch).
Nr. 14. Gypsschwebeschienen für Resection des Handgelenks (nach Esmarch).
Nr. 18. Gutes Heftpflaster.
„ 19. Sandbeutel.
„ 20. Strohschienen (nach Beck).
„ 21. Zinktafeln.

Aus Abschnitt II. Lagerungs und Bekleidungs-Gegenstände.

1) Lagerungsgegenstände.

A. Nothwendige Gegenstände.

Nr. 9. Wasser- und Luftkissen von gummirten Stoffen, darunter:
Luftkissen für Amputationsstümpfe.
Luftkissen für Resection des Hüftgelenks.

2) Bekleidungsgegenstände.

A. Nothwendige Gegenstände.

Die acht verschiedenen Nummern der Begleitungsgegenstände in verschiedenen Mustern.

II. Beschlüsse der Sachverständigen-Conferenz in der Musterdepôt-Frage.

Auszug aus dem Protokoll der Schluß-Conferenz vom 6. November 1875.

1) Auf Grund der vorgelegten, in vier Abtheilungen gesonderten Referate über:

I. Verbandsgegenstände und chirurgische Apparate;
II. Lagerungs- und Bekleidungsgegenstände u. s. w., insbesondere solche, welche durch die Frauenvereine beschafft werden können;
III. sonstige Lazarethutensilien; und
IV. Arzneimittel, Desinfectionsmittel, Nahrungsmittel u. s. w.

wurde, unter Festhaltung der Kategorien a) nothwendige, b) nützliche Gegenstände, der Nachweis, welcher als Norm für die Beschaffungen im Kriegsfall dienen soll, festgestellt; indem Nummer für Nummer (bei Abtheilung I. und II. an der Hand der vorgelegten Modelle) discutirt wurde.

2) Es wurde beschlossen: daß das Königliche Kriegsministerium durch Vermittlung des Militärinspecteurs der freiwilligen Krankenpflege ersucht werden möge, diesen Nachweis als Richtschnur für die Anschaffungen des Materials zu approbiren;

3) beschlossen: daß die Verabredung einer übereinstimmenden, den Anordnungen für Lazarethe und Depôts entsprechenden Verpackung und eine Methode klarer und deutlicher Signatur am besten im gegebenen Moment mit den bezüglichen staatlichen Organen einzutreten habe. Eine vorherige Bestimmung darüber zu beschließen, wurde abgelehnt;

4) beschlossen: die Frage über den Anschluß der personellen und materiellen Kräfte der freiwilligen Krankenpflege an die staatlichen Organe im Moment des Krieges und für dessen Dauer — hängt wesentlich von der neuen Sanitätsinstruction ab, welche über die Stellung der freiwilligen Krankenpflege zu den staatlichen Organen entscheidende Bestimmungen treffen wird; es ist deshalb von der Verhandlung über diese organisatorische Frage für jetzt Abstand zu nehmen.

Sach- und Personenregister.

(Die Zahlen geben die Seitenzahl an.)

FSC
www.fsc.org
MIX
Papier | Fördert
gute Waldnutzung
FSC® C083411

Zeitfracht Medien GmbH
Ferdinand-Jühlke-Straße 7
99095 Erfurt, Deutschland
produktsicherheit@kolibri360.de